Mark Maslow

DRANBLEIBEN!

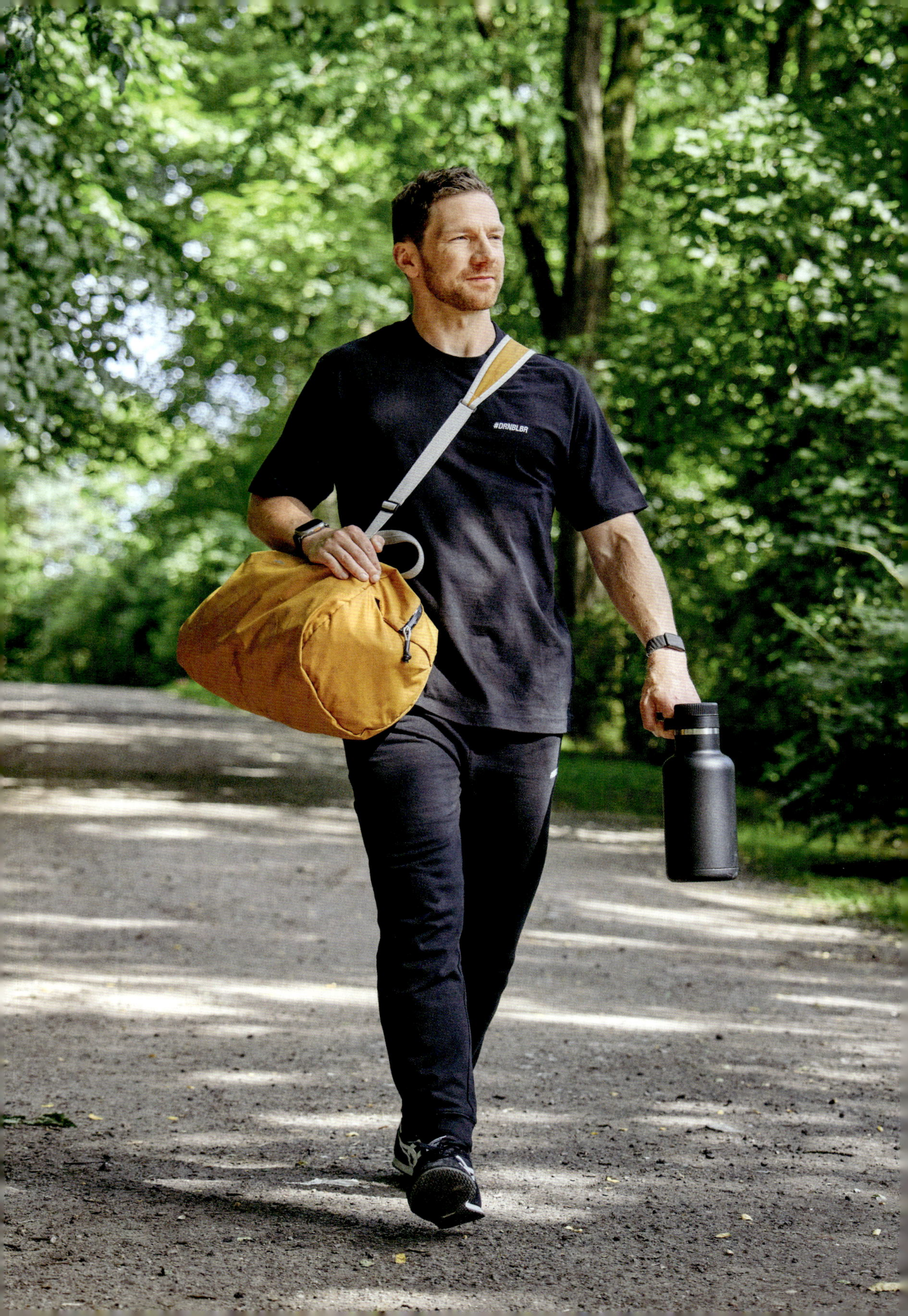
#DRNBLBR

MARK MASLOW

DRANBLEIBEN!

Die Erfolgsformel für lebenslange
Fitness & Gesundheit

»Mark Maslow
weiß, wie man
dranbleibt!«
Mark Lauren

südwest

INHALT

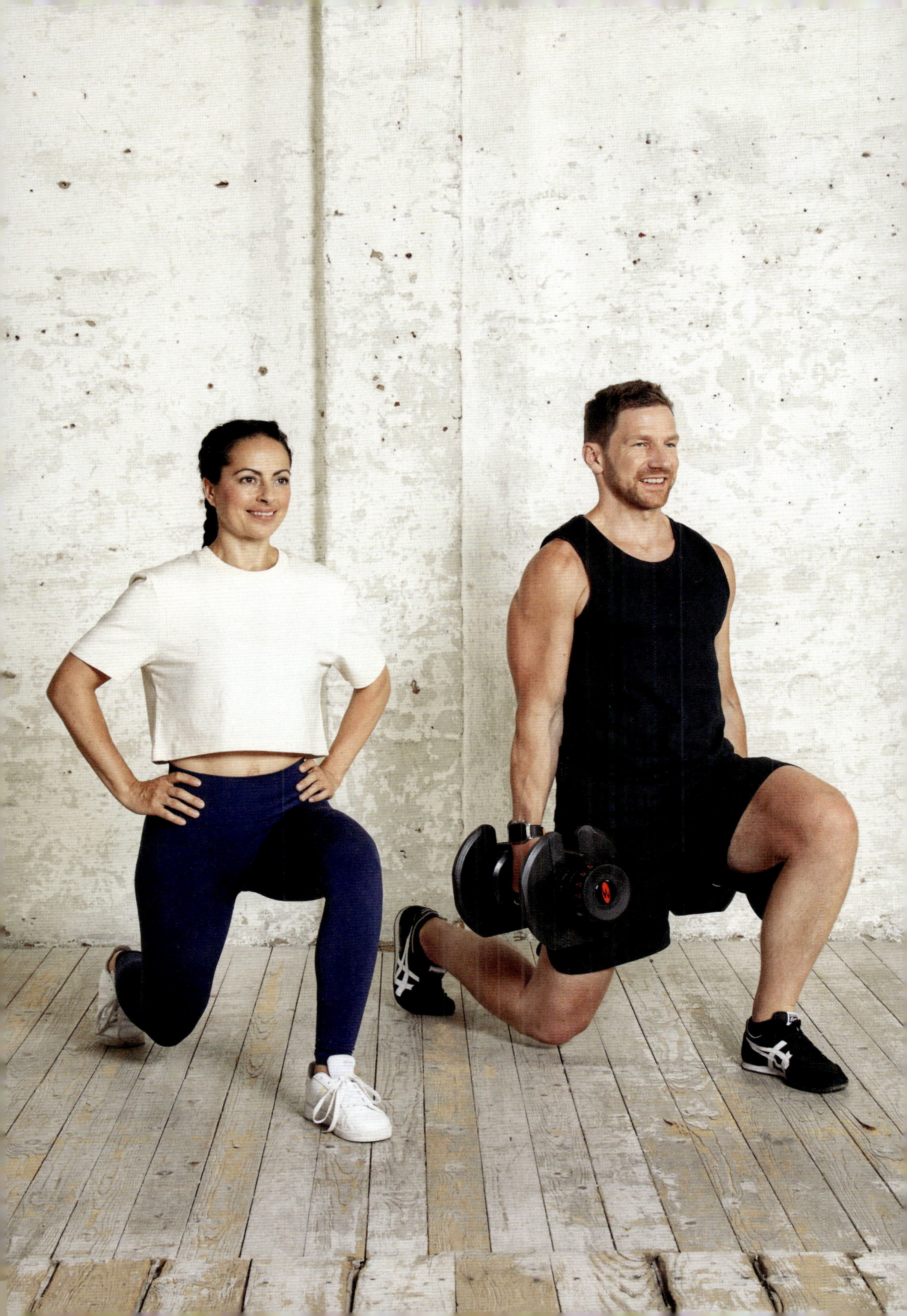

VORWORT

»Nach der Arbeit bin ich einfach platt. Ich frage mich, wie andere sich da noch zum Sport aufraffen.«

»Die meisten Menschen in meinem Alter haben Rückenschmerzen. Ich bin halt keine 20 mehr.«

»Mein Bauch wird immer größer, aber Abnehmen funktioniert bei mir nicht.«

»Ich habe keine Zeit für Sport und ausgewogene Ernährung – wer hat das schon mit zwei Kindern?«

»Ich würde schon mehr Sport machen, aber Krafttraining geht wegen meiner Gelenke nicht.«

»Nicht mit einem Glas Sekt anzustoßen, wäre doch unhöflich. Und was hätte ich mit dem Kuchen sonst machen sollen? Ihn wegschmeißen?!«

»Ich bin schwanger – ich kann gerade keinen Sport machen.«

»Für Sex fühle ich mich nicht wohl genug in meiner Haut.«

Wir alle haben unsere Gründe dafür, warum wir unser Leben so gestalten, wie wir es tun. Warum wir uns so ernähren, wie wir uns ernähren. Warum wir uns wie viel bewegen. All diese Gründe haben ihre Berechtigung. Sie spiegeln unser Leben wider. Ein Leben, das aus jeder Menge Verantwortung und Verpflichtungen besteht. Ein Leben, in dem wir häufiger fremdbestimmt sind, als uns lieb ist. In dem wir nicht alles unter Kontrolle haben.

Wir fühlen uns häufiger fremdbestimmt, als uns lieb ist.

Wie das Leben sich verändert, wenn eine wichtige Verantwortung dazukommt, habe ich in den letzten Monaten selbst erfahren dürfen. Meine Frau und ich sind Eltern geworden. Unsere wundervolle Tochter erfüllt uns jeden Tag mit Glück. Gleichzeitig merken wir: Wir haben nun deutlich weniger Zeit für uns, schlafen weniger, stellen unsere eigenen Bedürfnisse häufig hintan. Und da sind dann ja auch noch unsere Jobs, Freunde, Familie und so weiter.

Auch unsere Klienten, die mein Team und ich als Fitness-Coach unterstützen, äußern immer wieder diese Problematik: zu wenig Zeit für zu viele Aufgaben. Deshalb habe ich mich entschieden – ergänzend zu meinen beiden ersten Büchern –, ein Buch ganz speziell für Vielbeschäftigte zu schreiben.

Ich denke, auch dein Leben hat sich in den letzten Jahren verändert. Vielleicht ist es komplexer geworden. Weil du im Job mehr Verantwortung trägst. Oder eine Familie gegründet hast. Oder in deiner Freizeit engagiert bist. Oder sogar alles zusammen.

Das Leben mit all seinen Facetten fordert uns – manchmal überfordert es uns sogar. Dann taucht eine Frage auf, irgendwo zwischen Mitarbeitergesprächen, Vereinstreffen und Familienausflügen: Wo bleibst eigentlich du?

Tu dir gut, du verdienst es

Vielleicht hast du intuitiv zu diesem Buch gegriffen, weil du spürst, dass du dir etwas Gutes tun möchtest. Gut möglich, dass du gerne wieder energiegeladen in den Tag starten möchtest. Oder du willst dich wieder richtig wohl in deinem Körper fühlen. Vielleicht möchtest du fitter sein. Oder einfach den Alltag ohne Rückenschmerzen bewältigen.

Ganz gleich, was dein konkretes Ziel ist: Du wünschst dir, dass sich in deinem Leben etwas verändert. Dabei wartest du nicht einfach ab, sondern holst dir Unterstützung in Form dieses Buches. Du willst aktiv etwas verändern. Das finde ich großartig!

Denn all die Sätze, die am Anfang dieses Kapitels stehen, all die Aussagen, die begründen, warum jemand nicht gesund essen oder sich nicht ausreichend bewegen kann, haben eines gemeinsam: Die Absender ergeben sich dem Schicksal. »Das ist halt so … in meinem Alter … in meinem Zustand … in meiner aktuellen Lebenssituation …«

Du aber hast die Kraft in dir, diesem vermeintlich ausweglosen Schicksal die Stirn zu bieten. Du kannst dem Alter trotzen, dich gegen die widrigen Bedingungen stellen. Du kannst dir die Kontrolle über deinen Körper, deine Lebensqualität zurückholen.

Du kannst dir die Kontrolle über deine
Lebensqualität zurückholen.

Denn es ist nicht zu spät. Es ist nie zu spät, gesünder, wacher, ausgewogener, glücklicher zu leben. Ganz im Gegenteil: Jetzt ist für dich der perfekte Zeitpunkt, um zu starten. Denn du verdienst es. Der Glaube, es ginge jetzt gerade nicht, ist ein Irrglaube. Nur junge Menschen können gut neue Muskeln aufbauen? Nichts als ein Mythos, höchstoffiziell widerlegt durch die Wissenschaft.[1] Eltern müssen ihre eigenen Bedürfnisse hintanstellen? Ein limitierender Glaubenssatz. Das Älterwerden ist zwangsläufig beschwerlich? Nur ein Bild in unserem Kopf, das uns blockiert.

Wie wäre es, wenn du all diese Geschichten hinter dir lässt? Wie wäre es, wenn du stattdessen deine eigene Geschichte schreibst – indem du deinen eigenen Weg findest, wie du gesund und fit lebst.

Dranbleiben schlägt Perfektion.

Wie sieht dieser Weg aus? In jedem Fall sollte er zu dir und deinem Alltag passen. Dein Weg zu einem gesünderen Leben darf für dich gangbar sein. Er darf sich leicht anfühlen. Gleichzeitig ist es okay, wenn du auf dieser Reise auch mal scheiterst oder strauchelst. Denn auch das ist ein wichtiger Teil deines Weges. Eines Weges, auf dem »ganz oder gar nicht« – das Mantra der Erfolglosen – nicht mehr gilt. Perfektion ist ab heute nicht mehr wichtig. Wichtig ist, dass du nach jeder Unterbrechung und nach jedem Rückschlag weiterläufst.

Genau dabei möchte ich dich begleiten. Ich möchte dich dabei unterstützen, an deinen Zielen dranzubleiben. Deshalb schildere ich in diesem Buch einen Weg, der viel mit Leichtigkeit und Freude und nichts mit Qual zu tun hat. Ich möchte dir Möglichkeiten aufzeigen, wie du mit wenigen Ressourcen und einem möglichst geringen Zeitaufwand möglichst viel erreichst.

Ich wünsche dir nun viel Spaß beim Lesen und jede Menge Erfolgserlebnisse beim Umsetzen!

Dein Mark

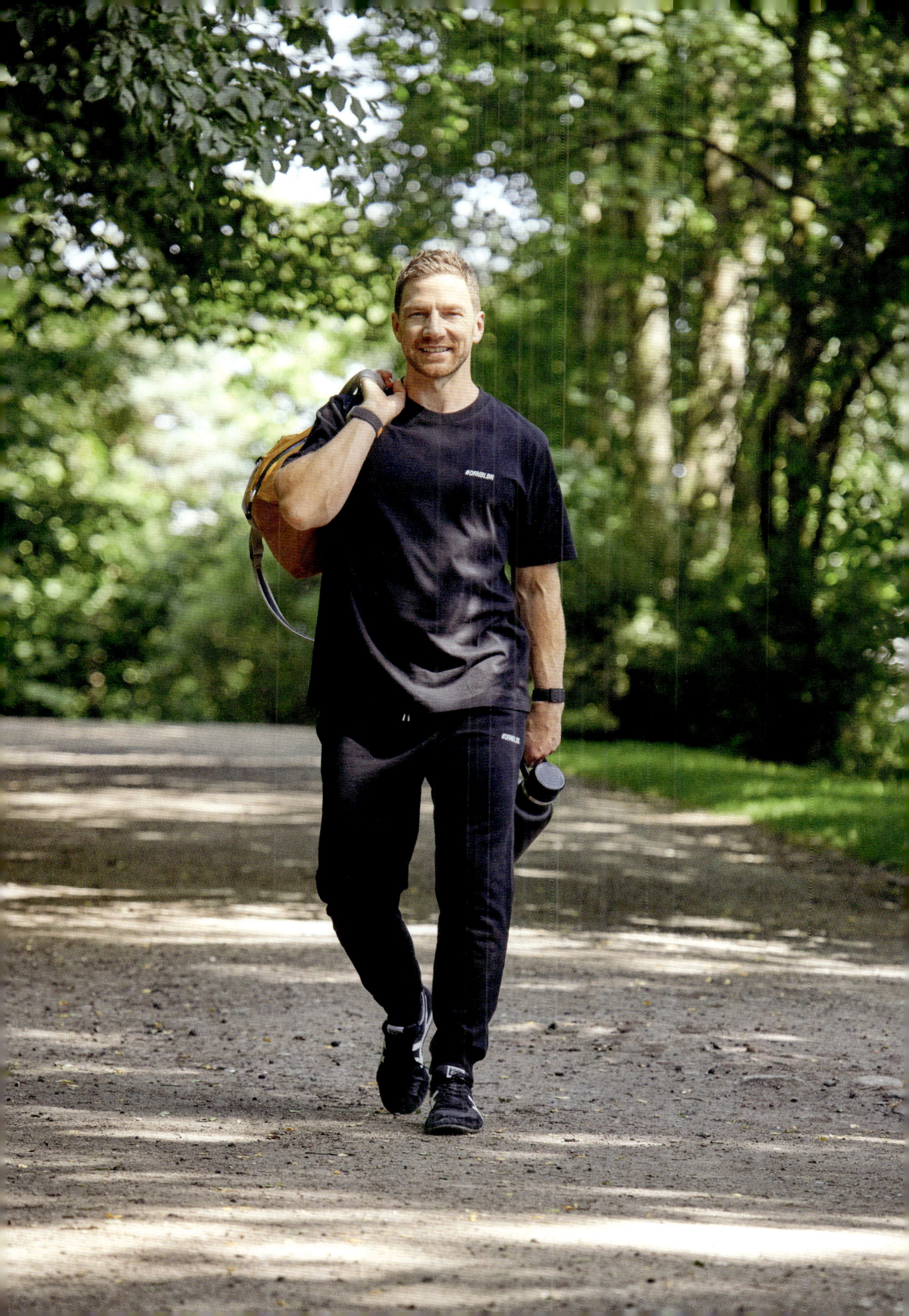
#DANBLBR

1. KAPITEL

LEICHTER, ALS DU DENKST

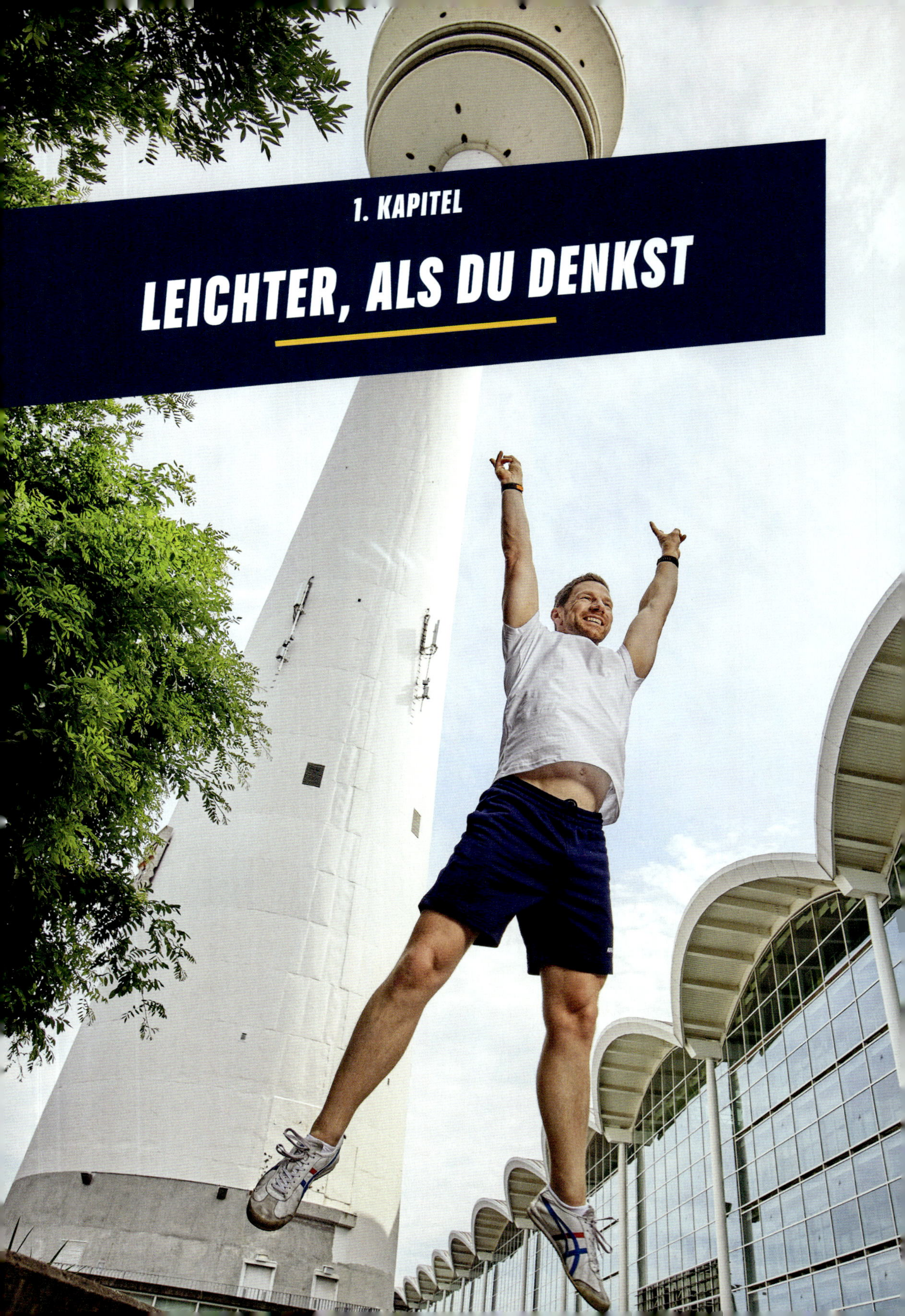

»Wüssten die Menschen, wie sehr die Gedanken ihre Gesundheit beeinflussen, sie würden entweder weniger oder anders denken.«
Andreas Tenzer

Warum tun sich so viele Menschen mit Veränderungen schwer, während es anderen scheinbar leichtfällt? Wer in seinem Leben etwas verändern möchte, darf sich danach strecken. Das ist anstrengend. Diese Energie wendet ein Mensch nur dann auf, wenn er an sich glaubt. Wenn er eine klare Idee vom Weg zum Ziel hat und den nächsten Schritt kennt. Viele Menschen können sich nicht vorstellen, dass eine gute, gesunde Veränderung überhaupt wahr werden kann. Oft geben sie auf, bevor sie es versucht haben.

Daneben erleben wir eine Reihe von Veränderungen, die gefühlt von außen auf uns einprasseln. Auf die haben wir oft keinen Einfluss. Es fühlt sich an, als verlören wir die Kontrolle. Als bekämen wir das, was geschieht, einfach nicht in den Griff. Vielleicht sind es Veränderungen im Job, vielleicht ist es das Älterwerden mitsamt den körperlichen Veränderungen, die damit zusammenhängen. Wunderst du dich auch manchmal, wie schnell ein Jahr vergeht? Deine Lebensuhr tickt und du kannst ihre Zeiger nicht aufhalten. Aber ohnmächtig bist du dabei trotzdem nicht. Ganz im Gegenteil! Denn du kannst dafür sorgen, dass die Uhr deutlich länger tickt – und du eine Menge Freude und Lebensqualität dabei hast ...

Veränderungen passieren, ob wir wollen oder nicht. Die Frage ist, wie du ihnen begegnest: Die meisten Menschen lassen sie über sich ergehen. Einige ergreifen das Ruder, nutzen sie oder gestalten sie gar selbst. Wie wäre es, wenn du ab sofort zum Gestalter deiner Gesundheit und Fitness wirst? Denn Veränderungen sind etwas Großartiges, sobald du dir Ziele setzt – und beginnst, darauf hinzuwirken. Sobald du dich entscheidest, dein Leben, deine Fitness, deine Gesundheit selbst in die Hand zu nehmen – und dranbleibst –, ändert sich dein Leben auf eine wunderbare Weise.

Du kannst dafür sorgen, dass du eine Menge Spaß und Lebensqualität hast, während die Uhr tickt ...

Leider kann ich dir keine Ergebnisse versprechen, ohne dass du kleine Veränderungen in deinem Tagesablauf, deiner Lebensführung und deinen Gewohnheiten vornimmst. Aber dafür kann ich dir Folgendes versprechen: Großartige Ergebnisse zu erzielen ist leichter, als du bisher dachtest. Außerdem wärst du nicht die erste Person, die sich wundert, wie viel du mit wenig Zeitaufwand erreichen kannst.

Gib mir ein paar Minuten deiner Zeit und ich zeige dir, wie du deine Gesundheit und Fitness massiv verbessern kannst:

- Du hast nur fünf Minuten Zeit? Dann helfen dir die Methoden aus Kapitel 2 dabei, deinen Alltagsstress zu reduzieren und ohne zusätzlichen Zeitaufwand künftig bessere Entscheidungen zu treffen, die deiner Gesundheit und Fitness guttun.

- Hast du weitere drei Minuten? Dann nutze das Feedbacksystem aus Kapitel 4, um bewusstere Entscheidungen beim Essen zu treffen. Das Schöne daran ist, dass du deine Ernährung nicht umstellen brauchst, damit es funktioniert.

- Kannst du dir 30 Minuten freischaufeln, vielleicht sogar zweimal pro Woche? Fantastisch! Mit dem richtigen Trainingsprogramm (Kapitel 5) legst du dir ein starkes Muskelkorsett zu. Das gibt dir die Freiheit, die Abenteuer im Leben zu bewältigen, die dir wichtig sind.

In diesem Buch bekommst du eine Auswahl von bewährten Tools an die Hand, die funktionieren – ohne dass das Thema Fitness für dich zum Fulltime-Job wird.

Musst du alles davon auf einmal umsetzen? Absolut nicht! Am besten suchst du dir das aus, was dir leichtfällt und in deinen Tag passt.

Alles, was ich dir in meinem Buch vorstellen werde, sind Strategien, mit denen mein Team und ich in den vergangenen zehn Jahren die Erfahrung gemacht haben, dass sie funktionieren. Viele der Strategien kosten dich wenig bis keine Extrazeit. Sie helfen dir dabei, im Alltag bessere Entscheidungen zu treffen, von denen deine Gesundheit und Fitness profitieren. Auch hier gilt: Von nichts kommt nichts. Etwas Zeit darfst du dir schon nehmen. Und wenn du bisher dachtest: »Genau, Mark, aber Zeit fürs Training, die habe ich nicht«, dann bin ich bei dir. Lies einfach weiter und lass dich überraschen, welche neuen Ideen du für dich findest.

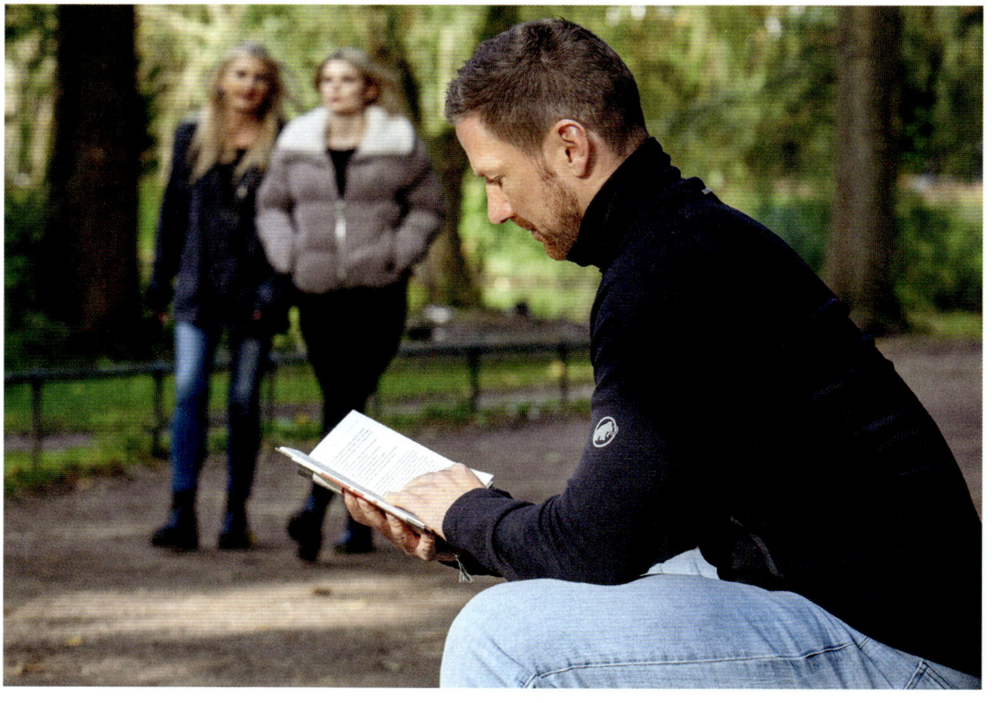

Das erwartet dich ...

Was du in diesem Buch allerdings nicht finden wirst, ist eine Anleitung für Leistungssportler und Fulltime-Fitnessmodels. Du wirst, wenn du Kapitel 4, mein Kapitel über Ernährung, gelesen hast, auch kein Paul Bocuse werden und stundenlang in der Küche stehen. Aber dafür bekommst du alles an die Hand, was du brauchst, um das Fundament für einen gesunden, fitten Lebensstil zu legen. Und mit »alles« meine ich: Du findest **genau das**, was du brauchst, um fitter und gesünder zu leben.

Du entdeckst eine Antwort auf die Gretchenfrage, die so viele Menschen umtreibt, die Verantwortung übernehmen, ob im Business oder in der Familie: »Wenn ich nur begrenzte Zeit und Ressourcen habe, was hilft mir am meisten, um mehr Fitness, Gesundheit, Energie, Lust und Spaß am Leben – mehr Lebensqualität – zu bekommen?«

Das Schöne an den Tools, die ich dir vorstellen möchte, ist: Du kannst **mit minimalem Aufwand ein Maximum an positiver Wirkung** erzielen. Die Früchte, die du ernten kannst, hängen tief!

Warum? Lass mich dir kurz von Tomaten erzählen.

»Wenn ich nur begrenzte Zeit und Ressourcen habe,
was hilft mir am meisten?«

Als Vilfredo Federico Pareto, ein italienischer Ingenieur und Soziologe, Ende des 19. Jahrhunderts in seinem Garten Tomaten anbaute, machte er eine erstaunliche Entdeckung. 20 Prozent der reifen Stauden werfen 80 Prozent des Ertrages ab. An diesen Stauden wuchsen die fetten Tomaten. Die übrigen 80 Prozent der Stauden lieferten nur dürre 20 Prozent der Tomatenernte.

Das Tückische ist, dass Pareto die gleiche Mühe in die ertragsschwachen 80 Prozent der Stauden investierte wie in die Top-20-Prozent. Hätte er von vornherein gewusst, auf welche 20 Prozent er sich konzentrieren müsste, so hätte er sich die übrigen 80 Prozent Aufwand sparen können – und dennoch eine reiche Ernte eingefahren.

Pareto stellte fest, dass das heute nach ihm benannte Prinzip in unzähligen Lebensbereichen gilt. Damit stellt sich die Frage, was wirklich zählt, wenn du dieses Prinzip auf deine Fitness überträgst: Was sind die 20 Prozent, die dir 80 Prozent Ertrag bringen?

Und genau diese 20 Prozent erwarten dich in diesem Buch.

Die M.A.R.K.-Formel

Ich mag den Leitgedanken des Ökonomen und Unternehmensberaters Peter Drucker: »Es ist besser, das Richtige zu tun, als etwas richtig zu tun.«

Was ist das Richtige für dich? Ich bin überzeugt: Dir tut es gut, mehr für dich, dein Körpergefühl und deine Gesundheit zu tun. Um möglichst lange fit und gesund zu bleiben. Dafür brauchst du einen Weg, der dir Fortschritte auf eine so leichte Weise ermöglicht, dass du langfristig dranbleibst. Wie sieht dieser Weg aus?

Gar nicht so einfach, das bei der überwältigenden Flut an Informationen zu erkennen, die sich zudem oft zu widersprechen scheinen. Als ich vor vielen Jahren mit meinem Podcast »Fitness mit M.A.R.K.« startete, gab es fast keine Fitness-Podcasts. Mittlerweile sieht das anders aus. Es gibt unendlich viele Bücher und Beiträge über Fitness, die du lesen kannst. Du kannst dich auf Instagram inspirieren lassen oder auf YouTube Videos schauen. Die Auswahl ist gewaltig.

Das Thema Fitness begeistert mich schon seit mehr als 25 Jahren, seit meiner Ausbildung zum Offizier. Und ein großes Anliegen von mir ist es, meinen Lesern und Hörern die Qual der Wahl abzunehmen. Das Gleiche gilt für die Klienten, die mein Team und ich betreuen. Wir wollen es ihnen leichter machen.

Aus der Psychologie wissen wir: Je größer die Auswahl ist, desto schwerer kommt man ins Handeln. Das zeigt ein bemerkenswertes Experiment von Iyengar und Lepper aus dem Jahr 2000, bei dem das Forscherteam den Kunden eines Supermarkts verschiedene Erdbeermarmeladen zum Kosten anbot.[2] Einmal sechs verschiedene, einmal 24 verschiedene Marmeladen. Ergebnis: Die größere Auswahl erregte zwar mehr Aufmerksamkeit, aber nur ein Zehntel kaufte schließlich. Und bei denen sank auch noch die Zufriedenheit. Die Leute waren einfach überfordert. Dieses Phänomen betrifft alle Lebensbereiche. Zu viele Optionen paralysieren, machen entscheidungsmüde und unzufrieden. Wir leben in einer Welt stetig wachsender Wahlmöglichkeiten – mehr Podcasts, mehr Serien und Dokus, mehr Kommunikationskanäle: Smartphones, Streaming, Social Media … Kein Wunder, dass sich die meisten Menschen überfordert fühlen.

Mein Fazit: Die Fähigkeit, dich bewusst abzugrenzen und Nein zu sagen, wird immer wichtiger. Nur so kannst du die beste Auswahl für dich treffen und dann aus vollem Herzen Ja sagen zu den Dingen, die dir wirklich wichtig sind. Wo du dich früher überfordert hast, ist ab sofort weniger mehr. Deswegen habe ich vor rund zehn Jahren die M.A.R.K.-Formel entwickelt.

Die M.A.R.K.-Formel stärkt diese Fähigkeit und macht es dir leichter, die richtige Auswahl zu treffen – und dann auch dranzubleiben. Damit du deinem Training und gesunden Gewohnheiten nicht den Rücken zukehrst wie die Kunden vor der zu großen Erdbeermarmeladen-Auswahl.

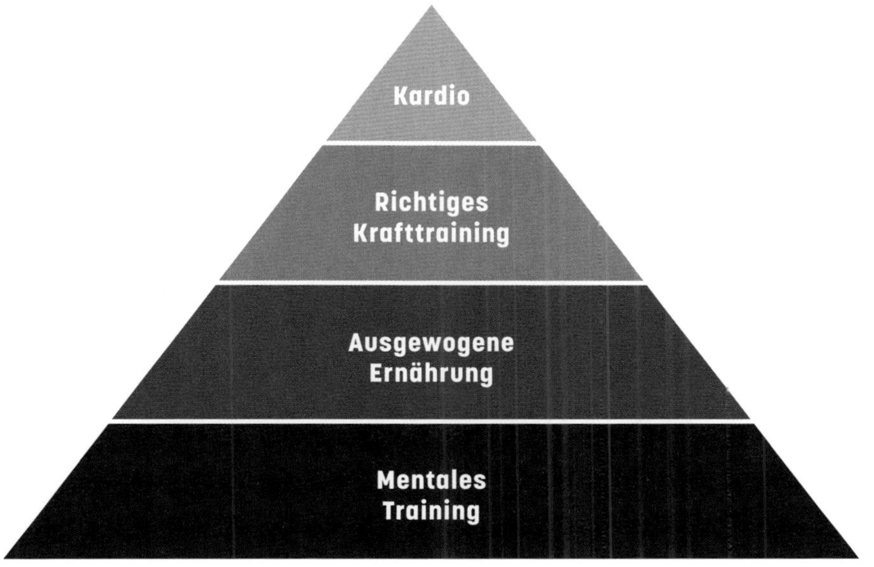

Die M.A.R.K.-Formel macht es für dich leichter,
die richtige Auswahl zu treffen – und dann auch dranzubleiben.

Also quäl dich nicht durch die Unmengen an Informationen. Hier kommen sie – die 20 Prozent, mit denen du 80 Prozent Fitness-, Gesundheits- und Lebensqualität-Ertrag erntest.

Aus meiner Erfahrung sind es diese vier Bereiche, die es abzudecken gilt, um dich mental und körperlich zu stärken – für mehr Fitness, Energie und Lebensqualität.

Dies sind die vier Elemente der M.A.R.K.-Formel:

1. Mentales Training
2. Ausgewogene Ernährung
3. Richtiges Krafttraining
4. Kardiotraining und Alltagsaktivität

Das mentale Training, dein gedankliches Rüstzeug, besitzt dabei eine fundamentale Bedeutung, denn damit legst du die Basis für dein weiteres Vorankommen mit Freude, Lust und Erfolg.

Aus diesem Grund lege ich in diesem Buch einen besonderen und ganz neuen Fokus auf dieses Element. Ich habe das mentale Training erweitert, um dir das Dranbleiben noch leichter zu machen. Auch bei Stress. Auch wenn die Zeit knapp ist. Auch

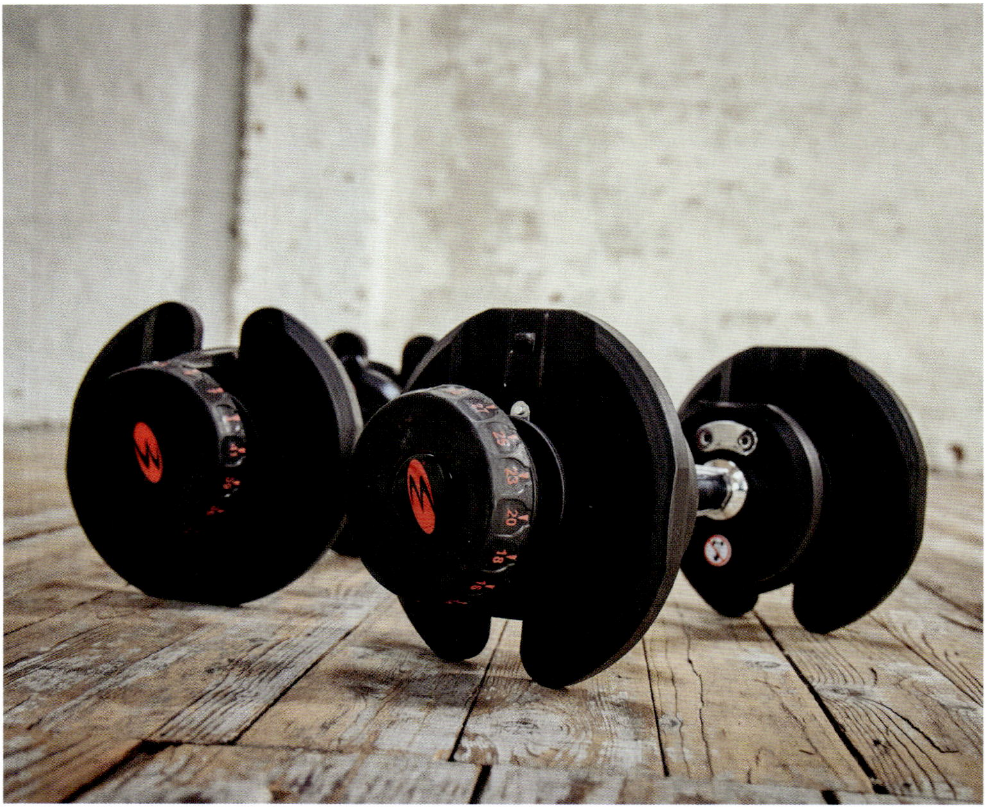

wenn das Leben mal wieder deine Pläne durchkreuzt. Die M.A.R.K.-Formel ist somit ideal für dich und für die vielen Menschen da draußen, die nur wenig Zeit haben.

Du erfährst nun, was hinter diesen vier Elementen steckt, und erhältst einen Überblick darüber, was dich im Folgenden erwartet. In jedem Element kannst du bewährte Strategien und Wege entdecken, die dir langfristig fast automatisch mehr Fitness bescheren werden.

Wie viel du davon umsetzt, entscheidest du: »Diese Strategie lasse ich erst mal links liegen, aber jenen Weg finde ich super, den probiere ich doch mal aus …!«; »Ganz oder gar nicht« kommt in meinem Konzept nicht vor. Vielleicht trainierst du schon morgen ein wenig dein mentales Rüstzeug oder verbesserst eine Kleinigkeit in deiner Ernährung. Beides ist klasse! Denn kleine Schritte summieren sich langfristig zu einer beachtlichen Transformation auf, die auch andere Menschen bemerken: »Wow, gut siehst du aus!«

Die Elemente der M.A.R.K.-Formel bauen dabei aufeinander auf. Jedes Element bringt dich voran. Und die besten Resultate erzielst du, wenn du alle vier Elemente so miteinander kombinierst, dass es für dich passt.

Element 1: Mentales Training

Warum sind die Fitnessstudios im Januar schlagartig voll, im März schon wieder gähnend leer? Was ist mit all den guten Vorsätzen, mit denen die Menschen ins neue Jahr starteten? Warum beginnen so viele damit, sich etwas Gutes zu tun, sich mehr zu bewegen, gesünder zu leben, zu trainieren – und bleiben nicht dran? Ich habe mich das lange gefragt: Was macht Menschen zu Dranbleibern? Es sind nicht die Trainings- und Ernährungspläne, nicht die guten Ratschläge, was du tun solltest – egal ob in sozialen Medien, Ratgebern oder Videos. Es ist die Art zu denken, die dich dazu bewegt, dranzubleiben.

Deswegen beginnt alles mit dem Denken. Mit deinen mentalen Programmen, den unsichtbaren Skripten. Viele Menschen besitzen an dieser Stelle – so wie ich selbst früher – einen blinden Fleck. Denn wenn ich gefragt werde: »Was soll ich tun, um fitter zuwerden?«, dann werde ich so gut wie nie gefragt: »Was soll ich denken?«

Jeder Handlung geht ein Gedanke voraus, der manchmal bewusst, meist aber unbewusster abläuft. Daher basieren 99 Prozent deines Erfolgs auf mentalen Programmen: Du setzt dir Ziele und richtest dein Handeln darauf aus, sodass du sie nachhaltig erreichst. Deswegen starten wir genau dort, wo du Wege kennenlernst – und simple Strategien an die Hand bekommst –, wie du dir eine neue »Gehirnsoftware« installierst. Und zwar genau so, wie du sie brauchst und haben willst – ohne störende Bugs, überflüssige Apps und Programme, die jede Verbesserung im Keim ersticken.

Die richtige mentale Einstellung und Motivation bilden die Grundlage für deinen Erfolg. Das beginnt mit Zielen, die dich begeistern.

Ich mag den unternehmerischen Ansatz, den Simon Sinek in seinem Bestseller *Frag immer erst: warum* aufzeigt: Langfristig erfolgreich sind vor allem die Betriebe, die ein klares »Why« formulieren – und alles Weitere daraus ableiten. Das Gleiche hilft auch dir: Du brauchst ein klares Zielbild, um dich auf den Weg zu machen und dann auch feststellen zu können, ob du auf Kurs bist. Dein Zielbild findest du, sobald du dir darüber klar wirst, was dich inspiriert und antreibt. Dein ganz persönliches Warum also.

Das Ziel setzt den Kurs, dein Warum ist der Wind in den Segeln.

Wie das geht? Du trainierst deine mentale Basis, indem du dich um deine Ziele und um dein Warum kümmerst – die Anleitung lernst du in Kapitel 2 »Wie du dich motivierst« kennen. Dort bekommst du Werkzeuge an die Hand, mit denen du deine mentale Software so veränderst, dass du dein Handeln immer mehr und automatisch auf dein Ziel ausrichtest.

Ich möchte zum Beispiel 100 Jahre alt werden. Mein Ziel ist, das in meiner Macht Stehende dafür zu tun. Mein Warum? Der Gedanke, auch im hohen Alter mit meiner Familie aktiv zu sein und schöne Erlebnisse zu erschaffen, begeistert mich. Diese

Vision ist der Wind, der mich antreibt. Natürlich wird mein Körper sich verändern und ganz sicher werde ich dann nicht mehr so aussehen wie mit Mitte 40. Das ist okay! Und je früher ich die Weichen stelle, desto leichter fällt es mir, meine Gesundheit in älteren Jahren schon jetzt positiv zu beeinflussen. Es gibt zu viele Menschen, deren Leben ein Gefängnis aus Schmerzen und Einschränkungen ist. Fitness bedeutet für mich Freiheit, und diese Freiheit möchte ich bis ins hohe Alter genießen. Um ein Vorbild für unsere Tochter zu sein, um geistig und körperlich mithalten zu können und um gemeinsam unvergessliche Erfahrungen zu machen.

Ein Klient sagte zu mir: »Mark, ich bin jetzt in der Situation, dass meine Kinder bald aus dem Haus sind und ich die nächsten zehn, zwanzig Jahre endlich Zeit habe, mit meiner Frau Wanderungen zu unternehmen, zu verreisen. Der Gedanke, dann endlich all das tun zu können, was ich in den ganzen Jahren wegen meines Jobs zurückgestellt habe – dieser Gedanke spornt mich an.«

Die Veränderungen, die du angehen willst, deine Motivation, an deinen persönlichen Zielen zu arbeiten, beginnen im Kopf. Und dort in deinem Kopf findest du auch deinen Weg, trotz knapper Zeit an deinen Zielen dranzubleiben.

Schon als ich mein erstes Buch *Looking Good Naked* schrieb, wurde mir bewusst, wie sehr die Zeit sich in unserer Welt verdichtet hat. Seitdem sind die Ansprüche an uns weiter gestiegen: Unternehmen fordern von ihren Mitarbeitern mehr Output in weniger Zeit, und diese Veränderungen machen auch vor unserem Privatleben nicht halt. Deswegen ist es immer wichtiger, dass du das mentale Rüstzeug zur Hand hast, um mit dieser knappen Zeit umzugehen. Du willst deinen persönlichen Weg erkennen. Einen Weg, der gesund ist, der zu deinen Zielen passt.

Die passenden Tools findest du in Kapitel 3, »Wie du dranbleibst«. Du lernst, dein Denken so zu formen, dass du deine Zeit für deine Lebensqualität und Fitness besser und effektiver nutzt. Denn (Achtung, Spoiler!) das Problem ist in den seltensten Fällen fehlende Zeit. Die meisten Menschen haben ihre Prioritäten nicht klar gesetzt und die Entscheidungen, die gut und passend für sie wären, haben sie nicht getroffen.

Das Problem ist nicht fehlende Zeit. Es sind fehlende Prioritäten.

Apropos Entscheidungen … Was wirst du heute noch essen?

Element 2: Ausgewogene Ernährung

Auch auf die Gefahr hin, dass du sagst: » Hey, Mark, jetzt wirst du aber banal …« Es steckt mehr als ein Funken Wahrheit in dem allseits bekannten Spruch »Du bist, was du isst«.

Meine Erfahrung ist, dass Menschen den Einfluss ihrer Ernährung oft unterschätzen. Die Sache ist die: Solange deine Ernährung nicht zu deinen Zielen passt, kannst du dir beim Training noch so sehr den Allerwertesten aufreißen. Bei vielen, die zu meinem Team und mir kommen, um ihren Körper zu stärken, ist die Ernährung der limitierende Faktor. Kurzum: Wer fitter sein möchte, wer an seiner Lebensqualität arbeiten möchte, sollte auf eine ausgewogene Ernährung achten. Sie ist das schmackhafte Bindeglied zwischen deinem Denken und dem dritten Element der M.A.R.K.-Formel, dem richtigen Krafttraining.

Wie fit, gesund und leistungsfähig dein Körper ist, bestimmst du wesentlich durch das, was du isst. Nur so erhältst du die Baustoffe, die dein Körper braucht, um richtig gut zu funktionieren. Damit die Hormone, die dich schlank, stark und sorgenfrei leben lassen, hergestellt und ausgeschüttet werden. Damit du Muskeln aufbauen kannst. Damit dein Stoffwechsel das in deinem Körper reparieren kann, was der tägliche Verschleiß, der Stress, die Umwelt, die tickende Uhr beschädigen.

Mit deiner Ernährung liegt ein bedeutender Hebel in deiner Hand, um deine Fitnessziele zu erreichen. Ein Hebel, mit dem du leicht, ohne gewaltige Mühe und Zeit-Invest viel bewirken kannst.

Deine Ernährung ist ein Schlüssel
zum Erreichen deiner Ziele.

Unsere Klienten bemerken oft bereits dann Verbesserungen, wenn wir ihnen ein paar Richtlinien an die Hand geben, die ihnen ein Gespür für das geben, was da Tag für Tag auf ihrem Teller landet. Sie lernen ihre Ernährung, das, was ihnen die benötigte Energie liefert, kennen und verstehen.

Keine Sorge: Das heißt nicht, dass auf deinem Speiseplan ab sofort nur noch Salat und Wasser stehen dürfen. Und ich will dir auch keine Diät andrehen. Schon gar keine, die dir märchenhaften Erfolg im Handumdrehen verspricht: »Deine Traumfigur in vier Wochen«, oder: »Lies mein Buch, allein davon purzeln die Pfunde!«

Was ich dir rate, sind zu deinem Tagesablauf, deinem Leben passende kleine, aber gut durchdachte Veränderungen deiner Essgewohnheiten. Keine Strohfeuer, sondern Veränderungen mit langfristigem Effekt. Diese Veränderungen betreffen die Energiemenge, die du täglich aufnimmst und die deine Fitness und dein Wohlbefinden beeinflusst. Viele unserer Klienten wollen abnehmen. In dem Fall führt kein Weg an der Erkenntnis vorbei, dass du eine Idee davon haben willst, wie viel Energie du aufnimmst und verbrauchst. Körperfett »schmilzt« nur dann, wenn du mehr Energie verbrauchst als nachtankst. Die meisten Menschen glauben, Fettabbau bedeute Hungern und Verzicht – und stehen sich damit selbst im Weg. Deswegen lernst du hier einen anderen Weg kennen. Einen Weg, bei dem du mehr von dem essen darfst, das dir schmeckt, und der dich voranbringt.

Was steht regelmäßig auf deinem Speiseplan? Was isst du, wenn du im Beruf in ein Leistungstief gerätst oder deinen Hunger mal eben schnell zwischen zwei Terminen stillst? Die Qualität deines Essens, also wie die Kalorien, die du genießt, zusammengesetzt sind, ist eine wichtige Stellschraube, um fitter und gesünder zu sein. Um dich für deinen Alltag, für das Leben, das du lebenswert findest, zu stärken. Für diese Stärke steht das nächste Element, das du jetzt kennenlernst.

Element 3: Richtiges Krafttraining

Richtiges Krafttraining ist ein Gamechanger. Es kann die schleichenden Prozesse stoppen, die Menschen heutzutage schwächer und schwächer werden lassen, weil sie ihren Körper über Jahre und Jahrzehnte kaum noch fordern. Krafttraining gibt dir nicht nur viel der körperlichen Stärke zurück, die du möglicherweise im Laufe der Jahre verloren hast, es kann dich, egal in welchem Alter, auch auf ein neues Kraftniveau bringen, das sich viele Mittzwanziger wünschen würden.

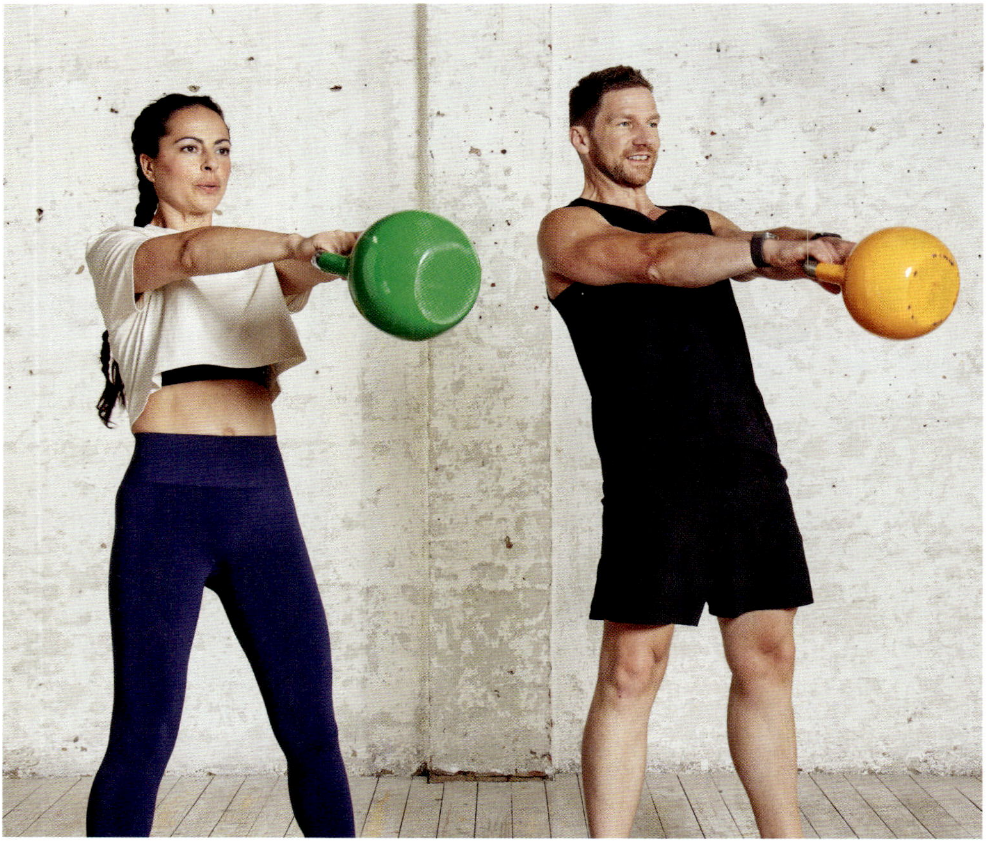

Wer mit Krafttraining anfängt, der fängt sich wieder – das ist meine Erfahrung aus der Arbeit mit Klienten. Keine Art von Training verändert den Körper so schnell wie richtiges Krafttraining – und diese Veränderung des Körpers verändert dein Leben.

Starke Muskeln helfen dir nicht nur dabei, schlank zu werden. Sie geben dir auch die Freiheit, deine Traumfigur ein Leben lang zu halten – ohne am Esstisch auf alles verzichten zu müssen. Denn Muskeln verändern den Stoffwechsel. Und sie geben dir mehr Spielraum, weil sie 24 Stunden am Tag, sieben Tage die Woche, im Training und in Ruhe Kalorien fressen.

Durch richtiges Krafttraining produziert dein Körper Hormone, die dich schlank, fit, glücklich und selbstbewusst machen.

Durch richtiges Krafttraining produziert dein Körper Hormone,
die dich fit und glücklich machen.

Der erste Hauptsatz der Thermodynamik besagt, dass Energie nicht vernichtet werden kann. Sie kann lediglich von einer Form in eine andere umgewandelt werden. Das bedeutet: Wenn du das richtige Krafttraining vernachlässigst, so wird überschüssige Energie, die du durch deine Ernährung aufnimmst, überwiegend in Fett umgewandelt – und für viele Menschen damit auch in eine »fette Unzufriedenheit«.

Richtiges Krafttraining maximiert nicht nur den Energieverbrauch deiner Muskulatur, dem stoffwechselaktivsten Organ deines Körpers. Es vergrößert auch die Energiespeicher in deinen Muskeln – was, vereinfacht gesagt, dazu führt, dass überschüssige Kalorien eher in den Muskeln landen als auf den Hüften. Das macht Krafttraining für mich magisch: Es schenkt dir mehr Stärke, Zufriedenheit und Freiraum, sodass du leichter und gesünder durchs Leben gehst.

Dabei hatte Muskeltraining – und damit meine ich ein Training mit Gewichten – nicht immer das beste Image. Als ich ins Training einstieg, wurden Kraftsportler, Bodybuilder, mit vielen Negativ-Klischees belegt. Selbst manche Ärzte rieten davon ab.

Das ist heute zum Glück anders. Wobei sich gewisse Vorurteile gegenüber Krafttraining hartnäckig halten … Eine schwangere Klientin erzählte mir: »Ich war einkaufen, in einem Geschäft für Baby- und Kinderausstattung. Uns fehlte noch ein Kindersitz. Ich finde also den passenden Kindersitz, hebe ihn hoch. Da steht eine Verkäuferin neben mir, mein Alter, denke ich, und will mir den Sitz aus der Hand nehmen. ›Nein, nein, das geht nicht!‹, sagt sie, ›Sie dürfen in Ihrem Zustand nicht mehr schwer heben!‹ Und das in einem Fachgeschäft. Auch meine Frauenärztin, eine schon etwas ältere Dame, riet mir zunächst, als ich ihr erzählte, dass ich noch ins Gym gehe: ›Kein Krafttraining! Machen Sie doch Yoga …‹ Dann hat sie aber recherchiert und mir grünes Licht fürs Training gegeben. Moderat natürlich … aber meinen Trainingsplan haben wir ja eh schon angepasst.«

Vielleicht denkst du jetzt: »Yoga ist doch aber auch gut!« Stimmt, und an dieser Stelle möchte ich dir versprechen, dass ich keine Sportart unter den Teppich kehren oder verteufeln möchte. Der Punkt ist der: Wenn du wenig Zeit hast, ist Krafttraining am effektivsten. Heute verschreiben Ärzte Krafttraining für ein stärkeres Herz-Kreislauf-System. Sie haben erkannt, dass richtiges Krafttraining für stärkere Knochen sorgt und Sarkopenie, den altersbedingten Muskelabbau, stoppt und umkehrt. Psychologen empfehlen es als Antidepressivum oder um das Selbstvertrauen zu erhöhen.

Wobei die Betonung auf »richtigem« Krafttraining liegt. Es gibt einen effektiven und einen ineffektiven Weg, wie du deine Muskeln fordern kannst. Und so kommt es auch beim Krafttraining auf die richtige Methodik an. Dazu biete ich dir in Kapitel 5, »Wie du dich stärkst«, alles, was du wissen musst, um den für dich und deine Ziele passenden Ansatz zu erkennen und mit Freude am Training dranzubleiben.

Ein solches Training ist ein Training nach Prinzipien, denn Trainingsprogramme sind wie Modetrends, sie kommen und gehen – aber die Prinzipien, die ein Training effektiv machen, verändern sich nicht. Wenn du dein Training auf der Grundlage dieser Prinzipien gestaltest, liegst du immer richtig.

Die richtige Methodik macht Krafttraining zu einem bedeutenden Element für ein zufriedenes Leben. Denn egal, wie du bisher gelebt hast, egal, welches Geschlecht du hast, ob du dich jung oder alt fühlst, ob du beruflich total eingespannt bist, den Haushalt schmeißt oder Kinder großziehst – richtiges Krafttraining wird dir guttun und deine Lebensqualität steigern. Vor allem dann, wenn du dein Krafttraining auf die für dich passende Weise mit Kardiotraining, also Bewegung, ergänzt.

Element 4: Kardiotraining und Alltagsaktivität

Unter Kardiotraining fällt alles, was dich in Bewegung hält, große Muskelgruppen aktiviert, deine Atem- und Herzfrequenz merklich und über eine längere Zeit pusht und so deinen Kalorienverbrauch zusätzlich ankurbelt. Zum Kardiotraining gehören Ausdauersport mit konstantem Tempo, hochintensive Intervalle, die sich mit kurzen Pausen abwechseln, und zusätzliche Bewegung, die du möglichst mühelos in deinen Alltag integrierst. Für jemanden, der Fett abbauen will, ist Kardiotraining ein ganz hervorragender Booster. Wenn du es strategisch mit einer ausgewogenen Ernährung und dem richtigen Krafttraining kombinierst, verwandelt sich dein Körper nach und nach in eine ausdauernde Fettverbrennungsmaschine.

Kardiotraining ergänzt die übrigen drei Elemente und bildet die Spitze der Pyramide. Es setzt deinem gesamten Training die Krone auf und rundet es ab. Dein mentales Training motiviert dich und lässt dich deine Zeit so nutzen, dass du dich besser fühlst. Ein gutes Ernährungsprogramm bringt deine körperliche Transformation in Gang und sorgt dafür, dass du dich gesünder fühlst. Aber fitter wirst du nur dann, wenn du dich mit Krafttraining stärkst und wenn du dich auch bewegst. Großes

Plus für dich: Kardiotraining sorgt dafür, dass du mehr Glückshormone, vor allem Endorphine, ausschüttest.

Kardiotraining sorgt dafür,
dass du Glückshormone ausschüttest.

Du darfst dich also bewegen – ob im Alltag oder durch gezieltes Ausdauertraining.

Ein guter Trainingsplan passt dir wie ein Maßanzug: Manchen Menschen reicht die Konfektionsgröße von der Stange. Und in vielen Fällen sind wir einfach so individuell, dass das Standardmodell zwickt und zwackt, weil es mit unserem Lebensentwurf kollidiert. Und genau an dieser Stelle, bei der Frage, welcher Trainingsplan zu dir passt und für dich der richtige ist, setzen wir in Kapitel 5, »Wie du dich stärkst«, an.

Kardiotraining kannst du auf vielfältige Weise betreiben. Wie wäre es zum Beispiel mit Bewegung unter freiem Himmel an der frischen Luft: Nordic Walking, Joggen, Wandern, Laufen, Radfahren, Rudern. Oder indoor: Crosstrainer, Fahrrad-Ergometer, Laufband, Springseil oder das Treppenhaus ... Vielleicht doch eher eine klassische Sportart? Lust auf Tischtennis, Boxen, Basketball, Tanzen, Tennis, Squash, Fußball oder Schwimmen? Ich bin fest davon überzeugt, dass unter den unzähligen Möglichkeiten wenigstens eine dabei ist, für die du dich begeistern kannst – und genau die willst du finden.

Als ich mit Fitness anfing, hieß es oft: »Entweder du bist Kraft- oder Ausdauersportler. Wenn du Muskeln aufbauen willst, dann lass das mit dem Kardio besser sein!« Dass ich das anders sehe, weißt du bereits. Die vier Elemente der M.A.R.K.-Formel sind nicht getrennt zu betrachten, sie ergänzen sich, sie bedingen einander. Sie sorgen für ein gesundes Gleichgewicht aus mentalen und körperlichen Faktoren. Sie sind wie ein gutes Team in einem Unternehmen: Jedes Teammitglied ist an seinem Platz und an diesem Platz genau richtig. Alle unterstützen sich und gemeinsam sind Veränderungen möglich, die vier Einzelkämpfer nebeneinander niemals erreichen – auch wenn sie sich noch so sehr abmühen.

Die Elemente der M.A.R.K.-Formel sind wie ein starkes Team.

Und ich möchte dir noch etwas verraten: Ich bin unendlich froh, das Kardiotraining für mich entdeckt zu haben, nachdem ich jahrelang damit auf Kriegsfuß stand. Für mich persönlich hat Kardiotraining heute etwas Meditatives. Ich nutze die Zeit ganz bewusst: Manchmal genieße ich die Natur, lasse meinen Gedanken freien Lauf, manchmal höre ich Musik, die ich liebe, oder Podcasts, die mich interessieren. Falls es dir wie mir früher geht und du dich bisher gefragt hast, warum Menschen freiwillig Ausdauersport treiben, warum ein Mensch seinen Puls aus freien Stücken für mehr als eine Minute in Wallung bringen will, dann lies einfach weiter. Vermutlich gehörst auch du zu der Spezies Menschen, die diese Freude an der Bewegung noch entdecken dürfen.

Frei sein und dranbleiben

Nun weißt du, was dich auf den folgenden Seiten erwartet. Mein Ziel ist es, dir mit jedem Kapitel eine stabilere Basis für deinen Weg zu mehr Gesundheit und mehr Lebensqualität zu liefern. Trainiere also dein Denken, iss ausgewogen, stärke dich mit dem richtigen Krafttraining und bewege dich ausdauernd und mit Freude. So verbesserst du – ohne dich zu quälen – deine Gesundheit, dein Körpergefühl, deine Libido, dein Selbstbewusstsein. Und schaffst es, dranzubleiben.

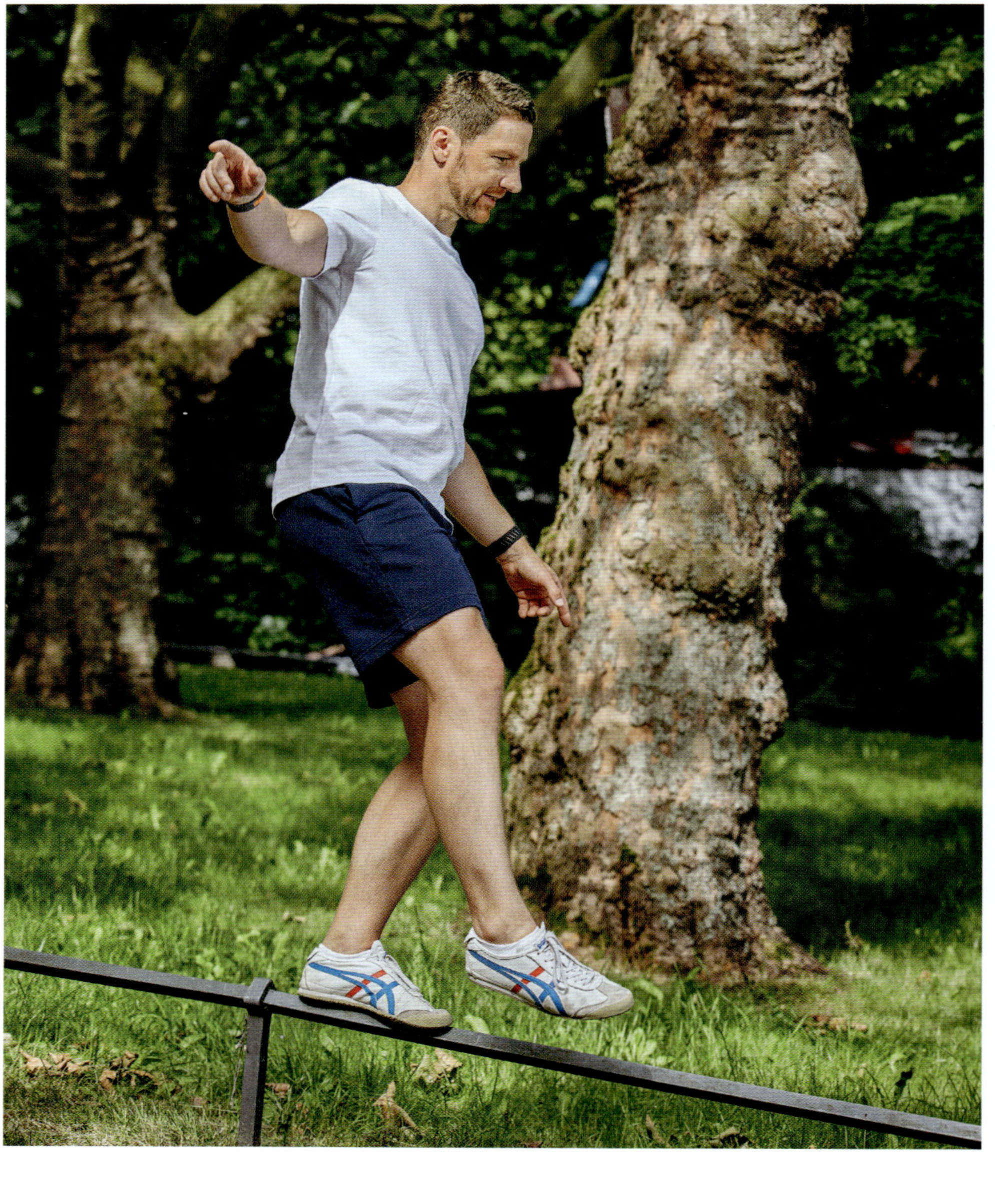

Wir werden alle älter, aber du wirst dich mit 40 nicht wie 60 fühlen, mit 50 nicht wie 70 … Selbst wenn du nicht mehr 20 bist – du wirst dennoch in ganz vielen Belangen mit 20-Jährigen mithalten können. Es gibt Menschen, die irgendwann in der zweiten Lebenshälfte in ihren Körper spüren und glauben: »Das geht jetzt nicht mehr so wie mit Anfang 20! Hat der Zahn der Zeit erst einmal an einem genagt und kräftig zugebissen, dann ist es endgültig!«

Sie irren sich. Denn es geht. Wenn du dir Zeit nimmst, um das Richtige für dich zu tun.

Du wirst mit 20-Jährigen mithalten können.

Wenn ich als Fitness-Coach Menschen auf ihrem Weg unterstütze, dann gibt es ein Motto, für das wir uns gegenseitig in die Pflicht nehmen. Ich möchte es mit dir teilen: **Suche keine Ausreden. Suche Lösungen. Entscheide, was du erreichen willst. Und tu etwas dafür!**

Etwas dafür tun, heißt: Du akzeptierst die Verantwortung und triffst mit Blick auf deine Gesundheit und Fitness die für dich richtigen Entscheidungen. Es heißt aber auch: Es wird Hindernisse geben. Die darfst du einkalkulieren und Tools parat haben, um sie zu überwinden. Diese Tools findest du in Kapitel 6, »Wie du niemals aufgibst«.

Ob auf dem Weg zu einem fitteren Leben oder in anderen Lebensbereichen: Kein Weg führt schnurstracks zum Ziel. Es wird immer unerwartete Sperrungen geben, die einen Umweg erforderlich machen. Zeitweise sieht es vielleicht aus, als würdest du Rückschritte machen, nur um später festzustellen, dass es sich um eine wertvolle »Lernumleitung« handelte. Meist sind die Lektionen, die solche Hindernisse uns lehren, so viel wertvoller als der Preis, den wir dafür zahlen mussten. Ein Dranbleiber rechnet damit, dass Ungeplantes passiert, lässt sich nicht entmutigen und lernt, flexibel damit umzugehen.

Kennst du den Spruch »No pain, no gain«? Lass mich erklären, warum ich absolut gar nichts davon halte. Dieser Glaubenssatz suggeriert Qualen und Schmerzen, ohne die Erfolge nicht möglich wären. Und genau das ist kompletter Unsinn! Um dranzubleiben, willst du einen Weg finden, der sich leicht für dich anfühlt. Als ich den früheren Handballprofi Stefan Kloppe, inzwischen Coach für Spitzensportler, in meinem Podcast fragte, was erfolgreiche Sportler anders machen, sagte er: »Wenn ich Spitzensportler frage, wie sie sich fühlen, wenn sie Höchstleistungen erbringen, sagen sie: ›Es ist leicht und macht Spaß.‹« Also hör auf zu kämpfen! Du darfst es dir leicht machen, denn aus einem Gefühl der Leichtigkeit erreichst du langfristig mehr.

Ein Dranbleiber ist für mich ein Mensch, der seinen Weg mit Freude geht, der zu den Dingen steht, die er gerne macht. Als Dranbleiber musst du dich nicht um 180 Grad drehen, du musst gar nichts.

Als Dranbleiber MUSST du gar nichts.

Viele Menschen haben Gewohnheiten manifestiert, mit denen sie sich nicht guttun. Aber du bist nicht deine Gewohnheiten. Gewohnheiten kannst du verändern und verbessern. Warum würdest du dabei auf alles verzichten wollen, was du liebst und das dir wichtig ist? Ich halte das für keine gute Idee.

Wenn du also ein Familienmensch bist, ist es aus meiner Sicht völlig okay, wenn du nach einem Tag im Büro oder mit unzähligen Meetings und Onlinekonferenzen lieber Zeit mit deinem Kind verbringst als im Fitnessstudio. Wenn du beim Streamen von Filmen oder Serien auf dem Sofa entspannst: Willkommen an Bord – geht mir auch so. Tu das weiterhin. Und wenn deine Karriere gerade im Fokus deines Lebens steht, darf sie weiterhin deine Priorität bleiben. Training und Ernährung können Teil deiner Person werden, ohne auf Kosten deiner Persönlichkeit zu gehen. Wir alle tun Dinge in unserem Leben, die wir lieben, die uns wichtig sind und die uns zu dem Menschen machen, der wir sind. Solange du dir damit guttust, go for it. Warum solltest du etwas daran ändern?

Darum findest du in diesem Buch eine Menge Tipps, die dich fit und gesund machen, ohne Fitness und Gesundheit zu deinem Hauptlebensinhalt zu machen. Ich habe dir von meinem Warum erzählt, 100 Jahre zu werden und immer noch fit zu sein. Ich habe noch ein zweites Warum, das meinem Leben eine Richtung gibt: mein Wunsch nach Freiheit. Freiheit ist der wichtigste Wert in meinem Leben. Er bedeutet für mich, die Dinge tun zu können, die mir wichtig sind. Freiheit habe ich, wenn mein Körper in Schuss ist.

Fitness und Gesundheit sind die ultimative Freiheit.

Diese Freiheit möchte ich auch dir gerne ermöglichen. Das ist das *Warum*, der Zweck meines Buches.

Es ist deine Entscheidung, es ist dein Leben. Es ist deine Chance. Ich bin gespannt, wie es dir ergehen wird. Und ich bin sicher: Wenn du loslegst und die M.A.R.K.-Formel für dich umsetzt, dann fällt es dir leichter, als du vielleicht bisher dachtest.

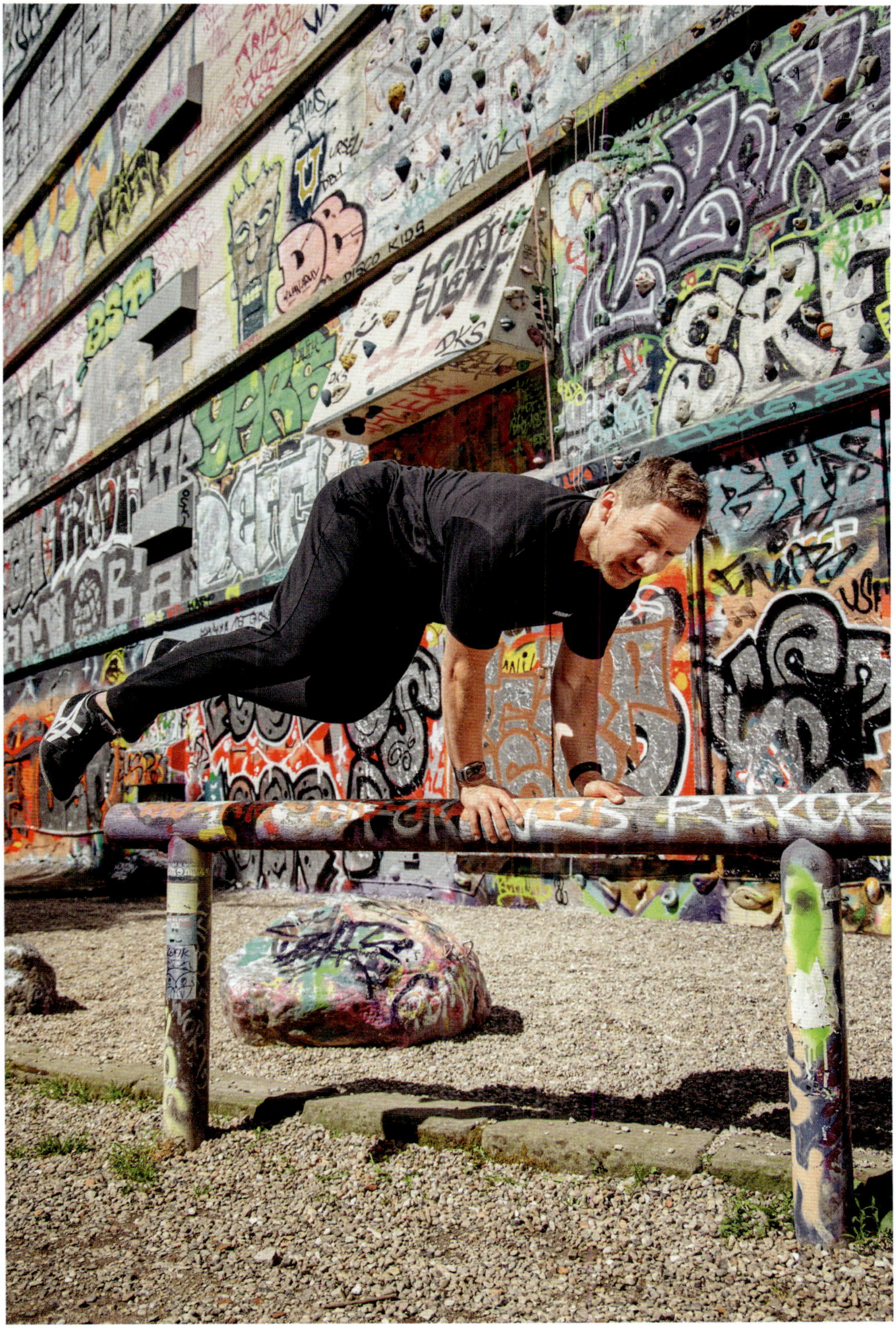

2. KAPITEL

WIE DU DICH MOTIVIERST

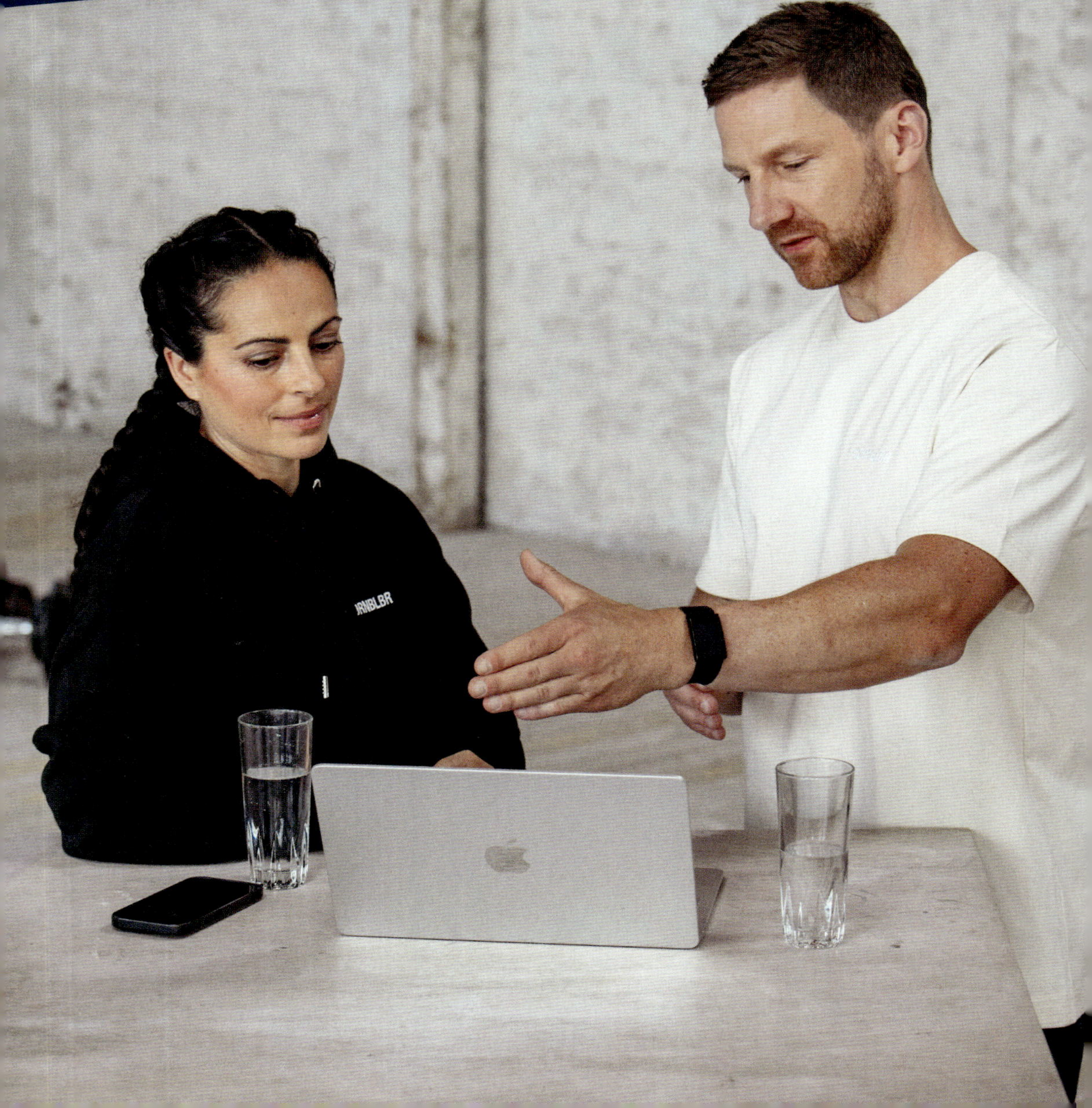

»Ohne ein großes Ziel verirrt man sich leicht in den
Nebenstraßen und den Sackgassen des Lebens.«
Alfred Selacher

Wenn ich eines wieder und wieder beobachtet habe, dann Folgendes: Du kannst die besten Ernährungs- und Trainingsstrategien kennen – und am Ende stehst du mit leeren Händen da. Solange das gedankliche Gerüst sie nicht trägt, verkommen sie zu Strohfeuern.

Damit deine Anstrengungen nicht wirkungslos verpuffen, lernst du als Erstes mentale Tools kennen, mit denen du dir ein stabiles Fundament für langfristige Lebensqualität aufbaust. Es ist der erste und wichtigste Schritt hinein in ein neues, fitteres und gesünderes Leben.

Im ersten Baustein der M.A.R.K.-Formel, dem mentalen Training, erfährst du alles Wesentliche über die Grundlagen der Motivation. Du deckst unsichtbare Stolpersteine auf, die dir das Dranbleiben bisher erschwert haben.

Die meisten Menschen glauben, sie seien entweder motiviert oder nicht. Aber das stimmt nicht: Motivation ist kein Wesen, das auf dich wartet, dich begleitet oder sich vor dir versteckt. Sie ist das Ergebnis deiner Gedanken, und mit den richtigen Tools schaffst du es, dein Denken so zu verändern, dass du dich motivierst, wenn es darauf ankommt. Ja, auch das ist Training. Mentales Training. Und es ist immens wichtig, damit du erreichen kannst, was du dir vornimmst.

Wie dich das Wörtchen »aber« ausbremst

»Aber Sport ist nichts für mich!«, »Aber ich war noch nie sportlich. Außerdem macht es mir keinen Spaß!«, »Aber wann? Nach Feierabend? Dann schaffe ich es höchstens auf die Couch, nicht ins Gym«, »In meinem Alter? Aber da ist der Zug längst abgefahren. Zu spät, um das Steuer noch rumzureißen!«, »Aber ich bin ein Genussmensch, Leckereien konnte ich noch nie widerstehen: tausendmal versucht, bin tausendmal gescheitert«, »Aber ich bin keine junge Frau mehr. Ich muss mich damit abfinden, dass ich nicht mehr so sexy bin«, oder wie mir ein Klient mittleren Alters sagte: »Es klappt nicht mehr so im Bett. Aber eigentlich habe auch nicht mehr so die Lust. Bin halt keine 20 mehr …«

Was steckt hinter all den »Abers«? Sind es wirklich nur Ausreden? Manchmal schon. Und das Schöne an Ausreden ist, dass du sie, wenn du ehrlich zu dir bist, leicht als solche erkennen kannst. Tückischer und schwerer zu entlarven sind limitierende Glaubenssätze und negative Denkmuster, ein Mindset, das auf Negativität programmiert ist. Das Problem dabei: Solche negativen Glaubenssätze blockieren uns und unser Potenzial. Sie hindern dich zum Beispiel daran, fitter und gesünder zu werden.

Wenn du nicht an dich glaubst, dann schaffst du es nicht, das umzusetzen, was du willst. Kommen dir Zweifel in den Kopf, dann ist das Risiko groß, dass du beim ersten Widerstand aufgibst.

Negative Glaubenssätze untergraben deine Motivation und sabotieren jeden noch so perfekten Plan.

Warum du nicht alles glauben solltest, was du denkst

Was passiert da? Dein Gehirn folgt gedanklichen Schemata, die es früher einmal gelernt hat, Regeln, mit denen du dir nicht guttust. Dein Denken hat eine gewaltige Macht über dein Leben. Im Positiven wie auch im Negativen. Wir sind, was wir denken. Und solange du denkst, etwas sei unmöglich, so lange ist es das auch. Oft stehen wir uns durch die Programmierung unseres Gehirns selbst im Weg.

Unser Hirn ist eine Mustererkennungsmaschine. In allem, was du im Außen wahrnimmst, versucht dein Gehirn, Gesetzmäßigkeiten zu erkennen. Somit spielt es eine große Rolle, was du in deinem Leben bisher erlebt hast. Allerdings ist das nicht alles. Dein Gehirn verarbeitet nicht nur deine realen Erfahrungen, sondern auch Fiktion: Filme, die du gesehen hast, Bücher, die du gelesen hast, Erzählungen, Nachrichten. Alle Informationen, die du konsumierst, verarbeitet dein Gehirn und bildet daraus Muster. Darin ist es exzellent. Es ordnet alle Informationen, alle Sinneswahrnehmungen, die über deine fünf Sinne ankommen, in Sekundenbruchteilen zu und gibt ihnen eine Bedeutung.

Was heißt das jetzt für dich? Die Bedeutung muss nicht korrekt sein. Wie jede Maschine ist auch dein Gehirn anfällig für Programmierfehler. Wenn die Muster, die dein Gehirn erkennt, auf negativen Glaubenssätzen basieren, hemmen sie deine Entwicklung.

Unser Hirn ist eine Mustererkennungsmaschine –
blitzschnell, aber fehlerbehaftet.

Als Erwachsene sind wir sehr effizient in dem, was wir tun. Wir funktionieren so gut in der Gesellschaft und in unserem Job, weil wir die Muster im Kopf haben, die für ein solches Funktionieren notwendig sind.

Genauso effizient sind wir aber auch darin, Dinge zu tun, die uns nicht guttun. Weil wir auch hier programmiert sind. Weil unser Gehirn Muster erkennt, die uns hindern, etwas an unserem Leben zu ändern. Die Krux dabei ist: All diese Muster laufen unterbewusst ab. Du bist dir normalerweise deiner Glaubenssätze nicht bewusst.

Psychologen sagen, dass unser Unterbewusstsein bereits im Kindesalter programmiert wird: Eltern, Lehrer, Freunde, Filme und Medien haben alle möglichen Glaubenssätze in uns festgelegt. Das können positive sein, die wie ein mentales Kraftwerk wirken und dir die Energie geben, richtig erfolgreich zu sein. Oft sind es aber negative Glaubenssätze, die im Erwachsenenalter zum Hemmschuh werden. Das sind die mentalen Stopper.

Die gute Nachricht ist: Du kannst dein Unterbewusstsein mit neuen Zielen programmieren und neue Glaubenssätze installieren. Glaubenssätze, die deinem Leben den Sinn geben, den du ihm geben willst. Glaubenssätze, die dich nicht blockieren, egal, wie alt du bist. Wie das geht?

Kennst du deine unsichtbaren Sabotageprogramme?

Im ersten Schritt geht es für dich darum, zu erkennen, mit welchen negativen Glaubenssätzen du deine Motivationsenergie bisher abgegraben hast, und welche mentalen Stopper dich bremsen.

Wie erkennst du negative Glaubenssätze, wenn sie doch unbewusst sind?

Indem du beobachtest, dich mit dir selbst beschäftigst. Um zu ergründen, als welchen Menschen du dich siehst. Wie ist dein Selbstbild? Erkenntnis kommt vor dem Tun ...

Erkenntnis kommt vor dem Tun ...

Für den Anfang dieser Erkenntnisreise zu dir selbst sind zwei Fragen eine gute Idee:

1. Was ist die wirkliche Ursache für die Situation, in der du jetzt gerade bist?

2. Was hält dich davon ab, Fortschritte zu machen? Oder: Was hält dich davon ab, jetzt einen Schritt in die richtige Richtung zu gehen?

Ich möchte dir ein Beispiel für eine solche Erkenntnisreise geben, die dir darüber Aufschluss gibt, was für Muster dein Gehirn so erkennt: Viele der Klienten, die mein Team und ich betreuen, möchten abnehmen. Für sie lautet die erste Frage dann: »Was ist die Ursache für dein Übergewicht?« Und die zweite Frage: »Was hält dich davon ab, dein Übergewicht abzubauen? Also, was glaubst du – ganz ehrlich?«

Und dann kommen die Antworten: »Ich kann nicht abnehmen ..., weil ich nicht motiviert bin. Weil ich keine Willenskraft habe. Weil mein Stoffwechsel langsam ist. Weil ich Sport hasse. Weil ich einfach zu sehr Genussmensch bin. Weil ich keine Zeit habe. Weil ich gerne esse. Weil ich verletzt bin. Weil ich, wenn ich gestresst bin, zu viel esse. Weil ich nicht weiß, was ich essen soll. Weil ich nicht kochen kann. Weil ich über (hier das Alter einsetzen: 30, 40, 50 ...) bin, kann ich nicht abnehmen. Weil ich in den Wechseljahren bin. Weil alle in meiner Familie dick sind. Weil ich

Kinder habe. Weil ich keine Kinder habe. Weil ich Langeweile habe. Weil ich einen Job habe, der mich fordert. Weil ich keine Zeit zum Training habe. Weil ich es vielleicht nicht schaffe und mich dann hasse. Weil …«

Du siehst an den obigen Beispielantworten, dass die Gehirne der Menschen eine Menge Gründe abspulen, wenn es darum geht, etwas nicht tun zu können. Wobei damit nicht automatisch gesagt ist, dass die gegebenen Antworten wirklich negative Glaubenssätze sind. Es sind die Muster, die du im Kopf hast. Und die gilt es im nächsten Schritt auf ihre negative Energie hin abzuklopfen und die Übeltäter dingfest zu machen: Welches davon sind negative Glaubenssätze?

Eine rote Lampe, also ein »Achtung, negativer Glaubenssatz!«, sollte bei dir angehen, wenn du Alles-oder-nichts-Antworten gibst: Wörter wie »immer« oder »man« oder »nie« sind gute Indikatoren für limitierende Glaubenssätze. Also wenn du zum Beispiel etwas sagst wie: »Ich werde meine Bauchmuskeln nie sehen!«, oder: »Wenn man ein kleines Baby zu Hause hat, dann geht das nicht mehr!«, oder: »Sport nach einem anstrengenden Tag im Unternehmen? Das schaffe ich nie!« – dann Obacht.

Übung: »Mitmach-Journal«

Ziel der Übung ist mehr Klarheit über deine Glaubenssätze – mentale Kraftwerke versus mentale Stopper.

Nimm dir drei Minuten Zeit und überlege: Welche Glaubenssätze über deine Fitness und Gesundheit fallen dir als Erstes ein?

Schreib diese Sätze bitte auf und horch jedes Mal in dich hinein, wie sich dieser Satz für dich anfühlt. Welche Dynamik hat er für dich? Eine, die runterzieht? Oder die dich pusht? Male hinter jeden Satz entsprechend einen Pfeil nach unten oder einen Pfeil nach oben.

Du kannst diese Übung täglich wiederholen und an eine bestehende Routine koppeln – vielleicht an den Tee oder Kaffee am Morgen oder den Moment abends vor dem Schlafengehen.

So machst du deine Erfolgsverhinderer dingfest

Es gibt einen erprobten Weg, dein Denken auf negative Glaubenssätze abzuklopfen und deine bisherigen Erfolgsverhinderer dingfest zu machen. Anhand der folgenden vier Fragen kommst du deinen negativen Glaubenssätzen auf die Spur.

Frage 1: Gilt das, was du denkst, gilt dieser Glaubenssatz wirklich?

Findest du, wenn du darüber nachdenkst und den Mut aufbringst, das, was du denkst, ehrlich zu hinterfragen, einen Beweis dafür, dass dieser Glaubenssatz nicht gilt?

Nimm etwa den Klassiker »Ich bin zu alt für dies und das …« – und dann begib dich auf die Suche nach Gegenbeispielen. Schau dich um, in deinem Umfeld, im Internet, in Filmen, in Büchern, in den sozialen Medien oder auf YouTube, ob du nicht Menschen findest, die »dies und das« tun – und dabei mindestens genauso alt sind wie du. Hier ist ein weiterer Klassiker: »Ich habe keine Zeit für dies und das.« Wenn du Menschen findest, die in einer ähnlichen Lebenssituation sind wie du, die aber »für dies und das« dennoch Zeit finden, zum Beispiel um Sport zu treiben, Krafttraining zu machen oder um sich ausgewogen zu ernähren, dann ist das ein Beweis dafür, dass das, was du bisher dachtest, keine in Stein gemeißelte Wahrheit war, sondern ein Glaubenssatz, der dich auf eine negative Weise programmiert hat. An solchen Veränderungsgeschichten erkennst du, dass es möglich ist. Dass du dein Ziel erreichen kannst, wenn du deinen alten Glaubenssatz loslässt. Und so eine Erkenntnis kann dann schon auch der erste Motivationsschub für dich sein: »Hey, wenn die das können, dann ist das für mich auch drin!«

Frage 2: Woher kommt dieser Glaubenssatz?

Auf diese Frage werden wir nicht immer eine Antwort finden. Dennoch lohnt es sich, hier etwas zu forschen. Du willst etwas tun, aber was du denkst, hält dich davon ab? Lass uns beim Beispiel von eben bleiben: »Ich bin zu alt, um dies oder das zu tun! Oder um dies oder das zu sein!« Kann es sein, dass irgendwer in deinem Umfeld das gesagt hat? Irgendwann früher? Und das muss noch nicht einmal dir gegenüber gewesen sein. Vielleicht hast du es als Kind aufgeschnappt, als es jemand zu deinen Eltern gesagt hat oder deine Eltern zu jemandem? »Um so etwas anzuziehen, bin ich zu alt. Um jetzt noch einen neuen Job anzunehmen, bin ich zu alt. Ich bin zu alt, um neu anzufangen. Krafttraining? Zu alt … Als Ingenieur eine neue Karriere als Fitness-Coach anstreben? Zu alt …«

Meistens sind es sogenannte Autoritäten, die uns solche Muster in den Kopf gepflanzt haben. Eltern. Ältere Geschwister. Lehrer. Freunde. Wenn wir solche Gedanken nicht hinterfragen, dann ziehen sie sich wie ein roter Faden durch unser Leben – und schnüren uns die Luft ab, wenn wir nicht aufpassen. Weil wir überhaupt nicht merken, dass wir unser Leben nach den Grundsätzen anderer Menschen leben. Unsere mentale Ausstattung ist die Basis unseres Handelns. Und gehst du solchen Mustern auf den Grund, dann erfährst du vielleicht, dass das Fundament deines Handelns aus fremden Gedanken und Glaubenssätzen besteht, die du irgendwo gehört und aufgeschnappt hast.

Für einen Menschen wie mich, dem Freiheit so wichtig ist, ist eine solche Erkenntnis motivierend: Ich kann mich mental so trainieren, dass ich unabhängiger von fremden Gedanken bin, und zwar indem ich solche Gedanken auf den Prüfstand stelle.

Frage 3: Wie sehr hilft dir dieser Glaubenssatz?

Je älter wir werden, desto mehr Glaubenssätze sammeln wir an. Viele davon helfen uns, besser durchs Leben zu kommen. Manche davon haben uns früher mal geholfen. Heute tun sie es aber nicht mehr. Es sind praktisch immer einige dabei, die wenig hilfreich sind. Und an denen wir trotzdem festhalten, weil wir sie nicht hinterfragen.

Früher glaubte ich an den Weihnachtsmann. Es war wunderschön und half mir als Kind, die Winterzeit wärmer und magischer zu erleben. Außerdem verband dieser Glaube mich mit anderen Kindern. All das möchte ich nicht missen, und doch glaube ich heute nicht mehr an den Weihnachtsmann. Mir als Ingenieur und Coach, dem es um Fakten und Ergebnisse geht, hilft er nicht mehr dabei, die Welt angenehmer zu gestalten. Im Gegenteil, an übernatürliche Wesen zu glauben, ist mittlerweile für mich überhaupt nicht mehr nützlich (dennoch freue ich mich schon darauf, wenn meine Tochter alt genug ist, sich auf den Weihnachtsmann zu freuen).

Und so ist es mit allen möglichen Glaubenssätzen: Hältst du an ihnen fest, weil sie helfen? Und wenn ja, wobei? Oder haben sie ihr Haltbarkeitsdatum überschritten und hindern dich daran, etwas zu erreichen, das du gerne erreichen möchtest?

Wenn du das ergründest, kann das bereits motivierend sein. Ein wenig so, als wenn du deinen Keller ausmistest und dich dann von allem möglichen Kram befreist, den du schon lange nicht mehr benutzt hast. Von dem du schon gar nicht mehr wusstest, dass es ihn in den Tiefen deines Schrankes gibt. Vielleicht gibt auch dir das ein Gefühl von Freiheit und Leichtigkeit.

Frage 4: Welche Konsequenzen hat es, wenn du an diesem Glaubenssatz festhältst?

Nachdem dein Blick bei den Fragen zuvor hauptsächlich zurück in die Vergangenheit gerichtet war, blickst du nun in die Zukunft. Welchen Preis hat es, wenn du einen bestimmten Glaubenssatz in deinem mentalen Repertoire behältst? Was würde passieren? Welche Konsequenzen hätte es für dich? Und stell dir den umgekehrten Fall vor: Du änderst diesen Glaubenssatz – was sind dann die Konsequenzen?

Wird es dir schlechter gehen als heute? Oder geht es dir besser?

Manche Menschen werden eher durch Schmerzen motiviert, sie regt eher ein Zukunftsbild an, das düster ausfällt. Andere werden durch positive Zukunftsbilder angezogen. Vielen helfen beide Seiten. Welcher Mensch bist du? Wähle entsprechend ...

Wichtig ist mir an dieser Stelle Folgendes: Du kannst wählen. Du hast es in der Hand, welche Konsequenzen dein Handeln haben wird. Weil du an deinem Denken arbeiten kannst.

Übung: Vier Fragen für mehr mentale Stärke

Stell dein Denken auf den Prüfstand. Du kannst Alltagssituationen wie das Warten an der Kasse im Supermarkt oder das Zähneputzen nutzen und dir jeweils einen deiner Glaubenssätze vornehmen. Und ihn dann anhand dieser vier Fragen abklopfen:

- **Frage 1: Gilt dieser Glaubenssatz wirklich?**
- **Frage 2: Woher kommt dieser Glaubenssatz?**
- **Frage 3: Wie sehr hilft mir dieser Glaubenssatz?**
- **Frage 4: Welche Konsequenzen hat es, wenn ich an diesem Glaubenssatz festhalte?**

Indem du dein Denken änderst, änderst du dein Verhalten.

Als ich vor vielen Jahren damit begann, mich mit Verhaltenspsychologie zu beschäftigen, war mir nicht bewusst, welchen immensen Einfluss meine innere Welt auf meine Stimmung und mein Verhalten hat. Ich wusste nicht einmal, dass ich fast permanent einen inneren Dialog führe – und dabei oft Worte wählte, die ich keinem Menschen, der mir wichtig ist, an den Kopf werfen würde. Der Punkt ist der: Die meisten Menschen tun das. Aber du bist der Schöpfer deiner Gedankenwelt, der Regisseur deines Kopfkinos. Du kannst Glaubenssätze ablegen, mit denen du dir nicht guttust. Und du veränderst dein Verhalten, indem du dein Denken trainierst.

Gedankliche Fitness führt zu körperlicher Fitness

Ich bin fest davon überzeugt, dass jeder Mensch sein Selbstbild umprogrammieren kann. Allein schon dadurch, dass du dein Denken auf den Prüfstand stellst, veränderst du dich. Wenn dir zum Beispiel klar wird, was dich dein bisheriges Denken an Lebensqualität gekostet hat. Du nimmst einem Denken, das vielleicht nicht einmal deins ist, weil du es von anderen aufgeschnappt hast, schon damit ein Stück weit die Macht.

Noch mehr kannst du dich, dein Denken und damit dein Leben verändern, wenn du mentale Trainingsmethoden für dich entdeckst, die dir dabei helfen, die limitierenden Glaubenssätze aufzulösen, mit denen du dir bisher selbst unbemerkt im Weg gestanden hast.

Du nimmst negativen Gedanken, die vielleicht nicht einmal deine sind, die Macht.

Warum ich von der Magie des mentalen Trainings überzeugt bin? Nun, mein Werdegang ist für mich ein solcher Beleg. Um meinen Traum als Autor und Coach erfolgreich zu leben, musste ich einige Denkgewohnheiten fallen lassen, Glaubenssätze wie »Besser einen sicheren Arbeitgeber. Besser eine gute Position« ändern.

Ich erlebe es auch jeden Tag bei den Menschen, die mein Team und ich trainieren, welche Kraft ihr Denken hat, um dranzubleiben.

Und nach wie vor fasziniert mich die Geschichte, die bei den Olympischen Sommerspielen 1976 in der kanadischen Stadt Montreal passierte: Als die russischen und ostdeutschen Sportler die Wettkämpfe auf eine Art dominierten, dass andere Nationen keine andere Erklärung wussten als die Sportler seien gedopt. Aber sämtliche Dopingtests fielen negativ aus. Im gleichen Jahr wurde publik, dass die Trainingsroutine der Ostblock-Athleten ein völlig neues Trainingselement beinhaltete: das mentale Training.

Konnte es sein, dass eine neue Art des Denkens die Sportler so schnell, so stark, so ausdauernd machte? Es dauerte nicht lange, bis auch westliche Psychologen und Coaches die »Geheimwaffe der Sowjets« untersuchten und begannen, mit mentalen Trainingsmethoden zu experimentieren.

Gedanken, so stellten die Forscher bald fest, können viele Körperfunktionen positiv beeinflussen, darunter die Durchblutung, die Aufnahme von Nährstoffen im Körper, die Sauerstoffversorgung und sogar den Hormonstoffwechsel. Wie gut dein Körper auf einen Trainingsreiz reagiert, scheint also maßgeblich von deinen Gedanken abzuhängen. Der positive mentale Zustand vor dem jeweiligen Wettkampf, den die Leistungssportler vorher trainiert hatten, brachte sie im richtigen Moment zu Höchstleistungen. Durch mentales Training konnten sie negative Gedanken wie Selbstzweifel, Sorgen und Ängste ausblenden. Heute sind mentale Trainingstechniken nicht nur im Leistungssport etabliert. Auch Unternehmen nutzen sie, um ihre Mitarbeiter und Führungskräfte effektiver und resilienter zu machen.

Wie wäre es, wenn auch du diese Techniken künftig nutzt, um dann auf einem stabilen mentalen Fundament an deiner körperlichen Fitness zu arbeiten? Die gute Nachricht ist: Indem du dieses Kapitel liest, hast du damit bereits begonnen. Werfen wir nun einen näheren Blick auf eines der effektivsten Werkzeuge in deiner mentalen Toolbox: Worte, die den Unterschied machen.

Wie du die Macht der Sprache für dich nutzt

Lass uns ein Experiment machen und kleine Anpassungen in der Art vornehmen, wie du mit dir sprichst. Wie verändert sich deine Motivation, je nachdem, welches Modalverb du benutzt?

Unter Modalverben verstehen wir die Verben »dürfen«, »können«, »mögen«, »müssen«, »sollen« und »wollen«, mit denen du eine Notwendigkeit oder eine Möglichkeit, also eine Modalität, ausdrückst.

So habe ich an mir selbst beobachtet, dass ich überhaupt keinen Bock habe, etwas zu tun, das ich tun »muss« oder »soll«. Diese kleinen Worte wecken den trotzigen Teenager in mir, der reflexhaft mit »Ach ja? Ich muss erst mal gar nichts!« reagiert. Versuche ich, mich mit »Ich muss trainieren …« zu motivieren, dann ist das mit viel innerem Widerstand verbunden. Deswegen sage ich: »Ich darf trainieren!« Oder ich lasse das Modalverb ganz weg: »Ich gehe jetzt trainieren.«

Indem du die motivierende Macht der Sprache nutzt, erreichst du deine Ziele mit mehr Leichtigkeit. Das beginnt damit, dass du dir deiner inneren Stimme mehr und mehr in Situationen bewusst wirst, in denen es ums Handeln geht.

Am besten nimmst du dir einen Moment und horchst in dich hinein: Wie verändert sich deine Motivation bei verschiedenen Modalverben? Motiviert es dich mehr, wenn du (oder jemand anderes) dir sagt: »Du musst trainieren!«, »Du sollst trainieren!« – oder »Du darfst trainieren«, »Du magst trainieren«, »Du kannst trainieren«?

Den meisten Menschen fällt es meiner Erfahrung nach leichter, sich aufzuraffen, wenn sie eines der letzten drei Modalverben – »dürfen«, »mögen« oder »können« – verwenden. Daher verwende ich sie hauptsächlich in meinen Podcasts, Artikeln und hier in diesem Buch. Vielleicht gehörst auch du zu den Menschen, die den verbalen Druck des Müssens und Sollens mögen. Auch das ist okay. In dem Fall denk dir einfach ein »müssen«, wo ich künftig von »dürfen« spreche. Schließlich geht es darum, wie du auch dann, wenn die Rahmenbedingungen suboptimal sind, optimal ins Handeln kommst.

Wie Sprache unser Denken prägen und unseren Körper verändern kann, das hat unter anderem Johann Caspar Rüegg untersucht. Der 2018 verstorbene Gehirnforscher und ehemalige Professor der Universitäten Cincinnati, Bochum und Heidelberg beschreibt das in seinem Buch *Gehirn, Psyche und Körper* so:[3] »Spricht ein Mensch mit einem anderen, bewirkt er in dessen Gehirn Veränderungen in der synaptischen Verknüpfung neuronaler Netzwerke, strukturelle Veränderungen also. Wir können natürlich auch zu uns selbst sprechen und auf uns selbst einwirken. Wir sprechen in Gedanken zu uns, hören auf das, was wir selbst sagen, und handeln entsprechend – etwa wenn wir uns in einer Stress-Situation sagen: ›Schritt für Schritt kannst du die Situation in den Griff kriegen.‹«

Welche Worte du wählst, kann also einen himmelweiten Unterschied machen. Zum Beispiel …

- ob du von Herausforderungen sprichst, wo andere Probleme sehen,
- ob du »Feedback« sagst oder »Kritik«,

- ob du von »Faszination« statt von »Frustration« sprichst,
- von »Neugier« statt von »Verwirrung«,
- von »Weisheit« statt »Alter« oder
- von »Unannehmlichkeiten« statt von »Verletzungen«.

Eine weitere Möglichkeit, positive Gedanken zu erschaffen und dich mit Sprache zu motivieren, sind knackige Sätze, in denen du positive Glaubenssätze formulierst, also zum Beispiel: »Das ist machbar!«, »Ich kann das!«, »Ich verdiene es!«, »Ich will das unbedingt!«, »Ich darf das!«.

Während dich negative Glaubenssätze, die sich Menschen wieder und wieder sagen (zum Beispiel: »Ich kann nicht«, »Ich verdiene es nicht«, »Ich darf das nicht«), schwächen, wird dich das Aussprechen positiver Glaubenssätze stärken.

Wenn du dir über diese positiven Verstärkungen Klarheit verschaffst, klarsiehst, wie du am besten zu dir selbst sprichst, um motivierter zu sein, dann ist schon viel gewonnen. Dadurch veränderst du die Muster in deinem Kopf. Mit jedem Wort, das du bewusst veränderst, setzt du neue Verknüpfungen und eroberst dir deine Freiheit Schritt für Schritt zurück. Indem du beginnst, dein Denken in deine eigene Hand zu nehmen, formst du ein besseres Selbstbild.

Die vielleicht wichtigste Klarheit, die ich dir ans Herz legen möchte, ist folgende: Je klarer dein Ziel ist, umso leichter erreichst du es. Denn ein klares Ziel hilft dir dabei, das Wichtige zu tun, ohne unnötig Zeit und Energie für das weniger Wichtige zu verschwenden. Zudem ist ein starkes, ein großes Ziel der stärkste Motivator für dich.

So entwickelst du dein persönliches Leitbild

Eine Definition von motivierenden Zielen, die du aus dem Businesskontext vielleicht schon kennst, sind Ziele, die SMART sind. Ziele formulierst du demnach am besten mit: spezifisch, messbar, attraktiv, realistisch und terminiert. »Ich will mich wohler in meiner Haut fühlen!« ist kein Ziel, das smart ist. Das Gleiche gilt für »Ich möchte abnehmen«. Beides mag zwar attraktiv und bestimmt auch realistisch sein, aber nicht messbar und terminiert.

Schritt 1: Sei smart in deinen Zielen

Der Gedanke hinter einer solchen Zielformulierung ist, dass du Ziele so konkret wie möglich formulierst und dich dabei so weit es geht auf konkretes Verhalten beziehst. Diese smarte Zieltheorie geht auf Edwin Locke und Gary Latham zurück. Ihre jahrzehntelange Forschung lässt sie zu der Empfehlung kommen: Ziele, die hohe Erfolgsaussichten haben, sind möglichst spezifisch formuliert und herausfordernd.[4]

Was bedeutet also »lebenslange Fitness und Gesundheit« für dich, die dir der Untertitel meines Buches verspricht? Wie sieht ein typischer Tag für dich aus, wenn du fit und gesund lebst? Was tust du, um fit und gesund zu leben?

Die Idee ist, dass du dein Ziel so detailliert wie möglich festlegst. In meinem Coaching sage ich an dieser Stelle oft: »Du willst dein Ziel so definieren, es so beschreiben, dass ich ein Bild davon malen kann. Solange du dein Ziel nicht so beschreiben kannst, dass ich ein Bild vor Augen habe, ist es noch kein Ziel.«

Bleibe also nicht bei einer Zielformulierung wie »Ich will fit werden!« stehen. Ein so unspezifisches Ziel lässt dein Gehirn kalt und regt es nicht an, die Muster deines Verhaltens zu verändern. Deine Macht liegt in der Klarheit. Also: Wie viel wiegst du dann, wenn du fit bist? Hast du vielleicht wieder das Gewicht, das du das letzte Mal in jungen Jahren hattest? Welche Kleidergröße trägst du? Passt du vielleicht wieder in den ersten Anzug hinein, den du dir vor vielen Jahren gekauft hast? Oder in das Kleid, das du dir als junge Nachwuchsführungskraft extra für eine Präsentation vor der Geschäftsleitung gekauft hast?

Setze dir dabei ruhig ein Ziel, das dich herausfordert. Du brauchst ein großes Ziel, um wirklich voranzukommen, um dich zu motivieren. Ein so großes Ziel macht etwas mit dir. Es macht dich nervös, vielleicht fürchtest du dich sogar ein wenig vor der eigenen Courage. Das ist gut so, ein zu schwaches und kleines Ziel holt dich nämlich nicht aus der Komfortzone heraus. Ich mag den Gedanken, groß zu denken (natürlich ohne dabei komplett ins Unrealistische abzudriften).

Oder, wie ich es im Training gerne formuliere: »Deine Ziele sind erst dann groß genug, wenn sie dir etwas Angst einjagen und dich gleichzeitig begeistern.«

Ich bin ein Fan von großen Zielen. Und du wirst, dein großes Ziel vor Augen, Kraft und Dranbleiber-Power aus kleinen Erfolgen ziehen, indem du dieses große Ziel auf mehrere kleine Zwischenziele herunterbrichst: Es ist in Ordnung, wenn dein großes Ziel, dein persönliches Leitbild, noch mehrere Jahre in der Zukunft liegt. Davon ausgehend legst du fest: Wo willst du in einem Jahr stehen? Was müsstest du in sechs, drei, einem Monat erreichen, um diesen Kurs zu halten? Wo stehst du in sieben Tagen und wo heute Abend? Der Trick ist, dass du das große, abstrakte Ziel in kleine, gut verdauliche Stücke schneidest, die du auch unter widrigen Umständen gut erreichen kannst.

Deine Ziele sind erst dann groß genug, wenn sie dir Angst einjagen und dich gleichzeitig begeistern.

Womit wir an einem wichtigen Punkt sind, der über diese smarte Zieltheorie hinausgeht.

Du willst ein Ziel, das dich begeistert. Ein Ziel, bei dem du emotional mitgehst. Deswegen ist die Zieldefinition ein guter Anfang, und du darfst noch einen weiteren Schritt gehen.

Denn die aktuelle neurowissenschaftliche und psychologische Forschung zeigt, dass du noch etwas mehr benötigst, um dich langfristig für dein Ziel hin zu mehr Fitness, Gesundheit und Lebensqualität zu motivieren.[5]

Häufig können wir in der Praxis bei der Anwendung einer Zielsetzung, die sich smart auf ein konkretes Verhalten bezieht (darum werden solche Ziele auch »Verhaltensziele« genannt), nämlich eines beobachten: Nach einem anfänglichen Strohfeuer fehlt oft die nachhaltige Motivation.

Konkrete und spezifische Ziele allein genügen nicht, um nachhaltige Motivation zu schaffen. Warum? Weil smarte Zielsetzungen vor allem den Verstand ansprechen. Und du benötigst etwas, das nachhaltig sowohl deinen Verstand als auch dein Unterbewusstsein adressiert. Während dein Verstand sich vor allem auf die Vergangenheit und Zukunft stürzt, nicht immer aktiv ist und auch störanfällig, ist dein Unterbewusstsein im Hier und Jetzt jederzeit wachsam.

Starke Ziele, die dich nachhaltig motivieren, sind daher mehr als smart. Starke Ziele in diesem Sinn gehen eher in die Richtung dessen, was in der Unternehmenskultur »Purpose« genannt wird. Die Psychologie nennt sie »Haltungsziele« – es sind Ziele, die das in Schritt 1 gemalte Bild mit Sinn aufladen.

Schritt 2: Lade deine Ziele mit Sinn auf

Die psychologische Forschung zeigt den enormen Effekt, den innere Haltungen sowohl auf die Motivation und Leistung als auch auf die Gesundheit von Menschen haben.[6,7] Ziele auf der Haltungsebene unterstützen dich dabei, Willenskraft zu entwickeln. Sie sind ein starkes Bindeglied zu deiner Identität und deinen Emotionen. Sie leiten dich. Sie sind dein Fundament für intrinsische Motivation. Auf diesem Fundament kannst du neue Verhaltensweisen entwickeln, die dich deinem Ziel näherbringen. Wenn du zum Beispiel voller Leichtigkeit fit und gesund durchs Leben gleiten möchtest, dann kannst du dir auf der Verhaltensebene das Ziel setzen, mindestens drei von fünf Arbeitstagen mit dem Fahrrad ins Büro zu fahren.

Für dich kommt es also auf die innere Haltung an, die du einnimmst. Deine Haltung gibt dir die Kraft, dein Verhalten, so wie du es willst, zu verändern, denn Haltungsziele sind stark mit den eigenen positiven Emotionen behaftet. So aktivieren sie deine inneren Kräfte und geben dir Rückenwind beim Tun – um deinen Allerwertesten hochzubekommen. Womit wir bei deinem Warum sind.

Ich habe dir bereits davon erzählt, dass ich 100 Jahre alt werden möchte. Warum möchte ich das? Weil ich möglichst viel Zeit mit den Menschen verbringen möchte, die mir am Herzen liegen. Dabei ist mir wichtig, diese Zeit auch genießen zu können. Also setze ich mir Ziele, die die Wahrscheinlichkeit, dass ich dieses hohe Alter in guter Gesundheit und mit guter Fitness erreiche, steigern. Das Training meiner Muskeln, das Stärken meines Herzens und meiner Ausdauer, das Halten meines Körperfettanteils – all das ist kein Selbstzweck. Es sind Etappen auf dem Weg hin zu meinem großen Ziel.

Wenn meine Tochter erwachsen und flügge ist, bin ich Mitte 60. Meine Gesundheit und Fitness geben mir dann – und in den Jahrzehnten danach – die Freiheit, viele schöne Momente, Wanderungen, Reisen und sportliche Herausforderungen mit den Menschen zu meistern, die ich liebe und die mir wichtig sind. Was das ist? Kommt drauf an, wie abenteuerlustig meine Tochter ist. Wenn sie mich fragt: »Papa, du hast mit Ende 30 den Kilimandscharo bestiegen. Das möchte ich auch. Kommst du mit?« Dann möchte ich antworten können: »Ja. Hey, ich dachte, du fragst nie!« Bei diesem Gedanken hüpft mein Herz.

Mein persönliches Haltungsziel ist: »Frei, gesund und stark übernehme ich Verantwortung für mein Leben.«

Dabei habe ich die Absicht, ein Vorbild für meine Familie zu sein.

Wie du dich aufraffst, wenn du keinen Bock hast

Wie sieht das bei dir aus? Warum willst du fit sein? Was bedeutet es dir, wieder in diesen Anzug, in dieses Kleid hineinzupassen? Mit welchen Menschen möchtest du noch zahlreiche aktive Momente verbringen?

Ein starkes Warum gibt den Etappen auf dem Weg zu deinem großen Ziel Sinn und es lädt dein Handeln emotional auf. Ein starkes Warum entfacht die Begeisterung, die dich bei der Sache bleiben lässt, auch wenn es dir mal schwergefallen wäre. Dein Ziel setzt den Kurs, es gibt dir Orientierung, dein Warum ist der Wind in den Segeln, um auf diesem Kurs voranzukommen.

Ein starkes Warum verändert dich somit von innen nach außen, denn deine Haltung sorgt dafür, dass du dir selbst eine neue Identität gibst. Du gibst dir selbst eine Form, in die du dann mit dem Training hineinwächst: Du bist ein Dranbleiber.

Denn Haltungsziele sprechen das Unterbewusstsein an, so zeigt es die Forschung. Findest du für dich einen starken Sinn, dann findest du somit einen besonderen Zugang zu deinem Unterbewusstsein. Also auch zu deinem inneren Antrieb. Du kannst dein Unterbewusstsein damit noch viel wirkungsvoller trainieren.

Wie findest du also dein Haltungsziel? Antwort: Indem du den Sollzustand visualisierst. Dabei wirkt ein ganz einfacher Trick: Du motivierst dich, indem du an das Endergebnis denkst. Ein großes, ein schönes Endergebnis. Beispiel gefällig? Ich liebe guten Espresso. Und ich kann mich ausgezeichnet dazu motivieren, einen Espresso für meine Liebsten und mich zu zaubern. Meine Leidenschaft für guten italienischen Kaffee veranlasste mich sogar zu einer Barista-Ausbildung. Was motiviert mich dabei? Es ist nicht jeder einzelne Arbeitsschritt und Handgriff. Den Mahlgrad einstellen, die Bohnen mahlen, die fein gemahlenen Bohnen im Siebträger verdichten … und dann nach dem Brühen alles reinigen. All das ist mühsam und Lust habe ich darauf nicht. Aber ich denke auch nicht daran. Woran ich denke und was mich motiviert, ist der fertige Espresso. Vor meinem inneren Auge sehe ich die Crema, rieche diesen wunderbaren Kaffeeduft, schmecke den Geschmack dieses frischen, perfekt temperierten, geschmacksintensiven Espressos. Es ist das Endergebnis, das dich motiviert. Indem du das Endergebnis vor deinem inneren Auge siehst, treten die vielen mühsamen – und teils auch lästigen – Arbeitsschritte in den Hintergrund. Ein wunderbarer IMAX-Kinofilm überlagert die langweiligen Schwarz-Weiß-Fotos des Mühsamen. Selbst das Putzen erledige ich gerne, weil ich weiß, dass das Ergebnis nicht so lecker sein wird, wenn ich die Maschine schlampig reinige.

Das Schöne daran ist: Sobald du dir bewusst machst, dass du selbst es bist, der diese Bilder und Filme in deinem Kopf kreiert, kannst du sie verändern – und so beeinflussen, dass du dir das Dranbleiben leicht machst.

Der Fokus auf ein schönes Ergebnis ist Rückenwind für deine Motivation. Diesen Mechanismus kannst du auch für deine Fitness- und Gesundheitsziele nutzen – und er wirkt umso besser, je größer dein Ziel ist.

Übung: Das Endergebnis visualisieren

Nimm dir einen Moment Zeit und reflektiere: Was siehst du vor deinem inneren Auge, wenn du dich hoch motiviert zu etwas aufraffen kannst? Was siehst du, wenn es um etwas geht, das du überhaupt nicht gern tust?

Meine These ist: Ein wunderbares Endergebnis motiviert dich. Gedanken daran, wie du langwierigen, arbeitsamen und unangenehmen Prozessschritten nachgehst, demotivieren.

Wenn du also nicht motiviert bist, zu trainieren, oder dir die Mühe, dich nach der Arbeit aufzuraffen und deine Trainingskleidung anzuziehen, zu groß erscheint, wenn es dir schwerfällt, dir etwas Gesundes zu kochen, und der Fast-Food-Imbiss lockt, dann schiebst du ebendiese Gedanken an den unangenehmen Teilen des Prozesses beiseite und fokussierst dich auf dein Ziel.

Visualisiere es, stell es dir vor, wie gut du dich fühlen wirst, wenn du dranbleibst. Wie die Crema deines Lebens schmecken wird. Vielleicht siehst du deinen Gesichtsausdruck, sobald du dein Ziel erreichst. Welche Körperhaltung nimmst du ein? Was riechst du? Was sagst du zu den anderen, was sagen sie dir?

Du siehst dich im Ziel und bist der Regisseur dieser Visualisierung. Sobald du deine Visualisierung klar hast, kannst du daraus ein Haltungsziel formulieren. Wichtig ist, dass dein Haltungsziel im Präsens formuliert ist – so, als hättest du es bereits erreicht. Dein Ziel ist also mehr als eine bloße Absicht oder ein Szenario in der fernen Zukunft. Die Idee ist, dass du in Gedanken die Haltung deines Ziels im Hier und Jetzt einnimmst. Du siehst dich also mitten im Ziel und du fühlst, wie es sich anfühlt, wenn du dieses Ziel erreichst.

Am besten formulierst du ein Haltungsziel in bildhafter Sprache. Wenn du möchtest, kannst du Metaphern verwenden und poetisch formulieren: Alles, was du vor deinen inneren Augen siehst, riechst, spürst oder schmeckst, alles, was dir gute Gefühle schenkt, ist erlaubt. Wenn du zum Beispiel eine wunderschöne Bergwanderung vor Augen hast – einen lauen Sommertag, an dem du voller Leichtigkeit und Stärke den Berg in deinem Tempo besteigst und eine Wahnsinnsaussicht genießt –, könnte dein Haltungsziel lauten: »Spielerisch erklimme ich den Gipfel.« Ein starkes Haltungsziel ist ein festes Motivationsfundament für deine Gesundheit.

Ich hatte eine Klientin, deren Ziel es war, nach zwei Schwangerschaften abzunehmen. In ihren Worten hatte sie ihr Haltungsziel wie folgt formuliert: »Himbeerleicht verwöhne ich mich mit den schönsten Früchten.« In diesem Satz schwang für sie ein starkes Warum mit, mit sich selbst gut umzugehen, sich zu verwöhnen, es sich selbst wert zu sein, dass es ihr gut geht. Dieser Satz mit seinem Ziel »himbeerleicht« erzeugte zudem starke Bilder. Wir führten zusammen einen Visualisierungs-Workshop durch und sie konnte ihr Zielbild – das Szenario, wenn sie ihr Ziel erreicht hat –, genau beschreiben. Sie weiß, was sie an diesem Tag anziehen möchte. Ein Tag, an dem die Sonne scheint. Sie hört von den Menschen, denen sie begegnet, Komplimente: »Wow, siehst du fit aus!« Vor ihrem inneren Auge sieht sie einen farbenfrohen, dreidimensionalen Film, der sie begeistert. Sie spürt bei der Visualisierung, wie gut sie sich in ihrer Haut fühlt.

Diese innere Vision malt sie aus, hängt ihr Zielbild an den Kühlschrank. Dieses Bild bestärkt sie seitdem jeden Tag auf ihrem Weg. Es dient ihr als »Anker«, als emotionale Stütze und Erinnerungshilfe – eine Technik, die auch du dir ab sofort zunutze machen kannst. Es kann ein Bild sein, und auch andere Anker sind denkbar. Zum Beispiel ein Armband, das dich an dein Zielbild erinnert, die Vision anstößt, wenn du es berührst oder ansiehst. Oder ein Schlüsselanhänger. Etwas, was für dich den Eingang zu deinem eigenen Kopfkino darstellt.

Aus einer Haltung als Basis für dein Ziel lassen sich wunderbar verschiedene Verhaltensziele ableiten – hier helfen dir die anfangs beschriebenen SMART-Ziele. Ein Beispiel: »Ich mache viermal die Woche für 30 Minuten Yoga« oder »Ich esse dreimal am Tag eine Proteinquelle mit der Mahlzeit«. Wichtig ist, dass du durch dein Haltungsziel zuerst einmal dein Unterbewusstsein abholst und Motivation aufbaust. Die daraus resultierenden Verhaltensziele helfen dir bei der Umsetzung.

Ein weiterer Klient von mir hatte neben seinem Vollzeitjob das Ziel, ein weiterführendes Studium abzuschließen: Karriere, Studium und Privatleben unter einen Hut zu bekommen und in einem fitten, gesunden Körper zu leben. Gleichzeitig wusste er, dass ihn dieses Ziel an seine Grenzen bringen und er ein ordentliches Maß an Motivation und Zielstrebigkeit brauchen würde, um es zu erreichen.

Bei der Entwicklung deines Haltungsziels helfen dir jedes Bild, jede Vision, jeder Gedanke, die in diesem Kontext Begeisterung und Motivation auslösen. Mein Klient sah beim Gedanken an sein Ziel vor seinem inneren Auge einen sprintenden Leoparden, der elegant, geschmeidig und fokussiert seiner Beute nachjagt. Aus diesem Bild entwickelte er sein Haltungsziel: »Geschmeidig wie ein Leopard spüre ich das Leben.«

Indem er eine Vielzahl von Ankern nutzte, überließ er wenig dem Zufall: So gönnte er sich neue Sportsocken im Leoparden-Look, verwendete einen Leoparden als Hintergrundbild auf seinem Computer und Smartphone, er wählte Passwörter, die ihn an sein Haltungsziel erinnerten, nutzte einen Leoparden-Schlüsselanhänger und wählte sogar einen geeigneten Duft aus, der ihm gefiel.

Bewusst und unbewusst goss er ein stabiles Motivationsfundament, das ihm ermöglichte, seine Lebensbereiche Karriere, Studium, Privatleben und Fitness auszubalancieren. Die Vision, sein Studium nebenberuflich abzuschließen, setzte er in zwei Jahren um. Seine Motivation, sich dabei geschmeidig und agil wie ein Leopard zu bewegen, spürte er dabei in jeder Körperzelle und in jedem Muskel. So fiel es ihm auch an stressigen Tagen leichter, draußen im Park ein 20-minütiges Bodyweight-Training zu absolvieren oder selbst bei Regenwetter den Schirm zu schnappen und einen Spaziergang mit seiner Tochter zu genießen. Snickers ersetzte er durch Äpfel und Schoko-Muffins durch seinen neuen Lieblings-Schoko-Proteinshake. Eine bessere Ernährung gab ihm mehr Fokus, um den Lernstoff zu verinnerlichen.

Je mehr Sinne du dabei aktivierst, desto mehr Motivationsenergie setzt du frei: zu sehen, zu hören, zu schmecken, zu fühlen, dir die Freude auszumalen, die Energie fließen zu lassen. Ein Trick, der Übung braucht. Aber es lohnt sich.

Indem du dieses Kopfkino regelmäßig aufsuchst, programmierst du dein Selbstbild um: Aus dem Menschen, der du sein willst, wird der Mensch, der du bist. Du entwickelst Stück für Stück eine neue Identität. Mit deinem Selbstbild verändert sich dein unterbewusstes Verhalten, das stets im Einklang mit dem Menschen ist, als den du dich siehst.

Je größer dein Ziel ist, desto motivierender wirkt das Bild, mit dem du den Weg dorthin anreicherst – weil dein Gehirn durch Visualisierungen lernt. Ein Hoch auf die neuronale Plastizität!

Die Welt wartet darauf, dass du endlich anfängst, dein Gehirn zu trainieren

Dein Gehirn ist nicht starr verdrahtet, sondern kann seine Struktur stets verändern. Das ist deine versteckte Superkraft, weil du deswegen bis ins hohe Alter neue Fähigkeiten erlernen kannst. Dein Gehirn verändert sich. Du veränderst dich, indem du dein Gehirn mit neuem Input fütterst. Mit einer neuen Sprache zum Beispiel. Oder mit neuen visuellen Eindrücken. Das bedeutet »neuronale Plastizität«.

Sobald du etwas Neues lernst, verbinden sich im Gehirn Nervenzellen. Die Verbindung von Nervenzellen erfolgt über Kontaktstellen, die sogenannten Synapsen. An den Rezeptoren der Synapsen schüttet dein Körper jedes Mal, wenn du diese Verbindung benutzt, Transmitterstoffe aus. Je mehr und je öfter du diese Transmitterstoffe ausschüttest, desto stabiler wird die Verbindung.

Durch die Verbindung mehrerer Nervenzellen im Gehirn entsteht ein neuronales Netz, in dem alle Informationen abgelegt sind. Zum Beispiel die Information, dass du gesünder und fitter leben willst. Solange diese Information noch frisch ist, arbeitet das neuronale Netz noch nicht zuverlässig, es ist noch nicht gefestigt. Und es ist durchlässig für einen inneren Schweinehund. Willst du also lernen, dieses neue neuronale Netz zuverlässig zu aktivieren, musst du es so oft wie möglich benutzen, damit es immer stärker wird. Eine Möglichkeit dazu ist das sogenannte Ankern. Hast du deine Anker (zum Beispiel neue Sportschuhe, Schlüsselanhänger, Trinkflasche – du erinnerst dich?) einmal in deinem Leben installiert, wird dein neues neuronales Netz stetig von alleine, also unbewusst, aktiviert, ohne dass du etwas zu machen brauchst. Perfekt, oder?

Ein anderer Weg, ein neues neuronales Netz zu aktivieren und zu stärken, besteht im Visualisieren. Visualisieren ist ein weiteres mächtiges Instrument, mit dem du dein Gehirn anregen kannst, neue Synapsen zu bilden und das neuronale Netz zu stärken. Denkst du an eine Sache, stellst dir etwas vor, dann reagieren die gleichen Neuronen in deinem Gehirn so, als wenn du das Gedachte gerade tatsächlich erleben würdest. Bereichere deine Visualisierung mit Sinneswahrnehmungen. Welchen Film siehst du vor deinem inneren Auge? Was riechst du in deiner Umgebung? Wie fühlt sie sich an? Warm? Gemütlich? Energiegeladen? Was schmeckst du? Welche Umgebungsgeräusche hörst du? Musik, Stimmen, Tiere?

Visualisieren half mir, nach einer längeren verletzungsbedingten Laufpause wieder eine stabile Routine aufzubauen. Besonders dann, wenn diese Routine noch nicht steht, sind Auseinandersetzungen mit dem Schweinehund normal. Vor meinem inneren Auge spulte ich in diesen Situationen einen Film von einem Lauf-Event ab, bei dem ich energiegeladen, leicht und locker die Ziellinie überquerte. Dabei hörte ich das Jubeln der Menge, den Sprecher, der meine Startnummer und meinen Vornamen durchsagte und mir zum Zieleinlauf gratulierte. Jedes Mal, wenn ich an diesen Moment denke, überkommt mich ein ungeheures Gefühl von Stolz, Zufriedenheit und innerer Ruhe – und diese Ressourcen halfen mir dabei, mich in Situationen zum Laufen aufzuraffen, in denen mich im ersten Moment die Lustlosigkeit überkam.

Richtest du deinen Fokus also auf dein Ziel aus, auf ein Ziel, das dich emotional berührt, dann machst du dein Gehirn zu deinem Verbündeten auf deinem Weg hin zu diesem Ziel. Du hilfst dir selbst dabei, dein Ziel zu erreichen, indem du dir immer wieder vor Augen führst, wie sich dieser großartige Erfolg für dich anfühlt.

Kopfkino-Training für mentale Stärke

Visualisierung ist Kopfkino, also lass deine Fantasie spielen. Mach dich zum Helden in einer Szene, die ausdrückt, was du wirklich in deinem Herzen erreichen möchtest. Was ist der tiefere Sinn, der eine ausgewogene Ernährung und regelmäßiges Training für dich rechtfertigt? Wie sieht dein Zielbild aus, wenn du daraus einen dreidimensionalen Kinofilm machst? Was hörst, riechst, fühlst und schmeckst du?

Am effektivsten ist dieses Kopfkino, wenn du es täglich übst, gerne auch mehrfach: beim Warten an der Ampel oder unter der Dusche. Oder zwischendurch, in langweiligen Meetings. Eine Trainingseinheit kann ein paar Minuten dauern oder nur ein paar Sekunden. In der Regelmäßigkeit liegt die Magie. So entwickelst du mentale Stärke.

Wiederholung ist der Schlüssel zu mentaler Stärke. In dieser Hinsicht funktioniert mentales Training genauso wie körperliches Training. Du trainierst dein Gehirn wie einen Muskel. Und wie ein Muskel, der nur dann stärker wird, wenn du ihn regelmäßig trainierst, entsteht auch mentale Kraft aus der Regelmäßigkeit. Denn dir dein Ziel vor Augen zu führen, ist keine einmalige Aktion, sondern ein Prozess. Es ist eine tägliche Gewohnheit. Eine Gewohnheit, bei der ich dich auch über dieses Buch hinaus gerne weiter unterstütze. In der Online-Toolbox zum Buch findest du weitere kostenlose Tools und Hilfestellungen: zum Beispiel eine Zielkarte zum Ausdrucken und eine Anleitung zum Ankern (www.dranbleiben.tools).

Egal, an welchem Punkt du gerade stehst – nun kennst du die gute Nachricht: Du kannst sowohl alle unerwünschten Automatismen verlernen als auch neue gewünschte Verhaltensweisen erlernen. Das ist das Magische am menschlichen Gehirn: Es hilft dir dabei, deine Ziele zu erreichen, selbst dann, wenn du geglaubt hättest, gar keine Zeit für dich selbst und deine Ziele zu haben.

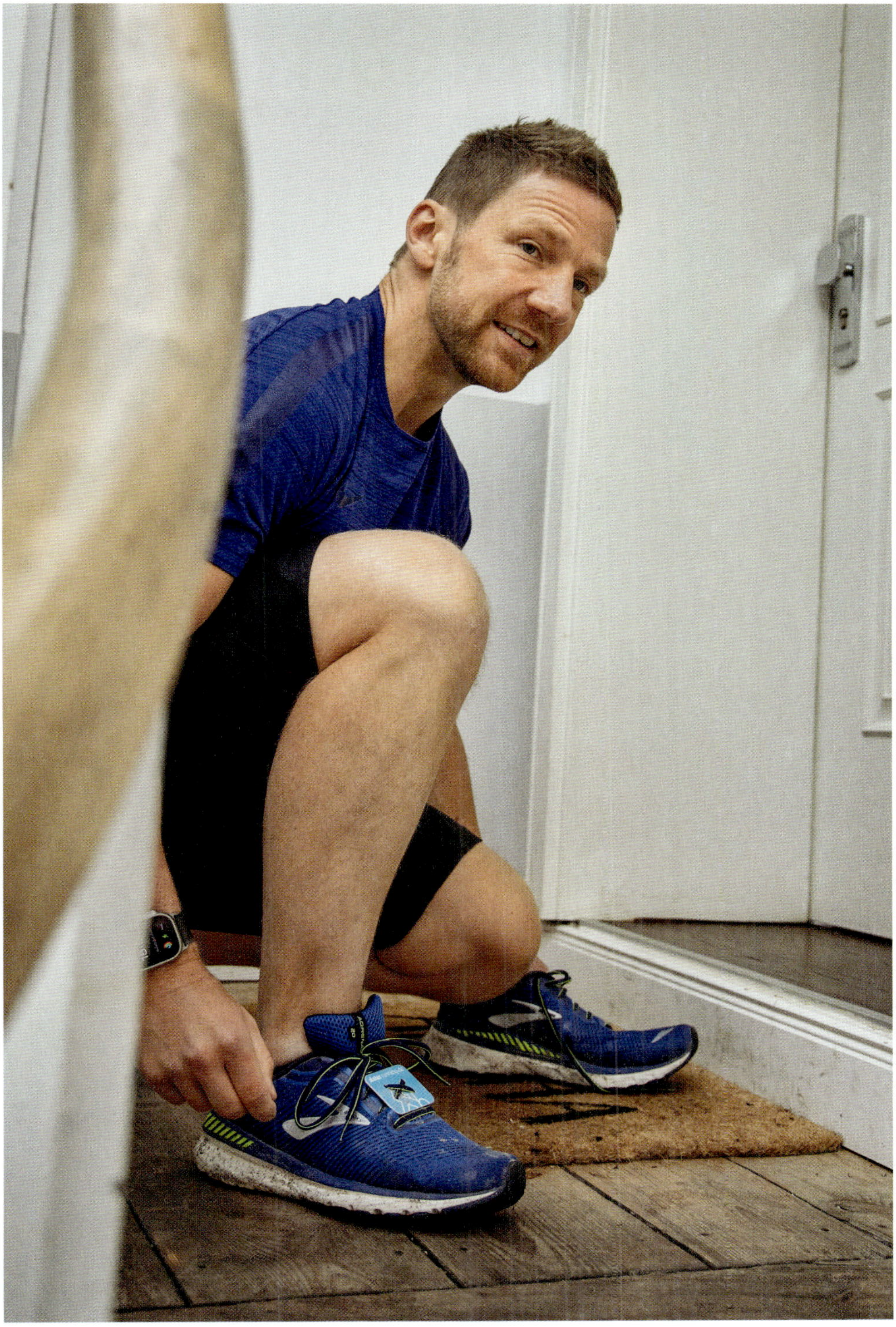

3. KAPITEL

WIE DU DRANBLEIBST

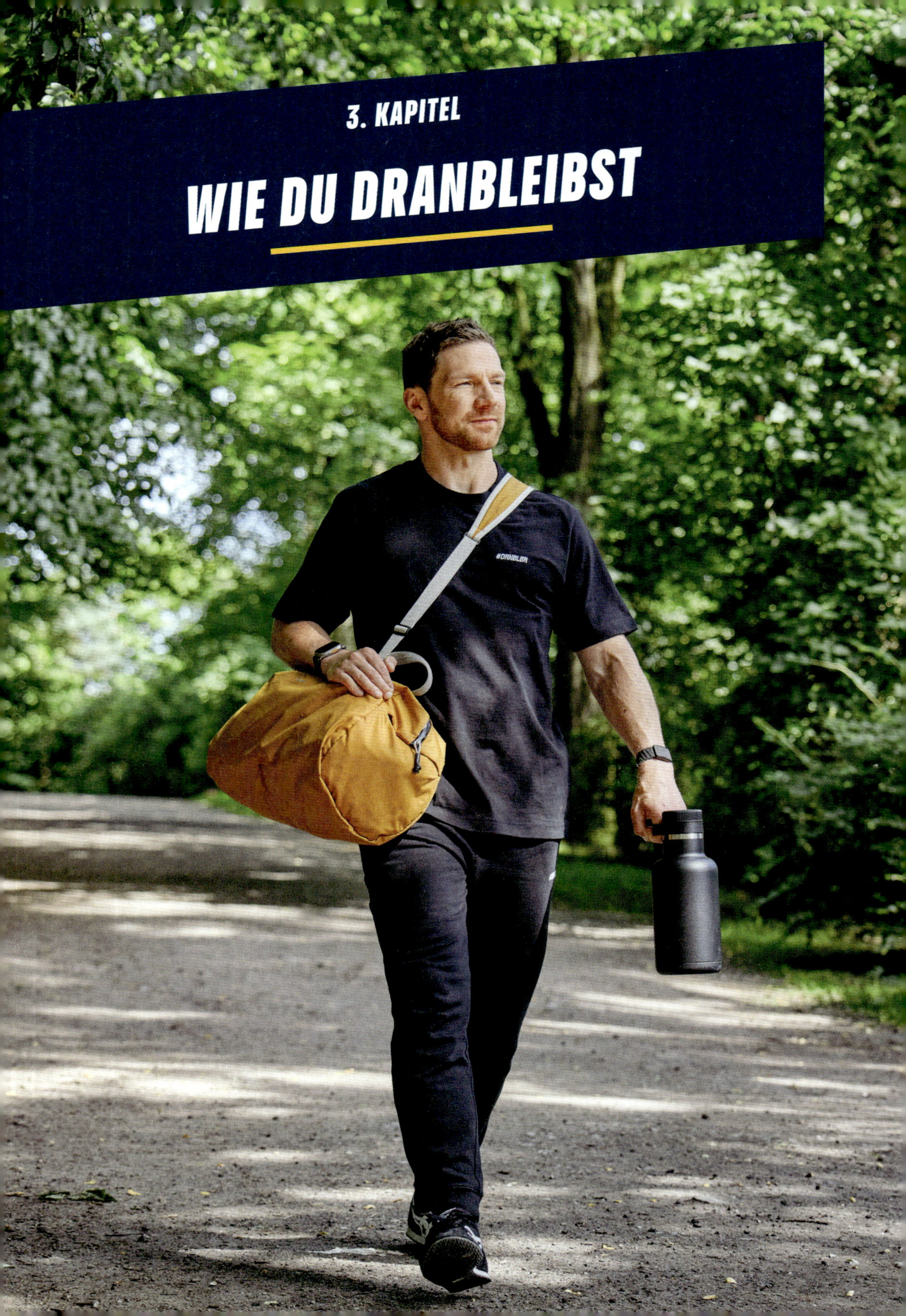

»Wenn du deinen Lebensplan nicht selbst entwirfst, wirst du wahrscheinlich ein Teil des Plans anderer. Und rate mal, was sie für dich geplant haben? Nicht viel.«
Jim Rohn

»Meine Gesundheit, die ist mir schon wichtig. Aber irgendwie finde ich im Alltag keine Zeit dafür. Die Zeit rasselt mir nur so durch meine Hände. Arbeit, Kinder, Haushalt. Und dann ist es plötzlich schon wieder Abend. Alle haben Hunger, also holen wir schnell eine Tiefkühlpizza aus dem Gefrierfach, dann die Kinder ins Bett bringen … und danach bin ich einfach k. o.«

Wenn ich meine Klienten frage, welchen Stellenwert Gesundheit für sie hat, höre ich oft Antworten wie diese. Inwieweit findest du dich darin wieder? Oder direkter gefragt: Wie wichtig ist dir deine Gesundheit und welchen Raum darf sie in deinem Leben einnehmen?

Welchen Stellenwert räumst du dir selbst ein?

Ich kenne das ja selbst: Im hektischen Alltag fühlen wir uns oft fremdbestimmt. Wir versuchen, jeden Tag unsere Aufgaben zu erledigen, unseren Verpflichtungen nachzukommen und zu funktionieren. Ist eine Aufgabe erledigt, kommen zwei neue hinzu und so entsteht vielleicht auch in dir das Gefühl der Machtlosigkeit und Überforderung. Wie ein Spielball, der zwischen Familie, Job, Freunden, Ehrenamt, Vereinsarbeit und so weiter hin und her geworfen wird – und sich dabei immer weiter abnutzt.

Ich habe vor einiger Zeit beschlossen, dass ich so nicht mehr leben will. Ich möchte selbst bestimmen, in welche Richtung ich gehe, ich möchte selbst bestimmen, wie ich meine Zeit verbringe. Also habe ich »Ja« zu mir selbst gesagt. Was oft leichter gesagt ist als getan …

Ich möchte selbst bestimmen, wie ich meine Zeit verbringe.

Manchmal wundere ich mich, warum es uns in der Regel so leichtfällt, »Ja« zu anderen Menschen zu sagen. »Ja, ich vertrete die abwesenden Kollegen«, »Ja, ich übernehme die Organisation des Events«, »Ja, natürlich komme ich am Wochenende wieder mit«, »Ja, wir können gerne morgen Abend in die Bar gehen«.

Warum geht uns dieses »Ja« anderen gegenüber meist leicht über die Lippen? Wir Menschen streben nach Harmonie, und dein Gegenüber ist zufrieden, wenn du seine Frage bejahst. Antwortest du stattdessen mit »Nein«, riskierst du einen Konflikt. Vielleicht müsstest du dich sogar dafür rechtfertigen. Das fühlt sich unangenehm an. Das »Ja« stellt also den Weg des geringsten Widerstands dar. Allerdings ist das höchstens kurzfristig eine gute Lösung. Denn mit jedem »Ja« das du anderen gibst, nimmst du dir selbst Handlungsspielraum. Oft bedeutet es, dass du im Umkehrschluss »Nein« zu dir selbst sagst.

Die Magie des Ungewohnten

Wenn jede weitere Überstunde bedeutet, dass dir diese Zeit fürs Training fehlt, dann sagst du »Nein« zu dir selbst. Wenn dein Schlafdefizit weiter steigt, weil du den Freunden zuliebe abends noch um die Häuser ziehst, sagst du »Nein« zu dir selbst. Wenn die zugesagte Umzugshilfe am Wochenende bedeutet, dass der Einkauf entfällt und du für die Folgewoche keine gesunden Lebensmittel im Haus hast, dann sagst du »Nein« zu dir selbst.

Wie wäre es, wenn du ab sofort zuallererst »Ja« zu dir selbst sagst? Vielleicht fühlt es sich im ersten Moment ungewohnt an, wenn du andere Verpflichtungen absagst, um für dich selbst einzustehen. Vielleicht sogar etwas unangenehm. Aber eine positive Veränderung darf auch mal anstrengend sein! Langfristig zahlt sie sich in vielerlei Hinsicht aus.

Ich denke bei solchen Veränderungen oft an eine anstrengende und gleichzeitig atemberaubend schöne Wanderung in den Rocky Mountains, die ich unternommen hatte. Sie führte mich hinauf auf über 4000 Höhenmeter, das war echt eine Hausnummer für mich. Unterwegs habe ich ziemlich geschwitzt, das kannst du mir glauben. Aber der Ausblick von der Bergspitze hinunter war atemberaubend schön. Und weil ich mir diesen Ausblick selbst erarbeitet habe, war es ein besonders intensives und schönes Erlebnis! Noch heute denke ich gerne an diesen Tag zurück, weil sich die Mühe einfach so sehr gelohnt hat.

Die Eltern unter uns erinnern sich vielleicht an ein anderes Beispiel, die Geburt ihres Kindes. Für mich war die Geburt unserer Tochter schon als werdender Papa anstrengend, und es ist kein Vergleich zu dem, was werdende Mamas leisten: Was für ein krasses, emotionales, intensives Erlebnis. Frauen, die Kinder bekommen möchten, akzeptieren alle damit verbundenen Anstrengungen. Weil das Endergebnis einfach der Wahnsinn ist!

Wer regelmäßig trainiert, kennt das zugrunde liegende Prinzip: Klar, es ist am Anfang anstrengend. Aber von Woche zu Woche fällt es dir leichter, die gleichen Gewichte zu stemmen. Indem du dir immer wieder das großartige Ergebnis vor Augen führst, anstelle dir den Prozess möglichst mühsam auszumalen, senkst du die Hürde zum Dranbleiben ab. Dann weißt du, warum es sich lohnt, »Nein« zu anderen und »Ja« zu dir selbst zu sagen.

Das Ergebnis ist der Wahnsinn!

Manchmal hilft es, wenn du deine Entscheidung anderen gegenüber erklärst, manchmal genügt ein simples »Ich muss leider ›Nein‹ sagen, um meinen bestehenden Verpflichtungen nachzukommen«. (Nämlich den Verpflichtungen dir selbst gegenüber.) In jedem Fall hast du dir gegenüber kein schlechtes Gewissen mehr, wenn du für deine Bedürfnisse einstehst. Vielleicht wunderst du dich, wie dieses Eintreten für dich selbst dir ein Gefühl von Selbstbewusstsein und Kraft gibt. Und möglicherweise bist du überrascht über den Respekt, den du für ein ehrliches »Nein« gewinnst, durch das du für dich selbst eintrittst.

Übung: »Das leichte ›Nein‹«

Diese Übung ist vor allem dann effektiv, wenn du in der Vergangenheit ein Thema damit hattest, für dich und deine Bedürfnisse einzustehen und »Nein« zu sagen.

Übe das »Neinsagen« für die nächsten sieben Tage mindestens einmal am Tag. Wähle dazu simple Situationen ohne jegliches Risiko.

Beispiele: Du sagst »Nein«, wenn ein Kellner dir die Dessertkarte anbietet. Du sagst »Nein«, wenn dir jemand auf der Straße etwas verkaufen möchte. Du kannst auch allein in einen Raum gehen, die Tür schließen und zehnmal laut »Nein« sagen.

Auch wenn es ungewöhnlich klingt: Mit jeder Wiederholung stärkst du deinen »Nein«-Muskel.

Mit der Zeit merkst du, wie es dir leichter und leichter fällt. Dann kannst du das »Gewicht« erhöhen und dir peu à peu anspruchsvollere Situationen suchen.

Wie du die richtigen Prioritäten setzt und dir dabei selbst treu bleibst

Damit du entscheiden kannst, wann du »Ja« und wann du »Nein« sagen solltest, brauchst du Klarheit über deine Prioritäten. Welche Werte sind dir wirklich wichtig im Leben? Die Antwort auf diese Frage brauchst du so oder so – ganz ohne Verpflichtungen von außen. Denn auch ohne Ehrenamt und Verein, ohne Familie und Job kannst du bestimmt nicht all das umsetzen, worauf du Lust hast. Ein Tag hat eben nur 24 Stunden, so wie ein Menschenleben im Schnitt »nur« 28 800 Tage hat. Wie also möchtest du diese wertvolle Zeit füllen?

»Tut mir leid, ich habe frühestens in zwei Monaten wieder Zeit für ein Treffen.« Meine Freunde wissen mittlerweile mit solchen Aussagen von mir umzugehen. Schließlich kommt es nicht selten vor, dass ich ihnen sage, dass ich meine Zeit bereits für andere Dinge verplant habe. Warum das so ist? Weil mir der Wert »Freundschaft« zwar wichtig ist, aber andere Werte derzeit einen noch höheren Stellenwert einnehmen. Tritt ein Zeitkonflikt auf, dann gebe ich anderen Bereichen in meinem

Leben aktuell ganz bewusst den Vorrang. Dabei bin ich auch meinen Freunden gegenüber ganz transparent hinsichtlich meiner Prioritäten und Werte.

Ich möchte selbst die Oberhand darüber haben, wie ich meine Zeit gestalte. Deshalb gehe ich bewusst in die Verantwortung, zu entscheiden, was für mich Vorrang hat. Wenn ich diese Klarheit nicht habe, werde ich immer nur der Verpflichtung nachkommen, die gerade am lautesten schreit: »Wir brauchen dich ganz dringend!«

Deswegen bewerte und entscheide ich jedes Jahr neu, was für mich für die kommenden zwölf Monate die höchste Relevanz hat. Das möchte ich auch dir ans Herz legen: Notiere dazu zehn Werte, die in deinem Leben eine Rolle spielen. Zum Beispiel können das sein: Kinder, Familie, Erfolg, Partnerschaft, Finanzen, Gesundheit, Spaß, Fitness, Freundschaft, Haustiere, soziales Engagement, Abenteuer et cetera.

Werte sind etwas hochgradig Individuelles und sie beeinflussen die Art und Weise, wie du dein Leben führst, wovon du überzeugt bist und wie du entscheidest. Konflikte, Ärger und zeitlicher Stress entstehen, wenn zwei Werte miteinander im Konflikt stehen. Indem du dir Klarheit darüber schaffst, welche Werte dir wichtig sind, und du sie in eine Reihenfolge bringst, fällt es dir künftig leicht, bewusst und ohne innere Konflikte Prioritäten zu setzen, die mit deinem eigenen Wertegerüst in Einklang stehen.

Welche Bereiche Bedeutung in deinem Leben haben, kannst nur du ergründen und bestimmen. Einige Menschen fassen die Bereiche Gesundheit und Fitness unter »Gesundheit« zusammen, für mich sind es zwei getrennte Bereiche. Fitness ist Teil meines Berufs, darunter verstehe ich unter anderem eine athletische Figur und körperliche Leistungsfähigkeit durch Training und Ernährung, während Gesundheit für mich die allgemeine und uneingeschränkte Funktion meines Körpers und Geistes bedeutet. Gut möglich, dass du diese Bereiche für dich anders definieren würdest. Du darfst also ganz losgelöst von den folgenden Beispielen festlegen, wie du welchen Bereich benennst und von anderen abgrenzt.

Du hast zehn Bereiche identifiziert? Großartig! Nun kannst du sie anhand ihrer Bedeutung in deinem Leben in eine Reihenfolge bringen.

Übung: »Meine Top Ten«

Nimm dir etwas Zeit und brainstorme, welche zehn Werte in deinem Leben eine Rolle spielen. Dabei kannst du dir aus den Beispielen in der folgenden Liste diejenigen herauspicken, die dir wichtig sind, und sie, wenn nötig, um weitere Werte ergänzen:

⟶

Abenteuer	Erfolg	Fitness	Finanzen
Freiheit	Freundschaft	Gesundheit	Karriere
Kinder	Nachhaltigkeit	Lernen	Partnerschaft
Reisen	Sicherheit	Soziales Engagement	Spaß

Notiere deine zehn Werte untereinander auf einem Blatt Papier.

Hinweis: Solltest du mehr als zehn Werte finden, so macht das nichts. Du darfst im nächsten Schritt lediglich etwas mehr Zeit einplanen, um deine Top Ten festzulegen.

Nun konfrontierst du all deine Werte in einer Art mentalem Duell miteinander. Stelle dazu zunächst den ersten Wert in deiner Liste nacheinander jedem anderen Wert gegenüber und entscheide, welcher dieser beiden Werte für dich wichtiger ist. Dabei kommt es darauf an, dass du dich spontan und ohne großes Nachdenken für einen der beiden Werte entscheidest.

Markiere den jeweiligen Duellsieger, indem du einen Strich hinter dem Wert notierst.

Als Nächstes nimmst du dir Wert Nummer zwei in deiner Liste vor und stellst ihn den verbleibenden Werten Nummer drei bis Nummer zehn gegenüber.

Wiederhole diesen Vorgang, bis alle Werte sich miteinander duelliert haben.

Die Striche hinter den Werten repräsentieren die Anzahl der Duellgewinne. Je mehr Punkte ein Wert hat, desto höher steht er in deiner Prioritätenliste.

Sollten zwei Werte die gleiche Punktzahl besitzen, lass sie noch einmal gegeneinander antreten, bis das Ergebnis eindeutig ist.

Glückwunsch, nun kennst du deine aktuellen Top-Ten-Werte.

⟶

Beispiel für ein Endergebnis:

▪ Kinder	IIIII II	→ 3
▪ Finanzen	III	→ 7
▪ Partnerschaft	IIIII III	→ 2
▪ Karriere	IIIII	→ 5
▪ Freiheit	IIIII I	→ 4
▪ Gesundheit	IIIII IIII	→ 1
▪ Fitness	IIII	→ 6
▪ Freundschaft	II	→ 8
▪ Sicherheit		→ 10
▪ Lernen	I	→ 9

Was steht bei dir ganz oben? In meinem Wertegerüst steht zum Beispiel »Freiheit« an erster Stelle, danach kommt meine Gesundheit. »Gesundheit ist dir wichtiger als deine Familie?«, werde ich manchmal ungläubig gefragt. »Genau«, antworte ich dann. »Nur wenn ich gesund bin, kann ich mich um meine Familie kümmern. Nur dann kann ich unsere Tochter in ihrer Entwicklung unterstützen. Radtouren unternehmen. Auf dem Spielplatz toben. Nur dann kann ich meiner Frau der beste Partner sein, der ich sein kann. Nur wenn ich gesund bin, kann ich den anderen Lebensbereichen gerecht werden. Deshalb habe ich meine Gesundheit ganz bewusst hoch priorisiert.«

Meine Gesundheit gehört zu meinen Top-3-Werten.

Deine Prioritätenliste bedeutet also nicht, dass du auf einmal dein komplettes Leben auf den Kopf stellen musst. Sie hilft dir vielmehr, dann mit Leichtigkeit Entscheidungen zu treffen, wenn zwei Lebensbereiche (ergo: zwei Werte) miteinander in Konflikt stehen.

Angenommen, ein Freund lädt dich an einem Abend auf einen Drink ein (»Freundschaft«), den du dir für das Training reserviert hattest (»Gesundheit« oder »Fitness«). Indem du deine Prioritäten klar definiert hast, fällt es dir leicht, dich für den Bereich zu entscheiden, der an erster Stelle steht.

Dabei müssen die Bereiche sich nicht zwingend widersprechen. Im Gegenteil, oft ergänzen und unterstützen sie sich.

So hat meine Frau sich von mir inspirieren lassen und ebenfalls die Gesundheit weit nach oben gestellt. Diese Entscheidung bedeutet für sie nicht nur Verzicht (zum Beispiel auf Alkohol), sondern sie schenkt ihr auch neue Freiheiten und Chancen. So lernte sie beim CrossFit zwei starke Frauen kennen, mit denen sie inzwischen eine enge Freundschaft verbindet. Sie verabreden sich zum Sport und tauschen sich über ihre Ernährung aus, was allen dreien beim Dranbleiben hilft. Auch die beiden Freundinnen legen Wert auf ihre Gesundheit, so unterstützen sie einander dabei, ihre Ziele zu erreichen. Zeit zum Austauschen bleibt genug in der Umkleidekabine oder bei gemeinsamen Abendessen. In dieser fröhlichen Runde ist es normal, dass kein Alkohol getrunken wird. Die drei sind ein schönes Beispiel dafür, dass die beiden Bereiche »Gesundheit« und »Freundschaft« sich nicht widersprechen müssen, sondern auch großartig miteinander verbinden lassen.

Je klarer du deine Werte und ihre Reihenfolge kennst und kommunizierst, desto eher ziehst du Menschen in dein Leben, die zu dir passen – und die dich auch in den Bereichen akzeptieren und wertschätzen, in denen du andere Prioritäten setzt. So wird aus einem »Entweder-oder« ein »und«, das es dir leichter macht, Entscheidungen zu treffen, die sich richtig gut anfühlen.

Passt dein Wertegerüst zu deinen Zielen?

Wie sieht dein Wertegerüst aus? Nimm dir ruhig etwas Zeit, um deine persönliche Top-Ten-Reihenfolge so nachzujustieren, dass deine Werte mit den Zielen in Einklang stehen, die du im letzten Kapitel definiert hast. Steht dein Wertegerüst fest, hast du die nötige Klarheit, die dir in Zukunft dabei hilft, Entscheidungen zu treffen, hinter denen du wirklich stehen kannst.

Mich interessiert: An welcher Stelle steht Gesundheit bei dir? Hast du bei dieser Übung für dich herausgefunden, dass deine Gesundheit nicht in deinen Top 5 ist, dann weißt du, warum du in diesem Bereich vermutlich keine allzu großen Fortschritte erzielt hast. Wenn du das ändern möchtest, darfst du sie ganz bewusst höher, mindestens in deine Top 5, priorisieren. Es ist natürlich völlig okay, wenn du dich dagegen entscheidest und andere Prioritäten setzt. Wichtig ist, dass du ehrlich zu dir bist und eine bewusste Wahl triffst. Dabei darfst du akzeptieren, dass deine Prioritäten die Ergebnisse beeinflussen, die für dich möglich sind.

Meine These ist: Wer seiner Gesundheit keine Priorität einordnet, führt sein Leben auf Kredit – mit einem sehr ungünstigen Zins. Angenommen, du hättest deinem Job über Jahrzehnte die höchste Relevanz eingeräumt, die Karriere also über deine Gesundheit gestellt, dann kommst du vielleicht irgendwann an einen Punkt, an dem nichts mehr geht. Vielleicht, weil der Körper nicht mehr mitmacht, vielleicht aus psychischen Gründen, vielleicht ist es auch beides. Dann wieder gesund zu werden, kostet viel Zeit und Energie. Am Ende ist der Aufwand um ein Vielfaches höher, als jeden Tag kleine Entscheidungen für dich und deine Gesundheit zu treffen. Nicht zu Unrecht gibt es den Spruch »Ein gesunder Mensch hat tausend Wünsche, ein kranker nur einen einzigen«.

Wer seine Gesundheit nicht wichtig nimmt,
nimmt einen teuren Kredit auf.

Ganz egal, wie dein Wertegerüst heute aussieht: Es ist nicht in Stein gemeißelt. Werte ändern sich, weil unser Leben sich verändert. Dem darfst du Rechnung tragen, indem du deine Werte in regelmäßigen Abständen auf den Prüfstand stellst und nachjustierst. In den meisten Fällen ist es sinnvoll, dass du dein Wertegerüst für zwölf Monate konstant hältst. So vermeidest du energieraubende Wertekonflikte und erreichst die Dinge leichter, die du dir vornimmst. Natürlich gibt es Situationen, die frühere Anpassungen rechtfertigen. Angenommen, die Eltern werden krank. Dann nimmt die Familie wahrscheinlich plötzlich einen anderen Stellenwert ein als vorher. Oder beruflich ergibt sich eine Chance, von der du schon immer träumtest. Dann kann es gut sein, dass du mehr Energie und Zeit in deine Karriere stecken möchtest. Entscheidend ist, dass du dir in solchen Situationen überlegst, welcher andere Bereich nun weniger Raum in deinem Leben einnehmen darf, und dann priorisierst du deine Werte und Ziele entsprechend um und passt sie an.

Denn auch das möchte ich dir gerne mitgeben: Du kannst nicht allem und jedem gerecht werden. Dafür ist in unserem Leben einfach viel zu viel los! Zu allem »Ja« zu sagen, das dir reizvoll erscheint, dann auch noch frisch zu kochen und regelmäßig Sport zu treiben, das passt in den seltensten Fällen alles in einen Tag. Am besten trennst du dich von diesem Gedanken. Langeweile kennen die meisten nur noch aus der Kindheit. Je älter wir werden, desto mehr Verpflichtungen gehen wir ein. Umso wichtiger ist es, dass du lernst, mit gutem Gewissen und in Einklang mit deinen Werten und Zielen »Nein« zu sagen!

Dein Wertegerüst hilft dir, die richtigen Prioritäten zu setzen.

Deine Werte beeinflussen all deine Lebensbereiche. Sie sind fest miteinander verzahnt. Priorisierst du den einen höher, wirkt sich das auf den anderen aus. Im Positiven wie im Negativen. Unter den Wert »Gesundheit« fällt für mich zum Beispiel auch der Schlaf. Gerade für junge Eltern ein ganz wichtiger Punkt …

Wie du tagsüber mehr erreichst, indem du mehr schläfst

Wenn ich zu wenig schlafe, streite ich mehr mit meiner Partnerin. Auch bei der Arbeit fällt es mir schwerer, mich zu fokussieren, wenn ich übermüdet bin. Ich reagiere auf Kritik weniger emotional, wenn ich ausgeschlafen bin. Ganz generell fühle ich mich dann souveräner und komme seltener in Stressmomente. Erholsamer Schlaf ist für mich ungemein wichtig. Deshalb stehe ich Aussagen wie »Wenn ich auf der Arbeit viel zu tun habe, schlafe ich weniger, um alles schaffen zu können« kritisch gegenüber.

Unser Schlafverhalten wirkt sich auf unseren ganzen Körper aus: Wer wenig schläft, dessen Stoffwechsel läuft langsamer, er verbraucht also weniger Kalorien. Gleichzeitig aber hat derjenige mehr Appetit und Heißhunger – und zwar nicht auf Brokkoli, sondern auf hochverarbeitete Lebensmittel wie zum Beispiel Süßigkeiten.[8, 9, 10] Auch die Zusammensetzung der Hormone wird durch die Schlafdauer beeinflusst: Bei ausreichend Schlaf signalisieren diese Hormone unserem Körper rechtzeitig, dass wir satt sind. Unser Schlafverhalten wirkt sich also auch auf unsere Ernährung und unser Körpergewicht aus. Aber was ist überhaupt guter Schlaf?

Laut Wissenschaft sollte ein Erwachsener im Optimalfall zwischen sieben und neun Stunden am Tag schlafen.[11, 12] Dabei ist nicht die Zeit entscheidend, die du im Bett liegst, sondern die Zeit, in der du wirklich erholsam schläfst. Denn es ist so: Viele wissen gar nicht, auf wie viele, teils auch längere, Wachphasen sie im Laufe der Nacht kommen. Den Schlaf eine Zeit lang mit einem Tracker oder über eine Smartwatch zu erfassen, kann daher wirklich augenöffnend sein.

Die Ergebnisse einer aktuellen Studie aus dem Jahr 2023 betonen den gesundheitsförderlichen Effekt von regelmäßigem Schlaf.[13] Unter »regelmäßig schlafen« verstehen die Forscher, jede Nacht ähnlich lang zu schlafen, jeden Abend zu einer bestimmten Zeit ins Bett zu gehen und jeden Morgen zu einer bestimmten Uhrzeit aufzuwachen. In dieser Studie wird ein solches regelmäßiges Schlafverhalten mit einem deutlich niedrigeren Risiko in Verbindung gebracht, an Krebs oder Herz-Kreislauf-Erkrankungen zu sterben.

Regelmäßiger Schlaf fördert unsere Gesundheit.

Was kannst du aktiv tun, um für einen guten, erholsamen Schlaf zu sorgen? Hier sind ein paar einfache Möglichkeiten:

- Iss die letzte größere Portion spätestens zwei Stunden vor dem Zubettgehen.
- Trinke in den 60 Minuten, bevor du ins Bett gehst, nur wenig.
- Achte darauf, nicht direkt vorm Einschlafen auf helle Bildschirme zu schauen, also zum Beispiel beim Fernsehen.
- Erkläre dein Schlafzimmer zur handyfreien Zone.
- Sorge für frische Luft im Schlafzimmer und eine Temperatur zwischen 16 und 18 Grad Celsius.
- Verzichte am Abend möglichst auf Stimulanzien wie Koffein, Nikotin und Alkohol.
- Dunkle dein Schlafzimmer ab.
- Sorge für ein leises Umfeld (zur Not mit Ohrstöpseln oder weißem Rauschen).

- Versuche, das Gedankenkreisen zu unterbrechen, zum Beispiel durch Journaling und Tagebuchschreiben.

- Mach's dir gemütlich: mit einer guten Matratze (wie lange besitzt du deine eigentlich schon?), mit gemütlicher Bettwäsche, in einer Umgebung, die für dich Ruhe ausstrahlt.

- Bewege dich am Tag ausreichend.

- Tanke möglichst viel natürliches Licht, vor allem in der ersten Tageshälfte.

- Entwickle eine regelmäßige Schlafroutine.

Auch bei diesen Tipps gilt: Du musst nicht alles auf einmal umsetzen. Am besten beginnst du mit der Maßnahme, die du besonders easy umsetzen kannst. Sobald du dich damit gut fühlst und du den positiven Effekt fühlst, nimmst du dir den nächsten Punkt vor. So verbesserst du Stück für Stück deine Schlaf- und damit auch deine Lebensqualität.

Der letzte Punkt aus der Liste, die Schlafroutine, ist dabei besonders effektiv, denn Routinen helfen dir nicht nur beim Schlafen dabei, deine Ziele zu erreichen …

Wie du Routinen entwickelst, durch die du automatisch dranbleibst

Draußen regnet es, es ist ungemütlich und kalt – da sieht der Platz auf der Couch mit der Kuscheldecke gleich so viel verlockender aus als der Weg ins Fitnessstudio. Wie helfen wir uns selbst dabei, unseren inneren Schweinehund in solchen Situationen zu überwinden? Mit Routinen – und indem wir unser Belohnungssystem aktivieren.

Denn anfangs ist das Losgehen, das Sich-Aufraffen mit einer gewissen Anstrengung verbunden. Dann aber, wenn du es zum Sport geschafft hast, fühlst du dich nach dem Training wunderbar. Das liegt daran, dass dein Gehirn Bewegung belohnt und dafür sorgt, dass Dopamin, Endorphine und Serotonin ausgeschüttet werden – drei Hormone, die für gute Stimmung sorgen. Gehst du nun regelmäßig ins Training, verknüpft dein Gehirn diese Tätigkeit schon vor dem eigentlichen Training mit den vergangenen Erfolgserlebnissen. Es meldet dem Körper: »Mach dich schon mal bereit, gleich passiert etwas Großartiges!« Deine Hemmschwelle, loszugehen, wird durch den Glückshormon-Cocktail herabgesetzt. So fällt es dir mit jedem Mal leichter, dich aufzuraffen.

Aus den Erfahrungen meiner Klienten kann ich dir eine Einschätzung geben, wie lange es ungefähr dauert, bis eine Routine sich so in deinem Körper verankert hat, dass sie nahezu automatisch abläuft: Klar, die Überwindung ist ganz am Anfang am größten. Aber schaffst du es da durch, wird es nach einem bis zwei Monaten deutlich leichter. Bleibst du weiter am Ball, verfestigen sich deine neuen Routinen mehr und mehr. Bald denkst du nicht mehr darüber nach, ob du heute Sport treiben sollst, denn die Routine ist fest in deinem Körper verankert.

Die Routine ist fest in deinem Körper verankert.

Dass Routinen am Anfang mit Arbeit verbunden sind, habe ich erst wieder nach einer Verletzungspause feststellen müssen. Ich gehe seit 25 Jahren regelmäßig joggen. Je länger ich mich mit Fitness und Gesundheit beschäftige, desto mehr weiß ich mein Training zu schätzen. Ich mag die Schüttelbewegungen beim Laufen, weil sie das Bindegewebe lockern. Gleichzeitig trainiert es das Herz-Kreislauf-System und sorgt einfach für eine gute Stimmung. Deshalb ist mir diese Routine wichtig.

Aber nach der Zwangspause fiel es mir schwer, wieder regelmäßig joggen zu gehen. Anfangs vermisste ich den Spaß am Laufen, die frühere Leichtigkeit und Lockerheit. Ich möchte ganz ehrlich zu dir sein: Für die ersten zwei Monate fand ich das Joggen meist richtig öde. Aber ich wusste, dass ich durch diesen Prozess hindurchgehen, dass ich dort Energie hineinstecken darf.

Aber von Woche zu Woche stellte ich eine Veränderung fest: Es fiel mir leichter und leichter, die Laufschuhe zu schnüren und eine Runde zu drehen – bis sich, etwa in Woche neun, das Blatt wendete. Zu joggen tat mir gut, ich hatte wieder richtig Spaß dabei, es fühlte sich easy an.

Und wenn mal die Zeit für die große Runde nicht ausreicht? Dann laufe ich eben nur einen Kilometer. Das möchte ich dir unbedingt noch auf deinen Weg mitgeben: Machen ist wichtiger, als es perfekt zu machen! Indem du etwas für dich und deinen Körper tust, gräbst du das Flussbett immer weiter aus. Jedes Mal, wenn du dich aufraffst, wird es etwas tiefer. Und nur das zählt: Je tiefer das Flussbett wird, desto leichter kann das Wasser fließen, desto leichter fühlt es sich an, dir etwas Gutes zu tun.
Machen ist wichtiger, als es perfekt zu machen!

So macht dir Dranbleiben noch mehr Spaß

Routinen helfen aber nicht nur beim Training, sondern können dich im gesamten Tagesablauf dabei unterstützen, deine Lebensqualität zu steigern. So beginnt beispielsweise meine Frau jeden Tag mit einem festen Ritual: früh aufstehen, Visualisierungsreise unter der Dusche, beim Zähneputzen gedanklich den Tag durchgehen, Dankbarkeitsübung beim Ausräumen des Geschirrspülers, ganz in Ruhe frühstücken, Journaling.

Diese festgelegten Schritte geben ihr Sicherheit und lassen sie mit einem guten Gefühl in jeden neuen Tag starten. Außerdem kombiniert sie dabei schöne Dinge mit Aufgaben im Haushalt, die einfach erledigt werden müssen. Diese Strategie aus der Psychologie nennt sich »Habit Stacking«.

Diese Strategie aus der Psychologie nennt sich »Habit Stacking«.

Welche regelmäßigen Gewohnheiten, die dir leichtfallen, kannst du mit Gewohnheiten kombinieren, die durchzuziehen dir bisher eher schwerfielen? Ich nenne mal ein paar Beispiele: Hörbuch hören auf dem Rudergerät. Netflix schauen auf dem Heimtrainer. Beim Telefonieren spazieren gehen.

Noch leichter machst du es dir, wenn du für solche Kombinationen Regeln etablierst. Ich hatte eine Zeit lang beim Gehen Probleme mit meiner Achillessehne. Ein befreundeter Trainer riet mir, regelmäßig zu hocken. »Probier's mal aus: 30 Minuten Hocken am Tag werden deiner Ferse guttun!« Als ich darüber nachdachte, wurde mir bewusst, dass ich in den letzten 20 Jahren so gut wie keine Zeit mehr in der tiefen Hocke verbracht hatte. Einzige Ausnahme waren die wenigen Momente, die ich beim Kniebeugen mit der Langhantel in der unteren Position verbrachte, also wenige Minuten pro Woche. Dabei ist es für uns Menschen eigentlich ganz normal, längere Zeit in der tiefen Hocke zu verbringen. Kleine Kinder machen das ständig. Auch Asiaten und Osteuropäer nutzen die Hocke als Ruheposition. Ich war dankbar für diesen Tipp, fragte mich aber: »Wo nehme ich die Zeit her, jeden Tag eine halbe Stunde zu hocken? Und wie entwickle ich daraus eine stabile Routine?«

Dann etablierte ich für mich eine Regel. Sie lautet: Meinen ersten Kaffee am Morgen trinke ich im Hocken. Und berufliche Calls führe ich so lange in dieser Haltung durch, bis die 30 Minuten voll sind. Gleich am nächsten Morgen startete ich mit meiner neuen Routine – und stellte fest, dass ich höchstens fünf Minuten am Stück in dieser Position aushalte. Aber jeden Tag schaffte ich es, länger zu hocken, und bald schon waren die 30 Minuten kein Problem mehr. Und meiner Achillessehne geht's wieder richtig gut!

Wie du neue Routinen mit mehr Leichtigkeit etablierst

Welche neue Routine möchtest du in deinem Leben etablieren? Wenn du dir den nächsten Monat anschaust, mit welcher Regel, die auf bestehenden Gewohnheiten aufbaut, möchtest du starten? Das Prinzip lautet: »Nachdem/bevor ich [bestehende Gewohnheit], werde ich [neue Gewohnheit].«

Am besten fängst du klein an und machst es dir leicht! Damit meine ich, dass es keine gute Idee ist, dir zu viel auf einmal vorzunehmen. Suche dir deshalb eine neue Gewohnheit aus, die du auch an stressigen Tagen easy umsetzen kannst. Denn wichtig ist nicht, wie groß der Schritt ist. Wichtig ist, dass du den Schritt regelmäßig gehst!

Die Magie der Kontinuität

Damit dir deine Routinen und Regeln auch wirklich in Fleisch und Blut übergehen, darfst du dir gerne Unterstützung holen. Damit meine ich, dass du ein System etablierst, das dir dabei hilft, dranzubleiben. Das dir einen Überblick bietet, was wann ansteht, und dich vielleicht sogar an deine Pläne erinnert.

Du nutzt wahrscheinlich einen Kalender für deine beruflichen und privaten Termine. Und wo stehen die Termine, die du mit dir selbst vereinbart hast? Wo ist dokumentiert, wann du dir vorgenommen hast, Sport zu treiben oder gesund zu kochen?

Wenn für dich deine Gesundheit eine hohe Priorität hat, dann darfst du Termine, die dir guttun, wenigstens so ernst nehmen wie Elternabende, Meetings oder Familienfeiern. Du kannst dir zum Beispiel feste Zeiten für dein Training im Voraus im Kalender blocken. Damit signalisierst du dir selbst: Hier habe ich schon eine Verabredung!

Gerade wenn es um den Aufbau neuer Routinen geht, ist es eine gute Idee, wenn du diese notierst. Welcher Weg für dich am besten geeignet ist, darfst du durch Ausprobieren herausfinden. Ich nutzte zum Beispiel gerne To-do-Listen. So habe ich jeden Tag den Überblick, was ansteht, und kann fleißig abhaken, was erledigt ist – ein schönes Gefühl! Dazu gibt es Apps fürs Smartphone oder du nimmst einfach einen Stift und ein Blatt Papier, ganz wie du magst.

Bonustipp: Führe eine »Done«-Liste. Führe dir die Dinge, die du am Tag bereits erledigst hast, weiter als »erledigt« vor Augen – zum Beispiel indem du sie in eine eigene »Done«-Liste überführst. Du kannst diese Liste dann als Motivation nutzen, um weiter auf deine Ziele hinzuarbeiten. Denn indem du deine Fortschritte auf dem Weg zu einem Ziel visualisierst, schenkst du ihnen die nötige Wertschätzung. Dadurch steigen deine Erfolgschancen.

Oder aber du wirst zum Kettensammler … Dieses Vorgehen ist auch bekannt als »Seinfeld-Methode«, benannt nach dem Erfinder, dem US-amerikanischen Stand-up-Comedian, Schauspieler, Drehbuchautor, Produzent und Autor Jerry Seinfeld. Bei dieser Strategie erstellst du dir einen Monatsplan auf Papier – oder du nutzt eine App dafür oder besorgst dir einen großen Wandkalender. An jedem Tag, an dem du dein Ziel erreicht hast, also zum Beispiel beim Training warst oder dich gut ernährt hast, machst du ein großes, farbiges Kreuz. So kommt jeden Tag ein Kreuz dazu und es entsteht eine lange Kette aus Kreuzen. Und sie wächst stetig weiter. Der Wunsch, diese Kette nicht abreißen zu lassen, kann dich motivieren, dranzubleiben. Don't break the chain!

Don't break the chain!

Für Jerry Seinfeld war diese Methode ein wichtiger Baustein, um sein großes Ziel zu erreichen. Seinfeld wollte unbedingt eine eigene Sitcom schreiben und nahm sich vor, jeden Tag eine Stunde daran zu arbeiten. Sein Vorhaben glückte und die Sitcom Seinfeld, die in den 1990er-Jahren ausgestrahlt wurde, wurde zu einer der erfolgreichsten Sitcoms aller Zeiten.

Hier ist ein Beispiel-Wochenplan, der das Prinzip verdeutlicht. Die Vorlage findest du auch in der kostenlosen Toolbox zum Buch (www.dranbleiben.tools).

Montag	Dienstag	Mittwoch	Donnerstag	Freitag	Samstag	Sonntag
X	X	X		X		X
X	X		X		X	X
X		X	X	X	X	
X	X	X	X	X		X
X	X	X	X	X	X	X

Wie du mit Versuchungen umgehst und in schwachen Momenten dranbleibst

Am Ball bleiben, Routinen aufbauen, dranbleiben: Das gelingt dir, wenn du Gewohnheiten aufbaust und ihnen in den nächsten Monaten eine hohe Priorität einräumst. Wenn also dein Vorhaben nicht nur eine leere Hülle bleibt, sondern du dich zu deinen Zielen und dem Weg dahin bekennst. Dieses Commitment fällt interessanterweise vielen meiner Klienten leichter, wenn sie einen Personal Trainer oder Coach engagieren. Weil sie dann eine Verpflichtung gegenüber einer anderen Person wahrnehmen. Weil sie vielleicht auch den Trainer nicht enttäuschen wollen.

Ich möchte dich dazu ermutigen, dieses Commitment vor allem dir selbst zu geben. Dass du fest hinter deinen Plänen stehst und dafür einstehst. Denn es wird irgendwann der Moment kommen, an dem du kurz davor bist, die Kette einreißen zu lassen. An dem du schwankst, dich beginnst vor anderen zu rechtfertigen und vielleicht sogar von ihnen in Versuchung führen lässt …

»Schmeckt dir mein Essen etwa plötzlich nicht mehr?« Der Mann schaut seine Frau ungläubig an. Sie hatte ihm gerade eröffnet, dass sie ihre Ernährung umstellen will. Mehr Proteine, mehr Gemüse, weniger Fett. Der Mann, in dieser Familie der

Hauptkoch, reagiert mit Unverständnis: »Mein Essen ist auch gesund«, beteuert er. Doch die Frau, meine Klientin, hat sich entschieden. Sie möchte ihre Essgewohnheiten grundlegend verändern. Sie ist bis in die Haarspitzen motiviert und möchte loslegen. Am einfachsten wäre es natürlich nun, ihr Mann würde mitziehen, sich auf den neuen Weg einlassen. Und wenn nicht? Was gibt es noch für Möglichkeiten? Sie könnte für sich selbst ein eigenes Gericht kochen. Klar, das ist aufwendig, aber dann ist das eben so. Vielleicht ist für sie ja auch intermittierendes Fasten eine Option, sodass sie eine Mahlzeit auslässt. Der Punkt ist doch: Wenn du deiner Gesundheit einen hohen Stellenwert zukommen lässt, dann kannst du eine Lösung finden. Dann bleibst du dran, auch wenn das, was du ausprobierst, vielleicht nicht sofort klappt. Auch wenn andere Menschen dich vielleicht nicht in dem Maße unterstützen, wie du es dir wünschst.

Was ich damit sagen möchte, ist: Natürlich wäre es großartig, wenn unser soziales Umfeld uns grenzenlos in unseren Prioritäten unterstützen und uns den Rücken freihalten würde, ja im besten Fall sogar mitzieht, wenn wir uns gesünder ernähren wollen oder mehr Sport treiben möchten. Es ist einfach toll, wenn Freunde und Familie unsere Veränderung als Anstoß nehmen, um auch ihr Leben zu ändern. Oder zumindest auf bestimmte Gewohnheiten verzichten, wenn wir uns mit ihnen treffen. Das wäre eine super Unterstützung! Aber so ist es eben leider nicht immer …

Mehr zu diesem Thema findest du in der Prioritäten-Liste auf Seite 52 ff.

»Was ist denn mit dir los?!«

»Was ist denn mit dir los? Warum trinkst du heute nur Wasser?« Diese Frage müssen sich viele meiner Klienten anhören, wenn sie sich mit ihren Freunden treffen. »Ich weiß dann gar nicht, wie ich darauf reagieren soll«, sagte neulich eine Klientin zu mir. »Ich fühle mich in die Ecke gedrängt. Schließlich habe ich mich doch dazu entschieden, keinen Alkohol mehr zu trinken. Dazu stehe ich auch. Aber dann kommt wieder jemand und sagt ›Ach, komm schon! Stoß doch mit uns an! Ich habe heute schließlich Geburtstag!‹«

Deshalb möchte ich dich auf solche Fragen vorbereiten. Sei dir schon von Anfang an bewusst, dass, wenn du deinen Lebensstil ändern möchtest, Einwände von außen auf dich zukommen werden. Das ist nicht schön, aber du kannst damit umgehen, wenn du wirklich motiviert bist. Und das bist du, weil du ja dein Warum kennst. Am besten, du überlegst dir zum Beispiel, bevor du dich abends mit Freunden im Restaurant triffst, was du ihnen entgegnest, wenn sie dich fragen, warum du keinen Alkohol trinkst. Erfindest du eine Ausrede? Erklärst du deinen neuen Lebensstil? Oder sagst du kurz, knapp und im freundlichen Ton: »Ich habe mich dazu entschieden und ich möchte nicht darüber diskutieren.« Wenn du dir vorher eine Antwort überlegst, bist du gewappnet und es fällt dir leichter, bei deiner Entscheidung zu bleiben.

Je klarer du zu dir und deinen Entscheidungen stehst, desto konsequenter kannst du deine Veränderungen durchziehen. Auch weil es für andere bald schon zur Gewohnheit wird, dass du bei Geburtstagen in der Firma zwar dabei bist, aber eben selten einen Kuchen isst. Oder dass du bei Geschäftsessen auf die alkoholischen Drinks verzichtest. Oder dass der Kuchen deiner Lieblingstante auch dann wunderbar gelungen ist, wenn du das zweite Stück dankend ablehnst. Oder dass du nicht jeden Abend mit deinem Partner auf der Couch sitzt, weil du regelmäßig zum Sport gehst. Die doofen Sprüche werden immer weniger, und irgendwann wirst du dich auch nicht mehr rechtfertigen müssen.

Wichtig ist dabei, dass du mit dir im Reinen bist. Dass du dir bewusst bist, welche Rolle dein Umfeld auf deinem Weg spielen kann und soll. Wer unterstützt dich und wer bremst dich aus?

Sobald du eine neue Gewohnheit etabliert hast, die dir guttut, sind natürlich auch Ausnahmen erlaubt. Wichtig ist eben nur, dass es dir in diesem Moment bewusst ist, dass es sich um eine Ausnahme handelt und warum du eine Lücke in deiner Kette zulässt. Weil andere so viel Druck ausüben? Oder gehst du heute mal ins Kino statt zum Sport, weil du einfach große Lust darauf hast und dir diese Auszeit guttun würde? Reflektierst du den Grund für die Ausnahme, triffst du deine Entscheidung bewusst. Du hast dann außerdem im Hinterkopf, dass es sich um eine besondere Gelegenheit handelt und du morgen wieder deiner Routine nachkommst. Frei nach dem Motto »Einmal ist keinmal«. Aber die Entscheidung gegen das zweite Mal – und damit für deine neue Gewohnheit – ist die Wichtigste. Denn: Eine Lücke ab und zu schadet deiner Kette nicht. Werden es aber zu große Lücken, wird deine Gewohnheitskette instabil.

So erschließt du Energiequellen zum Dranbleiben

All deine guten neuen Routinen, Gewohnheiten und Regeln zu etablieren, kostet am Anfang Energie – und das darf auch so sein. Umso wichtiger ist es aber, dass du auf dich achtest und genau hinschaust, wer aus deinem Umfeld dich noch zusätzlich Energie kostet – und wer dich unterstützt. Du darfst dich ganz bewusst dafür entscheiden, mit den ewigen Nörglern und Zweiflern weniger Zeit zu verbringen. Du darfst soziale Inventur machen, wie ich das gerne nenne. Auf einer Liste kannst du ehrlich notieren, wer dir Motivation und Energie gibt und wer dich runterzieht. Ein wichtiger Schritt, denn auf dem Weg zu deinem Ziel kannst du Unterstützer gut gebrauchen. Mit ihnen kannst du in Zukunft ganz bewusst viel Zeit verbringen.

Energievampire halten dich dagegen nur auf. Widmest du ihnen mehr Zeit als unbedingt nötig, zahlst du dafür einen hohen Preis. Deine Zeit ist sehr wertvoll, also überleg dir gut, wem du sie schenkst.

Deine Unterstützer können eine großartige Energiequelle für dich sein. Und es gibt eine Menge weitere Möglichkeiten, deine Energiereserven aufzuladen.

Was bringt dir neue Energie?

Investierst du zum Beispiel etwas Energie, um dir eine neue Schlafroutine aufzubauen, zahlt sich das schnell aus: Durch regelmäßigen, erholsamen Schlaf bekommst du diese Energie vielfach zurück. Dasselbe gilt für Gewohnheiten, die zu mehr Bewegung führen. Auch diese neuen Verhaltensmuster werden dich auf Dauer stärken. Weitere wichtige Energiequellen sind die Lebensmittel und Getränke, die wir Tag für Tag zu uns nehmen. Mit anderen Worten: Unser Essen und Trinken können wunderbare Energiequellen sein, wenn du dich für eine wirklich gute Ernährung entscheidest.

Lecker und gesund – was dabei wichtig ist, das liest du im nächsten Kapitel.

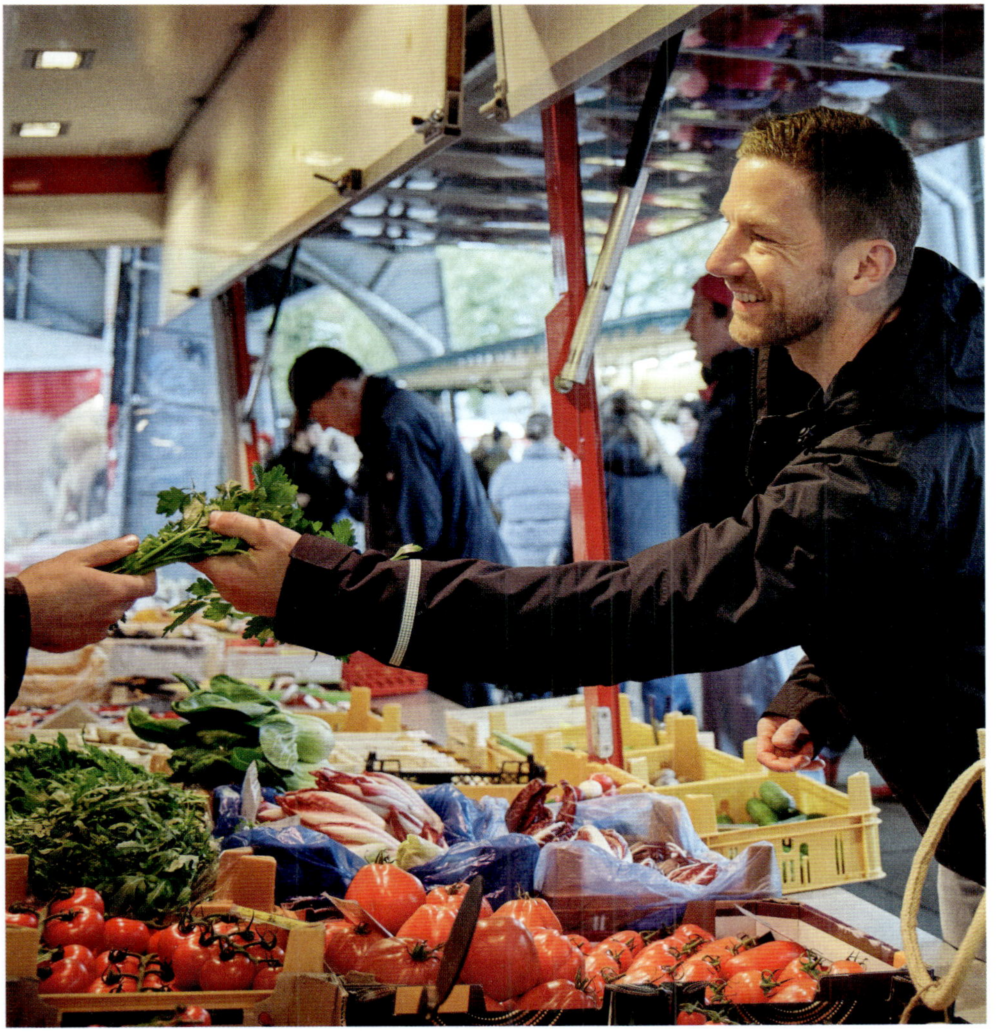

4. KAPITEL

WIE DU ENERGIE TANKST

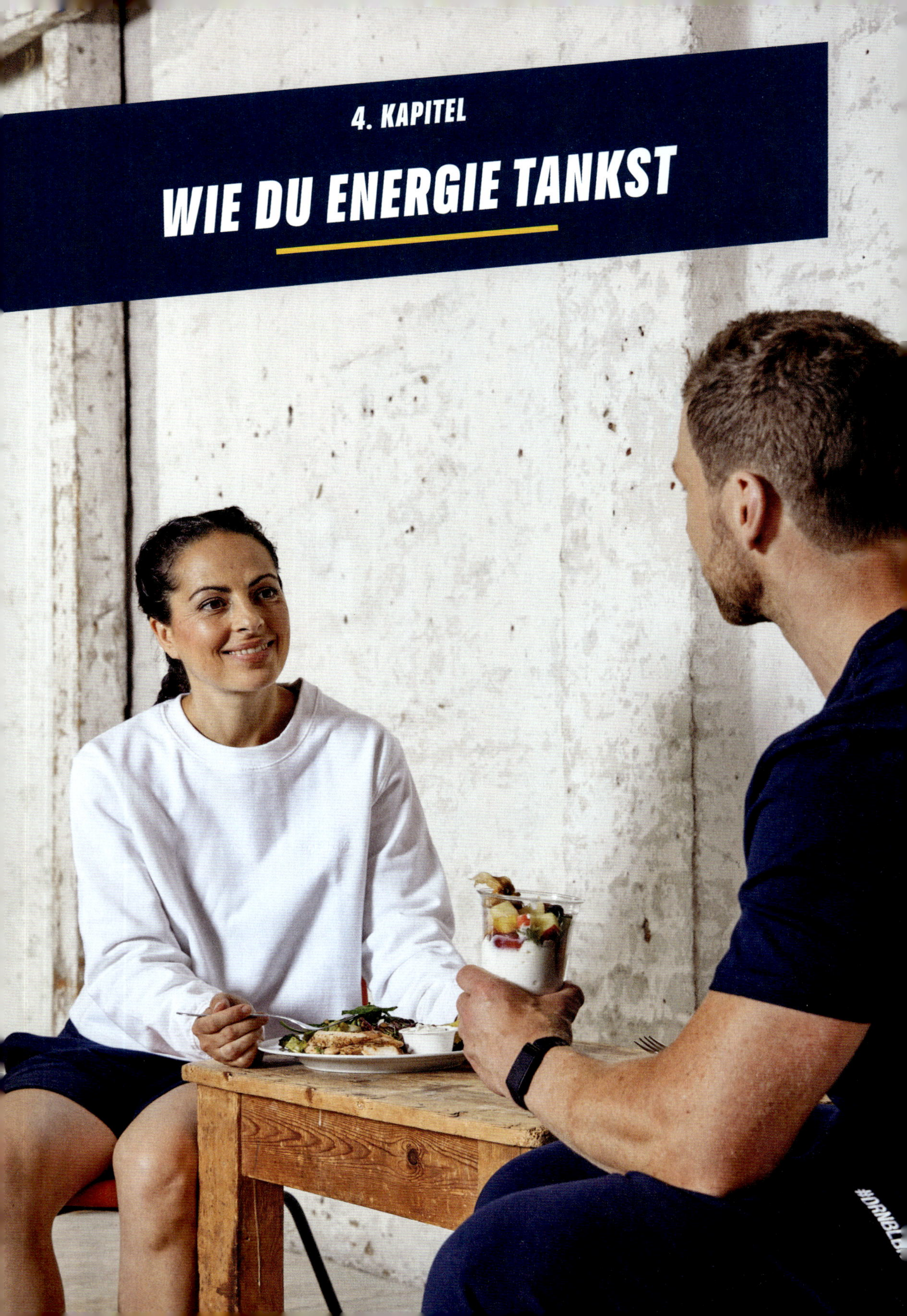

»Die meisten Menschen erkennen nicht, dass Lebensmittel mehr sind als nur Kalorien: Sie sind Informationen. Sie beinhalten Botschaften, die mit jeder Zelle des Körpers kommunizieren.«
Dr. Mark Hyman

Jetzt wird es lecker, denn nun verlassen wir die Ebene des Geistes, des mentalen Trainings, jetzt geht es um kulinarische Genüsse – übrigens auch um die Wurst. Damit schwimme ich ein wenig gegen den Strom. Denn schau dich nur um: Das Genießen kommt, wenn wir von Sport, Fitness und Gesundheit sprechen, viel zu oft viel zu kurz.

Viele aktuelle Ernährungstipps sind sehr von Imperativen geprägt, frei nach dem Motto »NIE Fett essen, weil Fett fett macht. NIE Kohlenhydrate essen, weil die fett machen. NIE Fleisch essen ... NIE Wurst essen ... NIE Obst essen, weil in Obst Fruktose drin ist, also Fruchtzucker.« Apropos Zucker – der geht sowieso gar nicht.

Schaust du dir die Titelseiten von Magazinen für Frauen wie auch für Männer an, dann werden stetig neue Diäten gehypt, die uns alles Mögliche versprechen. Klar, die Imperative werden geteilt (sehr gerne auf Social Media), die neuen Diätversprechen werden gekauft, weil sie viele Menschen bei einem ihnen wichtigen Problem triggern: Sie fühlen sich nicht wohl in ihrer Haut, sie wollen abnehmen. Übergewicht ist für viele Menschen ein Thema. Ein Thema, das wächst, denn in vielen Ländern werden die Menschen, bereits die Kinder, immer dicker. Ein Großteil der übergewichtigen Menschen ist sich bewusst, dass sie sich ungesund und unausgewogen ernähren.

Mit dem Wissen ist das allerdings so eine Sache: Die meisten Menschen wissen, dass zu viele Süßigkeiten ungesund sind und viel Gemüse gesund ist – und dennoch essen sie viel zu viel von den Dingen, die ihnen nicht guttun.

Das ist der Hebel, den ich dir in diesem Kapitel in die Hand geben möchte. Damit du genau so isst, dass du dir guttust: Das Wichtigste soll für dich sein, nicht einfach mehr über Essen zu wissen; zu wissen, was eine neue grandiose Diät kann oder durch welche biochemischen Vorgänge Nährstoffe im Körper verstoffwechselt werden. Zu wissen, welche wissenschaftlichen Studien rund ums Essen zu welchen Ergebnissen kommen. Nein, das Wichtigste, das, was dich unmittelbar weiterbringt, ist, mehr über dich selbst zu erfahren. Dein Start hin zu einer ausgewogenen Ernährungsweise ist die Antwort auf folgende Frage: Warum isst du?

Warum essen wir?

»Na, ich esse, weil ich Hunger habe. Weil mein Körper eben hin und wieder neue Energie braucht. Manchmal ist zwar der Hunger nicht so groß, dafür aber die Lust. Dann esse ich, weil es mir einfach gut schmeckt!« Diese Antwort höre ich häufig auf meine Frage. So weit, so gut. Aber das sind bei Weitem noch nicht alle Gründe, warum Menschen essen.

Ganz viele Menschen essen aus Gründen, die kaum etwas mit physischem Hunger zu tun haben. Sie essen zum Beispiel aus Langeweile, Einsamkeit, Müdigkeit, Frust. Sie essen also aus emotionalen Gründen. Für den Autor und Hypnotherapeuten Paul McKenna ist dieses emotionale Essen – neben Diäten, wie er schreibt – eine »der Hauptursachen für Übergewicht«.[14] Eine Vielzahl aktueller Studien bestätigt das.[15]

Doch es sind natürlich nicht nur negative Emotionen, die beim Essen eine Rolle spielen: Oft ist Essen auch mit Geselligkeit verbunden. Das Abendessen im Kreis der Familie, der Restaurantbesuch mit Freunden, das Candle-Light-Dinner mit dem Partner, die Grillabende, Familienfeste: Viele Menschen verbinden Essen mit einem warmen Gefühl. Mit der Erinnerung an ihr Zuhause, daran, mit Liebe umsorgt zu werden oder jemanden umsorgen zu können. Liebe geht ja bekanntlich durch den Magen …

Aus emotionaler Perspektive kann Essen also auch positive »Nebeneffekte« haben, die ich nicht ausgrenzen möchte. Wenn du dich ausgewogen ernähren möchtest, ist es wichtig, dass du ein gutes Verhältnis zum Essen hast. Du darfst dich mit dem, was du isst, wohlfühlen. Um es klar zu sagen: Ohne Wohlfühlen kein Dranbleiben. Wer dranbleibt, der isst bewusst mit Genuss.

Wer dranbleibt, der isst bewusst mit Genuss.

Nicht allen Menschen gelingt das auf Anhieb. Warum? Weil sie aus einem Impuls heraus essen, ohne bewusst darüber nachzudenken. Weil sie nicht bewusst essen, sondern die Nahrungsaufnahme nebenher erledigen: Mal schnell zwischen zwei Meetings im Stehen. Weil sie sich keine Zeit zum Essen nehmen. Weil sie aufs Handy schauen oder vor dem Fernseher oder vor dem Computer essen. Auch die Entscheidung, was sie essen, treffen sie aus einem Impuls heraus. Es ist keine bewusste Entscheidung.

Wie bei so vielen anderen Dingen, sind wir auch beim Essen oftmals durch Gewohnheiten und alte Glaubenssätze limitiert. Wir überlassen die Entscheidung unserem Unterbewusstsein oder äußeren Zufällen. Und lassen uns unsere Essgewohnheiten damit von anderen diktieren. Deswegen ist es so wichtig, dass du dir anschaust, was bei dir auf den Teller kommt – und warum.

Warum isst du in diesem Moment?

Wann isst du impulsiv? Zum Beispiel, weil du durch negative Auslöser getriggert wirst? Weil du gestresst bist, dich einsam fühlst, wütend, müde, frustriert bist, weil du dich auf der Arbeit überfordert oder unterfordert fühlst? Weil Essen »einfach dazugehört« wie bei einem Familienfest?

Es gibt immer einen Auslöser für emotionales Essen. Den einen oder anderen Auslöser – du kannst auch Trigger sagen – haben wir alle im Kopf. Wie so ein mentaler Knopf, auf den nur gedrückt werden muss, und schon haben wir ein Hungergefühl, das nicht von unserem Körper ausgeht. Wir haben emotionalen Hunger.

Übung: Identifiziere deine unsichtbaren Trigger

Hier ist eine Übersicht der gängigsten Trigger für impulsives Essen. Diese kannst du in vier Kategorien einteilen: Gefühle, Orte, Menschen und Ereignisse.

Schau dir nun bitte die Liste an und streiche die Trigger an, die für dich bedeutend sind. Vielleicht hast du sogar den einen oder anderen weiteren Auslöser, ergänze diese(n) gerne.

Welche der für dich relevanten Trigger hast du schon gut im Griff? Diese Trigger kannst du streichen. Übrig bleiben die heute noch relevanten Einfallstore für impulsives Essen.

Stress	Müdigkeit	der Kühlschrank
Einsamkeit	Übertraining	Geruch von Essen
Langeweile	Geldsorgen	Anblick von Essen
Wut	Beziehungsprobleme	Menschen bieten dir Essen an
Frust	Partys	Menschen essen in deiner Nähe
Trauer	Urlaub	bestimmter Zeitpunkt am Tag
sich ignoriert fühlen	Wetter	bestimmter Zeitpunkt im Monat
sich nicht geliebt fühlen	Buffets	Fernsehen
sich wertlos fühlen	Restaurants	ins Kino gehen
Arbeitsüberlastung	Essen in der Küche	jemand kocht für dich
Überforderung	Essen im Büro	weitere Möglichkeiten …

Emotionales Essen passiert nie »einfach so«, per Zufall. Es gibt immer einen Grund dafür. Wenn du dir darüber im Klaren bist, was die Auslöser sind, die dich bisher dazu brachten, emotional zu essen, bist du schon ein gutes Stück des Weges hin zu einer ausgewogenen Ernährung gegangen.

Du trainierst mit dieser Übung deine Achtsamkeit. Je achtsamer du wirst, umso mehr entwickelst du dich von einem unbewussten zu einem bewussten Esser. Und damit bist du schon einen entscheidenden Schritt zu einer ausgewogeneren Ernährung gegangen.

Wie du deine verdeckten Ernährungsautomatismen aufspürst und veränderst

Nun kannst du die Frage, warum du isst, beantworten. Du hinterfragst deinen Hunger. Warum hast du gerade jetzt Appetit auf etwas Essbares? Weil du einem negativen Glaubenssatz gefolgt bist, der dir einredete, du könntest mit Essen ein emotionales Bedürfnis stillen? Oder weil du wirklich Hunger hast, weil dein Körper Energie und Nährstoffe benötigt?

Dies ist der Moment, in dem du vor der Entscheidung stehst, es anders zu machen als in der Vergangenheit. Mit Bewusstsein und Genuss zu essen.

Du gewinnst Macht über deine Essgewohnheiten – und wirst fähig, mental »Stopp!« zu sagen. Indem du einen Moment innehältst und dich kurz mit etwas anderem ablenkst – sei es das Ausräumen der Spülmaschine oder ein 5-Minuten-Spaziergang um den Block –, schiebst du deiner eigenen Impulsivität einen Riegel vor. Es geht also nicht darum, dir den Schokoriegel zu verbieten, sondern darum, dich aus der Sklaverei deiner bisherigen emotionalen Trigger zu befreien, indem du Zeit schindest.

Vielen Menschen hilft dabei der Gedanke »Ich bin, was ich esse«. Am besten stellst du dir genau vor, wie du dich nach dem emotionalen Essen fühlen wirst: Immer noch hungrig, weil Essen deine emotionalen Bedürfnisse nicht befriedigt. Machtlos, weil du dem plötzlichen Impuls nicht widerstehen konntest. Viele Menschen empfinden nach einer solchen Essattacke auch ein schlechtes Gewissen.

Der Trick dabei ist, dass du ein Gespür für deine emotionalen und körperlichen Bedürfnisse entwickelst. Und wenn es um Emotionen geht: Was möchtest du wirklich, das du bisher vergeblich versucht hast, mit Essen zu lösen?

Ein Ernährungstagebuch kann dir dabei helfen. Es ist simpel und gleichzeitig wirksam, weil es dir vor Augen führt, was du wirklich isst – und auch wann und warum. Bewusst essen, das ist der erste Schritt. Und den gehst du, indem du dir darüber klar wirst, wo du bisher unbewusst isst. Um keine falschen Hoffnungen aufkommen zu lassen: Auch das bewusste Essen ändert nicht direkt etwas an einem eventuellen emotionalen Hunger.

Wenn du dich aber bewusst und mit Genuss ausgewogen ernährst, dann wirst du die Energie haben, dich um die Ursachen deines psychischen Hungers zu kümmern und emotional wirklich »satt« zu werden. Du wirst die Energie haben, nach für dich konstruktiven Wegen zu suchen, deine emotionalen Bedürfnisse zu erfüllen. Was setzt dir zu? Der Stress auf der Arbeit? Das Gefühl, überfordert zu sein? Oder der Wunsch nach noch mehr Anerkennung? Nach Liebe?

Wenn du das nächste Mal in Versuchung kommst, zu essen, obwohl du gar keinen Hunger hast, kann es sehr gut helfen, wenn du dich ablenkst. Meiner Erfahrung nach funktionieren körperliche Dinge, leichte Bewegung oder Training oft besonders gut. Geist und Körper sind verbunden. Emotion folgt Bewegung. Wenn du dich bewegst, verändert sich das Gefühl. Probier's aus, was hast du zu verlieren? Und wenn du dich abgelenkt hast, »Stopp!« zum ersten Impuls gesagt hast, dann hast du den Kopf freier, dich ausgewogen zu ernähren.

Die Wahrheit über ausgewogene Ernährung

Aber was heißt das nun: sich ausgewogen ernähren? Wenn du »ausgewogene Ernährung« googelst, dann kann das sehr verwirrend sein. Weil die Antworten so vielfältig sind und sich zudem oft widersprechen. Es herrscht eine große Verunsicherung, ja Überforderung. Selbst Experten sind sich nicht einig. Welche Nährstoffe sollst du nun zu welcher Uhrzeit zu dir nehmen? Macht eine solche Taktung überhaupt Sinn? Welche Diät funktioniert und welche führt nur zum Jo-Jo-Effekt? Was kurbelt deinen Stoffwechsel wirklich an?

Ich denke, es ist wichtig, es immer selber einmal auszuprobieren. Sobald du beginnst, dich ausgewogen zu ernähren, spürst du eine Veränderung: Vielleicht merkst du schon nach ein paar Tagen, wie sich dein Körper mit Energie auflädt, wenn du etwas Gutes zu dir genommen hast. Wie du mehr Konzentration, mehr Kraft, mehr Ausdauer hast. Du kannst alle Bücher dieser Welt lesen, aber das Wissen, wie gut es sich anfühlt, bekommst du nur durch eigene Experimente und Erfahrung. Es ist wie Magie, wenn du an den Punkt kommst, deinem Körpergefühl endlich wieder vollends zu vertrauen. Am liebsten würde ich dir jetzt schon zeigen, wie das ist. Dir von den wunderbaren Aussichten vorschwärmen. Genau beschreiben, wie du dich fühlst, wenn du dich gut ernährst. Aber: Diesen Berg darfst du selbst hochgehen, um die Aussicht zu genießen. Nur du kannst erleben, wie sich dein Lebensgefühl verändern kann.

Ich kann dir helfen, für diesen Aufstieg zu trainieren. Ich kann dir ein paar Tipps und Kniffe mit auf den Weg geben, die mir und zahlreichen Klienten und Lesern meiner übrigen Bücher geholfen haben. Nichts, was in Stein gemeißelt ist. Kein Muss – du weißt ja mittlerweile, dass mich ein Muss abschreckt. Ich gebe dir plausible Ideen, die für dich, wie ich hoffe, Sinn machen.

Deswegen schlage ich einen undogmatischen Weg vor: kein »Immer«, kein »Nie«, kein »100 Prozent oder gar nicht«. Totalverbote funktionieren in meiner Welt nicht. Alles ist erlaubt, nur eben in einer ausgewogenen Dosis. Ich bin kein Freund von »Cheat Days«. Allein schon dieser Begriff, »Schummeltag«, der dir suggeriert, etwas Verbotenes zu tun! Mir geht es nicht ums Verbieten. Du sollst dich schließlich nicht quälen. Und ich möchte auch nicht, dass bei dir ein Mangelgefühl aufkommt.

Ich habe dir beim mentalen Training Emotionen nahegelegt. Ziele, die für dich emotional aufgeladen sind, sind leichter zu erreichen. Bei deiner Ernährung hingegen möchte ich dir einen pragmatischeren Weg empfehlen. Das Thema »richtige Ernährung« wird oft so emotional aufgeladen, dass regelrechte Schlachten ausgefochten werden. Das möchte ich vermeiden. Weil ich in den Jahren meiner Praxis als Sportler und Coach erlebt habe, dass es für viele einfacher ist, sich ausgewogen zu ernähren, wenn sie Essen, ganz vernünftig, ganz ohne Emotionen, vor allem als »Lebens-Mittel« ansehen. Als ein Mittel, einen Baustoff, aus dem deine Zellen, Organe und das Gewebe deines Körpers aufgebaut sind. Als Treibstoff, den du brauchst, um gesund, aktiv und fit zu sein. Als Nährstoff, der dir alles gibt, was du für deine Gesundheit benötigst.

10 Ernährungsprinzipien, die dich zu einem fitteren und gesünderen Menschen machen

Dieser pragmatische Zugang hat mich zu zehn Gedanken geführt. Zehn simple Prinzipien, die ich dir gerne als Stützen mitgeben möchte, um dir den Weg den Berg hinauf zur atemberaubenden Aussicht zu erleichtern:

1. Du schaffst Freiraum zum Essen. Es ist immer okay zu essen, solange du bewusst genießt und dich im Rahmen der Vorgaben bewegst, die du dir im Voraus setzt und die es dir ermöglichen, deine Ziele zu erreichen.

2. Du kannst physischen von psychischem Hunger trennen. Du bist dir über die emotionalen Gründe, die dich zu bestimmten Lebensmitteln greifen lassen und aus denen du isst, bewusst (vgl. die Übung zu deinen Triggern auf Seite 69).

3. Du findest Alternativen zu emotionalem Essen. Alternativen anstelle von Frustessen könnten zum Beispiel sein: Meditation, Yoga, Massagen, Sex et cetera. Bei Müdigkeit anstelle von Essen 20 Minuten Powernapping. Statt Wut-Essen Fitnesstraining, Liegestütze, die Treppe im Bürogebäude hochrennen.

4. Du entdeckst neue gesunde Lebensmittel, die du liebst. Wie wäre es, wenn du jede Woche eine neue Gemüsesorte ausprobieren würdest und damit experimentierst? Wie leicht es sein kann, gesunde Mahlzeiten auf viele leckere Arten zuzubereiten, weißt du vielleicht schon aus meinen Büchern der *Looking Good Naked*-Reihe. Du darfst essen, was dich satt und zufrieden macht und dir gleichzeitig erlaubt, Fett zu verbrennen und Muskeln aufzubauen. Was dir guttut, darf auch schmecken.

5. Totalverbote sind kontraproduktiv. Du weißt, dass Essen ein wichtiger Teil deines Lebens ist, der dich bereichern kann. Wenn du dir weniger gesunde Lebensmittel, die du liebst, vollständig verbietest, ist das auf lange Sicht kontraproduktiv.

6. Vergiss Perfektion. Du brauchst nicht perfekt zu sein. Wenn mindestens 80 Prozent deiner Mahlzeiten aus gesunden, natürlichen Lebensmitteln bestehen, kannst du großartige Fortschritte erwarten.

7. Etabliere ein Feedbacksystem für deine Ernährung. Du hast die Lebensmittel, die du täglich isst, im Blick. Wenn du Fett ab- oder Muskeln aufbauen möchtest, solltest du zudem deine Energiebilanz im Blick haben. Am einfachsten geht das, wenn du ein Ernährungstagebuch führst.

8. Du bestimmst das Tempo. Dir ist klar, dass du schnellere und bessere Fortschritte machen kannst, wenn du dich an die Tipps zur ausgewogenen Ernährung hältst. Du bist bereit zu tun, was getan werden muss, um deine Ziele zu erreichen.

9. Nährstoffe sind Baustoffe. Alles, was du isst, beeinflusst deinen Körper. Was du nur ab und zu isst, beeinflusst dich nicht so stark wie Lebensmittel, die du täglich isst.

10. Gewohnheiten sind dein Kryptonit – und deine Superpower. Was du aus Gewohnheit tust, hat den größten Einfluss auf dein Leben: Dazu gehören positive Gewohnheiten wie auch nicht hilfreiche Gewohnheiten. Was du also regelmäßig und aus Gewohnheit isst, hat großen Einfluss auf deinen Körper. Du verstehst und respektierst die Macht der Gewohnheiten und bist und bleibst achtsam.

Wie viele Süßigkeiten musst du essen, um gesund und fit zu sein?

Ausgewogen ernähren bedeutet: Bewusst entscheiden, was du isst. Das, was du isst, sollte dir Energie geben, sie nicht entziehen. Gute Ernährung ist so wichtig wie guter Schlaf. Leben ohne guten Schlaf und gutes Essen ist ein Leben mit angezogener Handbremse.

Als Faustregel möchte ich dir mitgeben: Visiere als Ziel auf deinem Speiseplan 80 Prozent echte, also nicht oder wenig verarbeitete, Lebensmittel an. Für die übrigen 20 Prozent gibt es keine Richtlinien. Sie bestehen aus dem, was immer du essen magst. Am besten beginnst du mit der ausgewogenen Ernährung genau da, wo du heute stehst: Wenn du heute 20 Prozent echte Lebensmittel isst – und 80 Prozent andere –, dann ist das okay. So essen die meisten. Das Schöne daran ist, dass du viel Freiraum zum Optimieren hast. Also erhöhst du deinen Level Schritt für Schritt: erst 30/70 Prozent, dann 40/60 Prozent et cetera.

Was sind solche echten Lebensmittel? Echte Lebensmittel sind minimal verarbeitet. Keine Sorge, das heißt nicht, dass ab sofort nur noch Salat und Rohkost auf den Tisch dürfen. Kochen ist zwar ein Verarbeitungsschritt, aber es ist ein Schritt, der die Bioverfügbarkeit von Essen erhöht. Dein Körper kann viele Nährstoffe besser aufnehmen, wenn das Essen gekocht ist. Zudem senkt es das Infektionsrisiko durch Keime. Oft schmeckt es auch besser. Wir Menschen praktizieren das Kochen von Nahrung bereits seit Jahrtausenden. Dabei verstehen viele Menschen unter »kochen« erst seit wenigen Generationen das Aufwärmen von hochverarbeiteten Fabrikprodukten. Mit »kochen« meine ich an dieser Stelle hingegen die Art der Zubereitung, die schon unsere Urgroßeltern praktizierten.

Echte, nur minimal verarbeitete Lebensmittel sind naturbelassenes Fleisch, Fisch und Meeresfrüchte, Milch, Eier und Nüsse und Samen, sämtliche Gemüse- und Obstsorten, ebenso Kartoffeln und andere Knollengewächse sowie Hülsenfrüchte, zum Beispiel Erbsen, Bohnen, Linsen, Erdnüsse et cetera.

Kaum verarbeitete Lebensmittel sind Milchprodukte wie Käse, Joghurt oder Quark. Vollkornprodukte wie Haferflocken oder vom Bäcker oder selbst gebackenes Vollkornbrot (keine Fertigpackung). Vergleichsweise wenig verarbeitete Getreidearten sind Vollkornreis, Quinoa und Bulgur.

Du siehst, es gibt eine riesige Menge Auswahl an echten Lebensmitteln, die dir die Stoffe bieten, die dein Körper braucht.

Aber auch unter den echten Lebensmitteln wird die Qualität häufig thematisiert. Muss es immer bio sein? Ich finde, dass das nicht sein muss. Schmeckt bio häufig besser? Ich finde: ja. Auch hier lade ich dich zum Experimentieren ein. Ich bevorzuge beispielsweise Fleisch von Rindern, die mit Gras und nicht mit Getreide gefüttert wurden – auch, weil die enthaltenen Fette gesünder sind. Das Gleiche gilt für Bio-Eier und Milchprodukte aus Bio-Haltung. Und auch hier verfolge ich einen undogmatischen Ansatz: Aus der Perspektive deiner Gesundheit ist es viel effektiver, auf wenig verarbeitete Lebensmittel zu achten, als ausschließlich Bioprodukte zu kaufen. Dass Gemüse und Obst frisch am besten schmecken und die meisten Vitamine enthalten, dürfte die wenigsten von uns überraschen. Dabei muss es auch hier nicht immer frisch vom Wochenmarkt sein: Gerade für Vielbeschäftigte ist Tiefkühlware eine großartige Alternative. Ich bin ein Fan der riesigen Auswahl an unverarbeitetem Tiefkühlobst und -gemüse.

Und auch bei unverarbeiteten Lebensmitteln darfst du auf die Menge achten. Nüsse sind sehr gesund, können aber leicht auf den Hüften landen, wenn du sie tütenweise isst. Lebensmittel hingegen, von denen du praktisch unbegrenzt viel essen kannst, ohne zuzunehmen, sind nicht stärkehaltige Gemüse- und zuckerarme Obstsorten wie Heidelbeeren oder Erdbeeren. Dazu gleich mehr.

Welche Lebensmittel sind hochverarbeitet und damit 20-Prozent-Kandidaten? Hochverarbeitete Lebensmittel sind solche, die mehr als fünf Verarbeitungsschritte durchlaufen haben. Ein guter Freund von mir arbeitet bei einem großen Lebensmittelkonzern. Dort gibt es sogenannte Food-Ingenieure, die das Essen so designen, dass in unserem Belohnungszentrum eine Party stattfindet – durch Geschmack, durch Zucker und Fett oder auch durch das Geräusch: Wenn es so richtig Crunch hat, dann wollen wir häufig mehr davon.

Hochverarbeitete Lebensmittel sind zum Beispiel Fertigpizza, Pasta und Brote aus Weißmehl und aus Backmischungen. Backwaren wie Kekse, Kuchen, Torten. Eiscreme und gezuckerte Desserts. Softdrinks, Sportgetränke, Eistee und alle gezuckerten Getränke. Frühstücksflocken wie Cornflakes, Schokoflocken. Alle Arten zuckerhaltiger Süßigkeiten wie Vollmilchschokolade. Gezuckerte Brotaufstriche wie Marmelade, Nutella. Alles, was paniert und/oder frittiert wurde, zum Beispiel Pommes frites aus der Fritteuse.

Der Hidden-Hunger-Effekt: Satt und trotzdem hungrig?

Nicht alles, was satt macht, ist auch nahrhaft. Neben der hohen Kaloriendichte gibt es einen weiteren Haken an hochverarbeiteten Nahrungsmitteln, der oft übersehen wird: Mikronährstoffe wie Vitamine, Mineralstoffe und sekundäre Pflanzenstoffe fehlen oft vollständig.

Allerdings braucht dein Körper diese Stoffe für nahezu alle Stoffwechselprozesse – vom Aufbau und Erhalt der Knochen, Muskeln und des Gehirns bis zum Hormonhaushalt. Nicht selten geht ständige Müdigkeit und Antriebslosigkeit daher auch mit einem Mangel an Mikronährstoffen einher.[16]

Der übermäßige Verzehr »leerer Kalorien« führt zu der zunächst paradox erscheinenden Überversorgung mit Kalorien bei gleichzeitiger Unterversorgung von Mikronährstoffen. Forscher nennen diesen Effekt »Hidden Hunger«, verborgenen Hunger, der schätzungsweise jeden vierten Menschen betrifft.[17, 18]

Auch bei Hochverarbeitetem gibt es Ausnahmen von der Regel: Dunkle Schokolade mit über 80 Prozent Kakao ist zwar kalorienreich, aber auch sehr gesund. Außerdem aktiviert sie dein Belohnungszentrum nicht so unnatürlich stark wie andere Süßwaren.

Die mir wichtigste Ausnahme ist: hochwertiges Eiweißpulver. Warum? Dazu erfährst du gleich mehr. Jetzt möchte ich dir erst mal zeigen, wie ich mich auf der Basis der genannten Lebensmittel ausgewogen ernähre – ja, auch mir hilft die 80/20-Faustregel beim Dranbleiben!

»Keine Liebe ist aufrichtiger als die Liebe zum Essen.«
George Bernard Shaw

Eine minimalistische Anleitung zur ausgewogenen Ernährung

Die Hälfte der Lebensmittel, die ich esse, ist Gemüse, und zwar nicht stärkehaltiges. Stärkehaltige Gemüsesorten sind zum Beispiel Kartoffeln, Bohnen, Erbsen und Mais. Auf meinen Teller kommen also Gemüse wie Brokkoli, grünes Blattgemüse wie Spinat, Blumenkohl, Spargel. Diese Art von Gemüse hilft dir dabei, zufrieden und mit Nährstoffen versorgt durch den Tag zu gehen – während du Heißhunger vermeidest, schlank wirst und bleibst. Gerade wenn es schnell gehen soll – und du keine Zeit hast, frisches Gemüse zu kaufen, zu waschen, zu schneiden –, sind Tiefkühlmischungen eine Wohltat. Am besten wählst du dabei die ohne Zusatzstoffe.

Ein Viertel der von mir gegessenen Lebensmittel sind Proteine aus hochwertigen Eiweißquellen wie mageres Fleisch, Hühnchen, Fisch, Eierspeisen, Hüttenkäse, Quark und Harzer Käse, dann pflanzliche Proteinquellen wie Soja, Tofu und Hülsenfrüchte. Viele Menschen essen am Arbeitsplatz häufig süße Zwischensnacks, um ihr Energielevel hochzuhalten. Sollte es dir bisher ähnlich gegangen sein, sind Proteine eine super Sache. Eine moderne Alternative, die ich sehr schätze, ist ein Shake aus hochwertigem Proteinpulver. Auch wenn Proteinpulver ein hochverarbeitetes Lebensmittel ist, bringt es erwiesenermaßen viele gesundheitliche Vorteile mit sich.[19] Proteinpulver kann dich nicht nur im Fettabbau, sondern auch im Muskelaufbau unterstützen.

Warum Protein dich schlank und stark macht

Eiweiß ist der wichtigste Baustoff deines Körpers. Dein Körper benötigt es, um lebenswichtige Moleküle wie Enzyme, Hormone, Neurotransmitter, Muskelzellen oder Antikörper herzustellen. Es hilft beim Ersetzen defekter Zellen, transportiert verschiedenste Stoffe durch den Körper und hilft bei Wachstum und Reparatur aller Organe. Ohne ausreichende Proteinzufuhr kann dein Körper also nicht funktionieren. Jedenfalls nicht so, wie er es könnte. Eher wie eine schlecht gewartete Maschine.

Eiweiß gehört außerdem zu den effektivsten Sattmachern überhaupt. Fehlt es, signalisiert dein Körper Hunger. Und zwar so lange, bis er wieder genügend Eiweiß in petto hat.

Wer sich eiweißarm ernährt und auf sein Hungergefühl hört, nimmt daher oft mehr Kalorien auf als nötig. In der Wissenschaft wird dieser Mechanismus übrigens Protein-Hebeleffekt genannt.[20]

Fettabbau funktioniert langfristig meist nur dann, wenn du genug Protein zu dir nimmst.

Ein ehemaliger Kollege aus meiner Zeit beim Luftfahrtkonzern verriet mir in einer Pause, dass er gerne etwas abnehmen möchte. Er ist auch damals nicht wirklich übergewichtig gewesen, störte sich aber an den Hüftpölsterchen, die sich unter seinem Oberhemd abzeichneten. Tatsächlich isst er an einem Arbeitstag viele hochverarbeitete Zwischensnacks. »Ich schaffe es einfach nicht, weniger zu essen«, meint er. Ich empfehle ihm, nicht weniger zu essen, sondern mehr: Und zwar mehr Eiweiß. »Probiere doch Eiweißshakes als Snack aus und schau, was passiert.« Ein paar Wochen später treffe ich ihn wieder und er ist happy. Weniger Kilos auf der Waage, er fühlt sich fitter. Außerdem fällt es ihm gerade nachmittags leichter, sich zu konzentrieren. »Das war leicht!«, strahlt er.

Zurück zu dem, was auf meinem Teller landet: Etwa ein Achtel dessen, was ich esse, sind natürliche stärkehaltige Lebensmittel: kohlenhydratreiche Gemüsesorten, Kartoffeln, Haferflocken, Vollkornbrot et cetera – also im Prinzip die klassische Sättigungsbeilage. Die richtigen Kohlenhydrate machen satt und glücklich. Darum essen wir sie auch so gern. Kohlenhydrate sind in erster Linie Energielieferanten. Dein Körper nutzt sie zur schnellen Energiebereitstellung – zum Beispiel bei intensivem Training oder körperlicher Arbeit. Nicht genutzte Kohlenhydrate wandelt er in Fett um und lagert sie als »Notration« in deinen Fettdepots ein. Daher kommen bei mir anteilig weniger Kohlenhydrate auf den Teller als beim Durchschnitt der Bevölkerung.

Das letzte Achtel auf meinem Teller besteht aus hochwertigen Fetten. Fette liefern dir sowohl Energie (wie Kohlenhydrate), sie sind aber auch lebenswichtige Baustoffe. Nicht alle Fette sind gleichermaßen gesund, daher kommt es bei ihnen vor allem auf die Qualität an. Fette sind oft schon bei der von dir gewählten Eiweißquelle dabei. Darüber hinaus bekommst du das Fett, das dein Körper braucht, aus gesunden Ölen, Nüssen, Samen, Weidebutter, fettem Seefisch, Oliven, Avocados. Wichtig ist dabei für dich, dass du schaust, von gesättigten (zum Beispiel tierischen Fetten, Kokosöl), einfach ungesättigten (zum Beispiel Olivenöl, Avocados) und mehrfach ungesättigten Fetten (zum Beispiel Leinsamen, Fischöl, Albaöl) ungefähr die gleiche Menge zu dir zu nehmen.

Ein Rat: Transfette aus industrieller Fertigung solltest du meiden. Dieses Schmierfett entsteht durch das Härten und Raffinieren von Pflanzenölen. Auf den Packungen von Fertigprodukten, Plätzchen, Kuchen, Backwaren, Schoko-Brotaufstrichen oder Fast Food wirst du den Begriff nicht finden. Da steht dann »pflanzliches Fett, zum Teil gehärtet« oder »ungesättigte Fettsäuren, enthält gehärtete Fette«. Klingt harmlos, ist aber gesundheitsschädlich: Vereinfacht gesagt, kleisterst du dir mit diesen gehärteten Fetten schleichend dein Kreislaufsystem zu [21, 22, 23] – uncool.

Möglicherweise klingt all das jetzt komplizierter, als es in der Praxis für dich ist. Wenn du dich an die 80/20-Regel hältst und überwiegend vollwertige Lebensmittel isst, hast du deinen Bedarf an gesunden Fetten ganz leicht gedeckt.

Apropos leicht: Ich habe dir in der Toolbox (www.dranbleiben.tools) eine Positivliste von Lebensmitteln zusammengestellt, durch die du eine Idee von der Vielfalt bekommst, die künftig auf deinem Teller landen darf. Dort kannst du dir die Dinge rauspicken, die du gerne isst, und so deinen Teller zum Frühstück, Mittagessen oder fürs Abendessen ganz leicht zusammenstellen.

Stell dir einfach deinen leckeren Teller vor oder visualisiere das dir oben dargestellte Teller-Prinzip ausgewogener Ernährung anhand folgender Grafik.

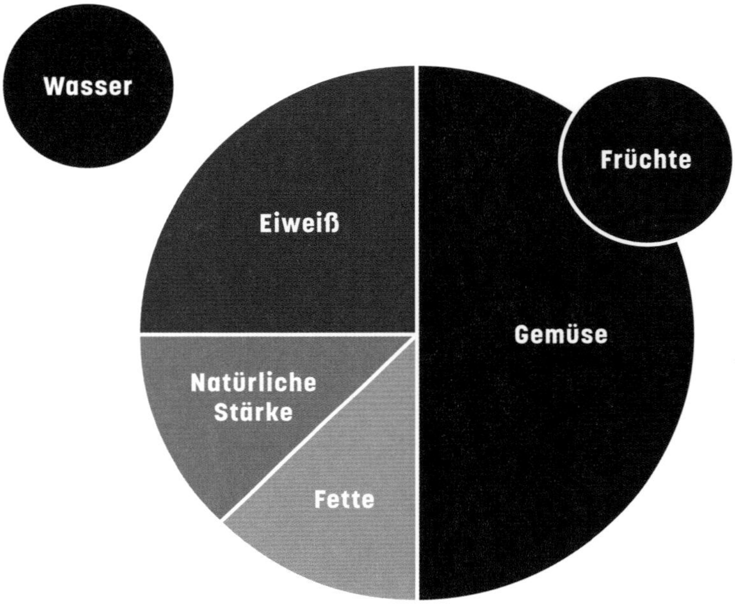

Fülle den Teller dann mit guten Lebensmitteln.

Eine wichtige Komponente fehlt noch auf deinem Tisch. Was kommt in dein Glas? Alle kalorienfreien Getränke sind großartig, vor allem Wasser, Tee und Kaffee – und auch eine Cola Zero darf es mal sein. Dein Körper benötigt mindestens drei bis vier Liter Flüssigkeit am Tag, wovon dein Essen bereits einen Teil liefert. Wenn du auf drei Liter an kalorienfreien Getränken täglich abzielst, bist du in der Regel gut versorgt. Mehr benötigst du vor allem dann, wenn du viel schwitzt. Apropos Zero-Getränke: Ich finde es nicht hilfreich zu sagen: »Süßstoff ist nicht gut für dich, trink bitte nur noch Wasser.« Das Praktische an Süßstoffen ist, dass sie das Verlangen nach Süßem nachweislich stillen können.[24] Im Gegensatz zu Zucker gibt es zudem keinen Beleg für gesundheitliche Einbußen bei moderatem Süßstoffkonsum. Auch die These, Süßstoffe regten den Appetit an, ist inzwischen widerlegt.[25] Neuere Forschungsergebnisse deuten zudem darauf hin, dass Süßstoff-Drinks zum Abnehmen ähnlich gut funktionieren wie reines Wasser.[26]

Damit wir uns richtig verstehen: Süßstoffe liefern deinem Körper nichts, was er zum Leben braucht. Aber sie sind ein nützliches Tool, das gerade die »Süßen«

unter uns ohne schlechtes Gewissen nutzen können, um weniger Zucker zu konsumieren.[27]

Etwas frisches Obst ist ein leckeres Dessert zur Hauptmahlzeit. Während es bei den zuckerreichen Sorten wie Ananas, Bananen oder Weintrauben eine Handvoll sein darf, kannst du von den zuckerarmen Obstsorten, dazu gehören Erdbeeren, Himbeeren, Blaubeeren, aber auch Papaya, beliebig viel genießen. Auf meinem Speiseplan findest du daher gerade Beerenobst nahezu täglich.

Tankst du genügend Nährstoffe?

Du siehst: Auch wenn ich kein Anhänger einer bestimmten Ernährungsform bin, was auch nicht zu meinem undogmatischen Ansatz passen würde, so findest du auf meinem Teller jeden Tag mehr als die Hälfte an Gemüse. Schließlich will ich ja 100 Jahre alt werden und fit dabei bleiben …

So stellten britische Forscher bei einer Untersuchung von 65 266 Menschen fest, dass die Sterblichkeitsrate bei denen, die täglich sieben und mehr Portionen Gemüse und Obst am Tag essen, um ganze 41 Prozent unter denen liegt, die weniger konsumieren.[28] Menschen mit der besten Ernährungsqualität leben am längsten und sterben am seltensten an Herz-Kreislauf-Krankheiten.

Deine Ernährung ist einer der größten Hebel für deine Gesundheit. Je ausgewogener du dich ernährst, umso weniger Heißhungerattacken auf Süßes wirst du erleben. Du fühlst dich zufriedener, bist mental stabiler, weil dein Blutzuckerspiegel in Balance ist. Du bekommst die Baustoffe, die du für ein fittes und gesundes Leben mit hoher Lebensqualität brauchst. Das Teller-Prinzip macht es dabei für dich leichter, diesen Hebel zu benutzen.

Mein Ernährungskonzept hat viel von einem Büfett: Schau erst einmal, was es so alles gibt. Dann wählst du aus, was dir schmeckt. Eine ausgewogene Ernährung ist dann leicht, wenn du dir Mahlzeiten zusammenstellen kannst, die dir schmecken, dich zufriedenstellen und deinen Nährstoffbedarf auch stillen. Wie aber sieht dein Nährstoffbedarf, dein Kalorienbedarf aus?

Kalorien sind eines der Topthemen, wenn es um Diäten geht. Kalorien gelten dabei oft als »der Feind«, den es zu bekämpfen gilt. Kalorien sind aber gut für dich. Ohne ausreichende Kalorienzufuhr bekommt dein Körper die PS nicht auf die Straße. Dein Körper reagiert mit Heißhunger, also physischem Hunger, nicht emotionalem, wenn du eine bestimmte Kalorienmenge unterschreitest.

»Cibi condimentum est fames –
der Speise Würze ist der Hunger.«
Cicero

Für eine ausgewogene Ernährung ist es wichtig, den eigenen Kalorienbedarf im Blick zu haben – und mit deinen Zielen abzugleichen. Ist es beispielsweise dein Ziel, soundso viele Kilos abzunehmen, um am Hochzeitstag wieder in diesen schicken Anzug reinzupassen und auf leichten Füßen mit deiner Frau zu tanzen, dann brauchst du dafür ein Kaloriendefizit, um effektiv Fett zu verbrennen. Ohne Kaloriendefizit kein Fettabbau. Und je kleiner das Kalorienbudget ist, desto mehr darfst du darauf achten, dich mit Vitaminen, Mineralstoffen und anderen lebenswichtigen Nährstoffen – die dein Stoffwechsel ja weiterhin benötigt – zu versorgen.

Wenn du Muskeln aufbauen willst, verhält es sich umgekehrt: Dann solltest du einen leichten Kalorienüberschuss anstreben (in Kombination mit Krafttraining, versteht sich). Der Vorteil im Aufbau ist, dass du mehr Spielraum hast, um mit allen lebenswichtigen Nährstoffen versorgt zu sein.

Dein Kalorienbedarf hat also enorm viel mit deinen Zielen zu tun – und du solltest diesen am besten individuell bestimmen. Mein Tipp: Deinen Kalorienbedarf berechnest du auf Knopfdruck über den Kalorienrechner in der Toolbox zum Buch (www.dranbleiben.tools). Anschließend kannst du deinen Zielwert bestimmen: minus 15 bis 30 Prozent, wenn du Fett abbauen willst, plus 5 bis 15 Prozent beim Muskelaufbau.

Was sind also deine Ziele? Und was hilft dir noch dabei, deinen Teller ausgewogen zu füllen?

Wie du an einer ausgewogenen Ernährung dranbleibst – auch wenn du noch nicht bereit bist

Ich habe in meinem Coaching einen wirkungsvollen sechsstufigen Prozess etabliert, den ich dir als Best Practice auf deinen Weg mitgeben möchte. Dieser Prozess ist nicht in Stein gemeißelt. Aber ich glaube, diese sechs Stufen machen es für dich leichter, dich ausgewogen zu ernähren.

1. Achtsamkeit

Achte darauf, was und wie viel du isst. Und mein Tipp ist: Du darfst dabei ein Feedbacksystem nutzen, zum Beispiel eine Ernährungs-App. Ein solches Feedbacksystem macht es für dich leichter, den Überblick über deine Ernährung zu bekommen und zu behalten. Mit einem App-gestützten Ernährungstagebuch verschaffst du dir leicht einen Überblick über deine Essgewohnheiten. Dir ist klar, welche Nährstoffe und welche Energie du deinem Körper gibst. Ich habe die Erfahrung gemacht, dass Menschen automatisch bessere Ernährungsentscheidungen treffen, sobald sie tracken. Meist nehmen sie auch ein paar Kilo ab – auch dann, wenn sie ansonsten nichts an ihrer Ernährung ändern. Das ist die Magie der Bewusstheit in Aktion!

So ging es auch meiner guten Freundin Michaela: Einige Wochen zuvor berichtet sie mir von ihrem Wunsch, sie würde gerne abnehmen, und bittet mich um einen Rat. Mein erster Tipp ist: »Schreib auf, was du isst und wann. Das geht auch mit einer App.« Sie und ihr Freund haben sich dann einen Tracker für ihr Handy heruntergeladen und in ein paar Minuten am Tag über ihre Essgewohnheiten Buch geführt. So haben sich beide bewusst gemacht, was sie essen. Auf einen Blick zu sehen, wie ihre Essgewohnheiten sind, hat ihnen die Augen geöffnet und ihnen die Möglichkeit gegeben, ihr Essverhalten zu verändern. Und das hat sich ausgezahlt: Er hat schon zehn Kilo abgenommen, Michaela sogar 15 Kilo. Weil sie sich bewusst gemacht haben, was sie essen.

2. Flüssigkeit

Was trinkst du am Tag? Der Punkt ist so wichtig, dass ich ihn dir als eigene Stufe empfehle. Weil flüssige Kalorien nicht sättigen, ist es leicht, allein durch kalorienhaltige Getränke mehr und mehr Fett anzusetzen. Dass eine heiße Schokolade mit Sahne, wie du sie dir bei Starbucks holen kannst, eine Kalorienbombe ist, wird dich wahrscheinlich nicht wundern: 17 Stück Zucker sind darin enthalten. Doch wie sieht es zum Beispiel mit Apfelsaft aus? Frisch gepresster Apfelsaft ist gesund, allerdings liefert dir ein Glas fast so viele Kalorien wie ein kleines Stück Pizza. Es gibt Menschen, die trinken über den Tag verteilt einen Liter Apfelsaft. Das entspricht 28 Stück Würfelzucker. Der Sättigungseffekt dieser Apfel-Kalorienbombe ist gleich null. Wer die acht bis zehn Äpfel, die einen Liter Saft ausmachen, hingegen isst, wird danach vermutlich den Entschluss fassen, bis ans Lebensende nichts mehr zu essen. Ein frischer Apfel macht satt und liefert dir all seine Nährstoffe – da wären wir wieder bei dem Thema verarbeitete Lebensmittel.

Apropos nährstofffreie Kalorienbombe: der Alkohol. Auf den Punkt gebracht: Alkohol macht wirklich fett. Wenn du Alkohol trinkst, wandelt deine Leber ihn in den Stoff Acetat um, den dein Körper dann als Energiequelle nutzt. Solange dein Körper auf Acetat zurückgreifen kann, wird er es exklusiv als Energielieferanten nutzen – und andere Stoffwechselvorgänge (inklusive Fettverbrennung) zurückstellen. Ich denke aber: Die Dosis macht das Gift. Ich verzichte meist auf Alkohol. Meine Empfehlung: Ein Glas Wein an einem Abend in der Woche zu genießen, wird deine Trainingserfolge nicht spürbar beeinträchtigen.

So leicht es ist, durch flüssige Kalorien zuzunehmen, so leicht ist es abzunehmen, wenn du hier nachjustierst. Deswegen machst du dir die Sache leicht, wenn du deinen Flüssigkeitsbedarf hauptsächlich über Wasser, Tee und andere kalorienfreie Getränke deckst.

Vielleicht hast du dich einmal gefragt, warum so viele Kraftsportler im Training eine große Wasserflasche mit sich herumtragen. Ganz einfach: Wasser macht dich leistungsfähig. Nur wenn du genug trinkst, wirst du im Training die PS auf die Straße bringen. Wer dehydriert ist, trainiert mit angezogener Handbremse. Das Gleiche gilt übrigens auch außerhalb des Gyms. Nur sind uns die Leistungseinbußen in Job und Alltag meist nicht bewusst, weil uns unsere Leistungsfähigkeit dort nicht so klar vor Augen geführt wird wie im Training. Nicht zuletzt arbeitet dein Stoffwechsel – auch der Fettstoffwechsel – effektiver, wenn du genug Wasser trinkst. Drei Liter am Tag sollten es auf jeden Fall sein, mehr, wenn du viel schwitzt.

3. Eine gute Mahlzeit am Tag

Wenn ich esse, dann esse ich – das gilt für eine gute Mahlzeit, und die gönne ich mir mindestens einmal am Tag. Das bedeutet: Ich setze mich zum Essen hin. Ich konzentriere mich auf mein Essen. Kein Handy, kein Fernsehen, kein Lesen. Ich nehme mir Zeit, um alles vollständig und richtig gut zu kauen. Trinke nach einigen Bissen einen Schluck Wasser. Viele Menschen essen einfach zu schnell. Wenn du langsam isst, verrät dein Körper dir, wann es genug ist. Etwa 20 Minuten dauert es, bis dein Körper dir signalisiert: »Ich bin satt.«

Eine gute Mahlzeit schmeckt: weil du sie richtig zusammengestellt hast, weil du darauf achtest, was du da schmeckst. Weil du im Idealfall etwas auf dem Teller hast, was lecker zubereitet ist (viele Möglichkeiten, dir auch auf die Schnelle ein exquisites Gericht zuzubereiten, findest du zum Beispiel in meinem Buch *Looking Good Naked: Powerküche* oder auch hier in der kostenlosen Online-Toolbox www.dranbleiben.tools).

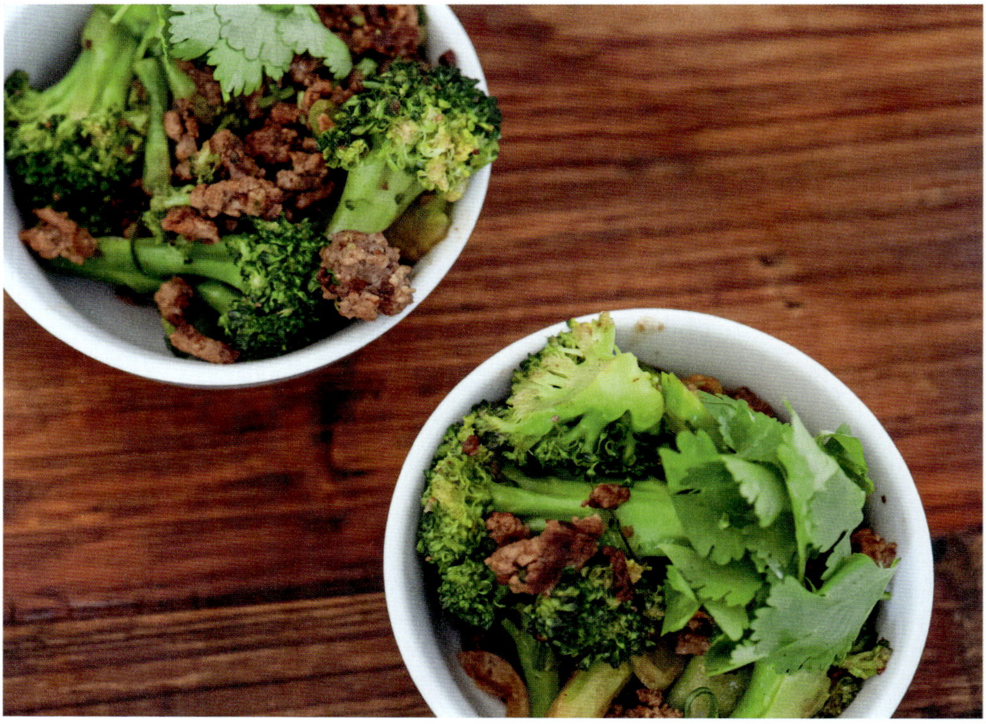

Powerrezept: Hack-Brokkoli-Pfanne

Was ich supergerne esse und woraus sich durch wechselnde Zutaten auch tolle Varianten zaubern lassen, ist meine Hack-Brokkoli-Pfanne. Kein Zucker, dafür haufenweise Proteine – und Brokkoli ist eine echte Nährstoffbombe. Guten Appetit!

Zutaten für 2–3 Portionen

- 2 Brokkoli-Köpfe, in mundgerechte Röschen geschnitten (oder TK-Brokkoli)
- 2 EL Macadamianussöl (alternativ: Weidebutter)
- 600 g Bio-Hackfleisch vom Rind (vegane Variante: Sojaschnetzel)
- 2 Knoblauchzehen, gepellt und gehackt
- 4 EL Austernsauce
- Chiliflocken (optional)
- 1 Bund Koriander oder Petersilie, grob gehackt (optional)

Zubereitung

Bringe Salzwasser in einem mittelgroßen Topf zum Kochen. Koch die Brokkoliröschen darin 2 Minuten und lass sie abtropfen.

Erhitze in der Zwischenzeit 2 EL Macadamianussöl in einer großen Pfanne. Brate das Hackfleisch bei hoher Hitze, bis es schön braun ist. Gib den Knoblauch hinzu und brate alles 1 Minute lang weiter.

Gib nun den Brokkoli und die Sauce hinzu, bis alles gleichmäßig warm ist.

Schmecke mit Gewürzen ab (ich nehme in der Regel Salz, Pfeffer und Chiliflocken). Wenn du magst, serviere das Gericht mit frischem Koriander oder Petersilie.

Nährwerte pro Portion (ca. 600 g):
Brennwert (kcal): 468 • Fett: 30 g • Kohlenhydrate: 24 g • Eiweiß: 48 g

4. Eiweiß-Power

Neben Wasser besteht dein Körper vor allem aus Eiweißen, den Baustoffen deines Körpers. Daher ist es wohl kein Zufall, dass eine eiweißbetonte Ernährung zu den einfachsten Wegen gehört, Fett abzubauen und schlank zu bleiben. Eiweiß hilft dir auf vielfältige Weise dabei, deine Fitness- und Gesundheitsziele zu erreichen. Es macht satt und es hält satt. Umgekehrt schüttet dein Körper Hungerhormone aus, wenn Eiweiß fehlt. Isst du Proteine, dann steigt zudem dein Kalorienverbrauch, denn die Verdauung von Proteinen ist für den Körper aufwendiger als die von Fetten oder Kohlehydraten. Er braucht also mehr Energie dafür, die er aus den Kalorien zieht. Das ist ziemlich praktisch für alle, die ihre Fettpolster gern etwas abschmelzen wollen. Eiweiß liefert Baustoffe für die Reparatur und den Aufbau deiner Muskulatur. Wenn du deinen Körperbau verbessern möchtest, brauchst du also ausreichend Protein.

Auch um gut drauf zu sein, brauchst du Aminosäuren, wie die Bausteine des Eiweißes heißen, denn dein Körper benötigt sie zur Herstellung von Glückshormonen. Eiweiß stimuliert zudem das Immunsystem, verstärkt die Durchblutung, macht wach und potent.

Welche Menge Eiweiß für dich und deine Ziele optimal ist? Als Faustformel empfehle ich 2 Gramm pro Kilo Körpergewicht am Tag (wenn du dir den Fettabbau leichter machen möchtest, darf es auch gern etwas mehr sein). Diese Menge erreichst du in etwa, wenn du dich am Teller-Modell auf Seite 78 orientierst und auf hochwertige Eiweißquellen setzt. Beispiele gefällig? In der Toolbox findest du eine Liste von über 100 leckeren, hochwertigen Eiweißquellen (www.dranbleiben.tools). Guten Appetit beim Kosten!

5. Gemüse-Booster

Unsere Eltern, vor allem unsere Mütter und Omas, haben uns ja gerne als Kinder damit genervt, ständig Gemüse auf den Tisch zu bringen. Aber das taten sie aus gutem Grund: Sie haben recht! Gemüse enthält viele lebenswichtige Vitamine, Mineralstoffe, sättigende Ballaststoffe und gesunde sekundäre Pflanzenstoffe. Gemüse hat wie Obst eine weitere interessante Eigenschaft: Es wirkt alkalisch in unserem Blut. Und das ist besonders wichtig, denn Eiweiß, Getreide und auch Sport erzeugen ein saures Milieu in unserem Blut. Auf Dauer begünstigt eine Übersäuerung aber den Knochen- und Muskelabbau. Der Ausgleich mit basenbildendem Gemüse und Obst ist also umso wichtiger. Und lecker ist es auch.

6. Dein persönlicher Teller

Das Teller-Prinzip hilft dir bei der richtigen Zusammensetzung deines täglichen Essens, bei der Qualität. Die Quantität, die Menge deines Essens, bestimmst du selbst, indem du auf deinen Hunger und auf deine Ziele achtest. Du darfst dir dabei immer deinen persönlichen Teller zubereiten – und das bedeutet eben auch: Für dich geht es nicht darum, mein Teller-Prinzip perfekt durchzuziehen. Gehst du deine Ernährung so an, dann tappst du leicht in die Ganz-oder-gar-nicht-Falle: »ENTWEDER 100 Prozent oder … EGAL!« Mit deinem persönlichen Teller erlangst du volle Flexibilität, ohne auf Fortschritte zu verzichten. Du bestimmst das Tempo der Veränderungen. Ich stelle mir das wie einen Schieberegler vor, mit dem du die Intensität deiner Veränderungen angehst. Den kannst du hin und her schieben, sodass du in jeder deiner Lebenslagen bestimmst, in welchem Tempo du dich positiv veränderst. Als ich vor einigen Jahren den Kilimandscharo bestiegen habe, gaben uns unsere

Guides einen Leitspruch an die Hand: »Pole Pole« – das ist Kisuaheli und bedeutet »langsam machen«. Wenn du zu schnell hochgehst, wirst du krank und dann musst du umkehren. Dann war es das mit der Besteigung. Du hast nur eine Möglichkeit, und die ist: langsam machen. Nur so kommst du oben an.

Warum du dich nicht um die »perfekte« Ernährung scheren solltest, sondern ums Dranbleiben

Findest du dein eigenes Tempo, dann heißt das auch: Miss dich nicht an einer perfekten Ernährung, sondern an deinem aktuellen Standpunkt. Das macht es für dich leichter, dich ausgewogen zu ernähren.

Viele Menschen glauben, sie müssten bei einer gesunden Ernährung auf alles verzichten, was sie lieben. Ich halte das für einen limitierenden Glaubenssatz, der zu wenig hilfreichen Effekten führt: oft zu schlechtem Gewissen. Oft zu einem Mangelgefühl. Wo bleibt da der Genuss? Die Lebensfreude? Die Leichtigkeit?

Physiologisch gesehen sind einige Lebensmittel nicht wirklich gut für uns. Für diese Lebensmittel möchte ich dennoch eine Lanze brechen. Für die 20 Prozent deiner Ernährung, bei denen alles erlaubt ist. Die Kugel Eis im Sommer. Das Popcorn im Kino. Das Glas Wein pro Woche. Warum sie so wichtig sind? Weil sie schmecken. Weil sie Spaß machen. Und weil wir Menschen sind.

Es gibt keine perfekte Ernährung. Perfektion ist eine Utopie. Also können wir gleich entspannt bleiben, das Unperfekte mit einplanen und ganz bewusst genießen. Dabei kannst du die 20 Prozent jeden Tag ausschöpfen. Aber du musst nicht.

Mein Tipp für mehr Leichtigkeit: Habe einen Plan B, denn 50 Prozent Zielerreichung ist besser als 0 Prozent.

Du hast keine Zeit? Dann kann dein Plan B sein, einen gesunden Lieferservice in Anspruch zu nehmen.

Was könnte für dich eine schöne Ersatzbefriedigung sein, wenn dich der Hunger auf Süßes packt? Bei mir ist es zum Beispiel ein leckeres Protein-Eis, das ich selbst zubereite. Es darf auch ein Proteinriegel sein, von denen es mittlerweile wirklich leckere und gesunde gibt. Gerade unterwegs oder zwischen zwei Meetings sind sie eine super Sache. Was ich jeden Abend als Nachtisch esse, ist Quark mit Früchten. Gesund. Lecker. Stillt meinen Appetit auf Süßes und Knabbereien.

Leckeres Protein-Heidelbeer-Vanille-Softeis

Einer meiner All-time-Faves, wenn mich die Lust auf Süßes packt: Protein-Heidelbeer-Vanille-Softeis.

Gefrostetes Obst verwandelt deinen Proteinshake im Nu in ein leckeres Softeis. Dieses Rezept ist ein gesunder Sattmacher, weil das Volumen sich beim Mixen verdoppelt.

Zutaten
- 30 g Vanille-Proteinpulver (z. B. Whey-Isolat)
- 150 g gefrorene Heidelbeeren
- 1 EL Flohsamenschalen
- 250 ml Wasser oder ungesüßter Mandeldrink

Zubereitung
Gib alles in einen leistungsstarken Standmixer und vermenge es für 10 Sekunden auf höchster Stufe. Lass den Mixer danach für 4–5 Minuten auf niedriger bis mittlerer Stufe laufen, bis du eine Softeis-artige Konsistenz erhältst.

Nährwerte pro Portion (= 430 Gramm):
Brennwert (kcal): 173 • Kohlenhydrate: 28 g • Fett: 1 g • Eiweiß: 29 g

Du knabberst abends gerne etwas – und die Chips in der knisternden Tüte locken … Wie wär's mit einer fitnesskompatiblen Alternative, an die die wenigsten denken? Popcorn! Frisches Popcorn ist ein wenig verarbeitetes Gemüse (Mais), mit einer Extraportion sättigender Ballaststoffe an Bord. Ein wenig Salz oder Süßstoff drauf und du hast einen geilen Snack. Oder – Achtung, danach ist erst mal Wohnungslüften angesagt – Harzer Käse, denn Harzer ist nicht gerade für seinen guten Geruch bekannt. Schneide Harzer Käse dünn auf und lege die Scheiben auf ein Backblech (Backpapier auf keinen Fall vergessen) und backe ihn kurz auf. Die Chips danach kurz abkühlen lassen – fertig! Vom intensiven Geruch mal abgesehen, ist das ein cooler, crunchiger, deftiger Snack, der dir Eiweiß-Power bringt.

Was du auch ausprobierst, ich mag den Gedanken, dass du das, was du isst, mit allen Sinnen genießt. Nimm dir die Zeit, dein Essen bewusst wahrzunehmen. Schau, wie es sich für dich anfühlt, selbst zu kochen. Ein Effekt, den ich an mir beobachte, ist: Koche ich selbst, dann stillt schon das einen Teil meines physischen Bedürfnisses nach Essen – als hätte ich schon eine Vorspeise im Magen. Und mit Kochen meine ich auch die Zubereitung eines 12-Minuten-Gerichtes wie das beliebte Chili con Carne aus meinem ersten Buch (das Rezept dazu findest du in der Toolbox unter www.dranbleiben.tools). Achte auf das Esserlebnis, indem du dein Essen riechst, indem du auf das Geräusch achtest, zum Beispiel wenn du in knackiges Gemüse beißt.

Wenn du etwas aus dem 20-Prozent-Bereich isst, dann gönn dir den Genuss. Die schmackhaften Ausnahmen sind einfach zu schade, um sie nebenher zu essen. Eine Regel möchte ich dir an dieser Stelle noch mitgeben: »Nicht zweimal hintereinander!« Iss keine zwei Mahlzeiten aus Hochverarbeitetem, Ungesundem hintereinander. Mir hilft diese Regel sehr beim Dranbleiben und sie hilft dabei, Ausnahmen bewusst und mit einem guten Gewissen zu zelebrieren. Sie hilft mir außerdem dabei, rund um meine Ernährung ein Netz an hilfreichen Gewohnheiten aufzubauen.

»Wir leben nicht, um zu essen; wir essen, um zu leben.«
Sokrates

Gewohnheiten sind wichtiger als Ernährungspläne. Denn Ernährungspläne funktionieren nur dann, wenn du sie auch umsetzt und dich strikt daran hältst. Ich weiß nicht, wie es dir geht, aber für mich – und auch für die meisten unserer Klienten – funktioniert etwas dann wirklich gut, wenn es mir mehr Freiheiten lässt und Freude macht. Das ist beim Essen so, zu dem ich dir immer »Guten Appetit!« wünsche, und das ist auch bei der Bewegung und beim Sport so.

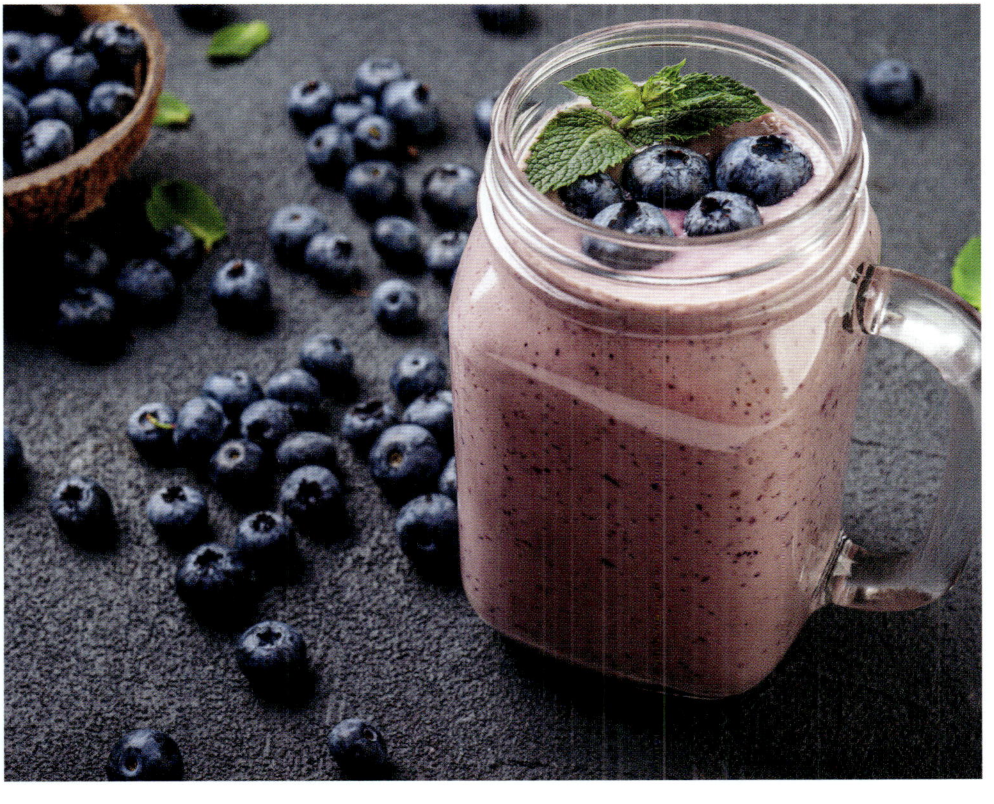

5. KAPITEL

WIE DU DICH STÄRKST

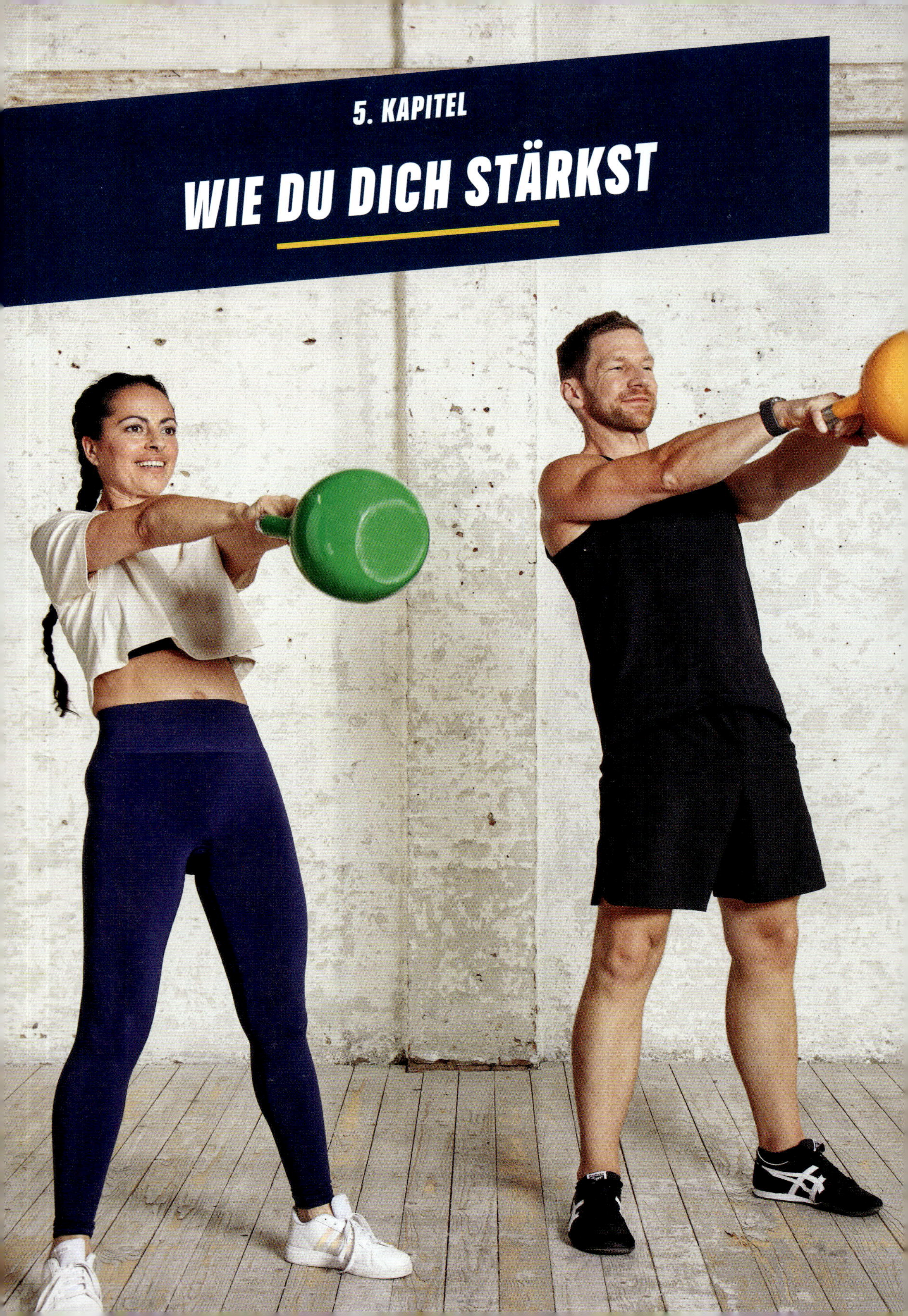

»Der Widerstand, den du im Fitnessstudio überwindest,
und der Widerstand, den du im Leben überwindest, können nur einen starken Charakter hervorbringen.«
Arnold Schwarzenegger

Körperfett reduzieren, gesünder leben und fitter sein. Welche Rolle ausgewogene Ernährung bei diesen Zielen spielt, hast du im letzten Kapitel erfahren. Lebensmittel, die deinem Körper guttun, sind dabei nur ein Schlüssel zu einem gesunden, leistungsstarken, stressresistenten Körper.

Vielleicht hast du nach dem Lesen des letzten Kapitels den Plan gefasst, deinen Körperfettanteil zu senken und bewusster zu essen. Vielleicht möchtest du einfach gesünder und fitter sein, ohne abzunehmen. Prima! Jetzt kommt eine exzellente Nachricht: Du hast richtig gute Freunde, die dich bei deinem Plan tatkräftig unterstützen können.

Wer das sein soll? Na, deine Muskeln! Denn deine Muskeln sind hungrig und verbrauchen jede Menge Kalorien. Allerdings verlangen sie für diese Unterstützung eine Gegenleistung: Sie wollen sich bewegen. Bestimmt hast du den Spruch schon mal gehört: »If you don't use it, you lose it.« Wenn du deine Muskulatur nicht nutzt und forderst, baut sie sich ab. Während wir als junge Menschen noch verhältnismäßig leicht fit bleiben können, verlangsamt sich unser Stoffwechsel ab dem 30. Lebensjahr und unser Körper baut ab, hauptsächlich leider Muskelmasse (diesen Vorgang bezeichnet man auch als Katabolismus) – jedenfalls dann, wenn wir nichts dagegen tun. Das bedeutet aber nicht, dass nun »eh alles egal ist«. Im Gegenteil: Gerade mit steigendem Alter wird das Krafttraining zum Ausgleich des Katabolismus, also des körperlichen Verfalls, umso wertvoller für dich.

Du ahnst es sicher: In diesem Kapitel dreht sich alles um deine Muskulatur und Bewegung. Und bitte – selbst wenn Sport bisher nicht so dein Ding war – noch ein Grund, jetzt weiterzulesen! Denn wir starten ganz easy und bringen gemeinsam ein bisschen mehr Bewegung in deinen Alltag.

Kennst du die größten Mythen über Fitnesstraining?

»No pain, no gain!«
»Wer schön sein will, muss leiden!«

Es ist schon verrückt: Wenn es um Sport geht, begegnen mir jede Menge Mythen, Vorurteile und vermeintliche Binsenweisheiten. Ganz ehrlich: Ich glaube nicht daran, dass Sport wehtun sollte. Ich bin überzeugt, dass das Training mit Leichtigkeit und Spaß besser läuft. Die Bezeichnung »Krafttraining« mag zwar anstrengend klingen – und das Training darf auch anstrengend sein –, aber eben keine Qual. Das sollte für jeden gelten, egal ob Einsteiger oder Fitnessfreak. Denn deine Muskeln kannst du mit ein paar ganz easy Tipps wachsen lassen.

Apropos Muskelwachstum: Hartnäckig hält sich auch das Gerücht, dass Krafttraining-Neulinge im Grunde nur eine Hantel anschauen müssen und schon ein Kreuz wie Arnold Schwarzenegger bekommen. Dieser Gedanke, der natürlich an den Haaren herbeigezogen ist, hält vor allem Frauen und Menschen in der zweiten Lebenshälfte davon ab, Krafttraining einfach mal auszuprobieren. Das ist schade, denn ...

Muskelaufbautraining ist in vielerlei Hinsicht das effektivste Tool in deiner Fitness-Toolbox! Wenn dein Rücken schmerzt, das Knie beim Treppenlaufen zwickt, wenn es dir nicht mehr ganz so leichtfällt, aus dem Auto auszusteigen, wenn du dich nicht mehr richtig wohl in deinem Körper fühlst, dann ist Bewegung der Schlüssel für ein ganz neues Lebensgefühl.

Bewegung ist der Schlüssel zu einem ganz neuen Lebensgefühl.

Und ja, Laufen, Tennis, Squash, Beachvolleyball, Skifahren und Fußball sind super Sportarten! Wenn du nur eine davon regelmäßig ausübst, ist das super für deine Ausdauer, aber damit baust du nicht gezielt Muskeln auf.

Ich möchte also eine Lanze für das Krafttraining brechen. Weil es so wirksam ist und es schade wäre, wenn du es für dich nicht mal in Erwägung ziehst. Wie du deine Muskeln richtig trainierst, dazu später mehr. Wir starten jetzt mit dem Aufwärmprogramm!

Wie du ohne Sport mehr Kalorien verbrennst

Bei Fitnesstraining denken die meisten Menschen an die Turnhalle, den Sportplatz oder das Fitnessstudio – und beschränken sich auf die wenigen Optionen, die sich ihnen dort bieten. Dabei ist dein ganzer Alltag voller Bewegung, jedenfalls theoretisch.

Auf dem Weg zu deinem neuen, großartigen Körpergefühl willst du die Augen offen halten und hier und da eine Bewegungseinladung annehmen. Ganz nebenbei. Ohne Termin. Einfach zwischendurch. Zum Beispiel, indem du:

- nicht mehr auf den Fahrstuhl wartest, sondern die Treppe nimmst,
- eine Station früher aus der Straßenbahn aussteigst und den Rest des Weges läufst,
- deine Mittagspause oder auch mal eine Besprechung für einen Spaziergang nutzt,
- zu Hause mit deiner Familie die Musik aufdrehst und ihr gemeinsam tanzt,
- dein Auto bewusst etwas weiter weg parkst,
- Gelegenheiten im Alltag nutzt, um Einkäufe, Getränkekisten, Koffer, Pakete

und Lieferungen zu tragen – wenn nötig, auch über mehrere Stockwerke,

- dir ein Hobby suchst, das Bewegung und Spaß beinhaltet, zum Beispiel Gartenarbeit,
- öfter das Rad anstelle des Autos nimmst,
- …

In einer Zeit, in der die meisten Menschen sitzend arbeiten, langweilen sich unsere Muskeln sehr, sehr viele Stunden am Tag. Sich bewegen zu können, ist Luxus! Sobald du diese Haltung annimmst, erkennst du an jeder Ecke Chancen, um dich zu bewegen. Du kannst diese Chancen beherzt ergreifen und erleben, wie Bewegung deinen Alltag bereichert. Was viele unserer Klienten zusätzlich motiviert, ist ein Aktivitätstracker. »Wow, ich bin schon 4000 Schritte gelaufen, dabei habe ich doch aufgeräumt und etwas Hausarbeit erledigt!«

Klar, es ist großartig, wenn am Ende des Tages die 10 000 Schritte stehen, die oft als magische Zielmarke genannt werden. Wenn du sie schaffst, umso besser. Aber bereits 4000 Schritte täglich – hier ist wieder die Regelmäßigkeit wichtig – wirken sich positiv auf deinen Körper aus. Entscheidend ist nicht, wo du startest, sondern dass du nicht stehen bleibst. Mithilfe eines Trackers – es gibt viele großartige Sport- und Smartwatches, aber auch der in dein Smartphone integrierte Schrittzähler tut es! – kannst du wunderbar schauen, wie viele Schritte du schon jetzt im Schnitt am Tag läufst. Wie wäre es, wenn du dir vornimmst, in der nächsten Woche zehn Prozent draufzusetzen?

Schon dreimal tägliches Treppensteigen kann deine Herz-Kreislauf-Gesundheit erheblich verbessern, das legen neuere Forschungsergebnisse nahe.[29] Die Forschenden ließen Erwachsene, die viel Zeit im Sitzen verbringen, dreimal täglich eine Treppe steigen. Dreimal am Tag circa 135 Stufen, dazwischen eine bis vier Stunden Pause und das Ganze sechs Wochen lang. Anschließend stellten die Forschenden fest, dass sich die Ausdauer der Probanden erheblich verbessert und die Kraft im Unterkörper stark zugenommen hatte.

Ähnliche Untersuchungen konnten nachweisen, dass Menschen, die täglich ein paar Stufen steigen, über ein gesünderes Gehirn verfügen.[30] Das Treppensteigen wirkte wie eine Verjüngungskur für unser großes Denkorgan.

Genau wie bei der Ernährung gilt auch beim Sport: Am besten konzentrierst du dich auf das Wesentliche. Auf das, was für dich super in deinen Alltag hineinpasst. Dein Leben ist sowieso schon komplex genug, also lass es uns nicht komplizierter, sondern einfacher machen. Du brauchst nicht erst stundenlang zu recherchieren, bis du das vermeintlich weltbeste Trainingsprogramm gefunden hast. Alles, was du brauchst, hast du schon. Also lass uns durchstarten und in Bewegung kommen. Dazu lernst du jetzt die vier wichtigsten Grundprinzipien für dein Training kennen. Sie helfen dir dabei, die »tief hängenden Früchte« abzuernten, ohne dass du auch nur eine Minute zu viel investieren musst. Manche mögen auf den ersten Blick banal erscheinen, aber das ist gerade das Schöne. Je einfacher du dir die Sache machst, desto leichter bleibst du dran. Also, los geht's!

Diese 4 Grundprinzipien machen dich stark

- **Jedes Training ist besser als kein Training:** Eine Minute Bewegung ist besser als keine Minute.

- **Krafttraining kommt vor Kardiotraining:** Wenn du nur wenig Zeit hast und dich zwischen Muskelaufbautraining und Joggen entscheiden müsstest, wählst du Ersteres. Dieser Grundsatz gilt auch für Menschen, die sich eine schlankere Figur wünschen, denn Krafttraining stärkt deinen ganzen Körper und sorgt für eine athletische Figur. Es gehört zu einem gesunden, langen Leben dazu. Dazu musst du nicht unbedingt joggen, denn dein Herz-Kreislauf-System profitiert von allen Bewegungsarten, die deine Herz- und Atemfrequenz deutlich und für einen längeren Zeitraum erhöhen. Ist die Zeit also knapp, konzentriere dich auf Krafttraining und baue Kardiotraining in den Alltag ein, indem du zum Beispiel am Wochenende eine Radtour machst, die Einkäufe nach Hause trägst, statt mit dem Auto zu fahren, den Dachboden ausmistest, ausgelassen mit deinen Kindern spielst und so weiter.

- **Grundübung vor Isolationsübung:** Wenn du dich im Alltag bewegst, beanspruchst du immer mehrere Muskelgruppen gleichzeitig: Wenn du zum Beispiel aus dem Bett aufstehst, zur Haltestelle rennst oder Kartons auf das oberste Fach des Kellerregals hebst. Viele Geräte im Fitnessstudio bilden diese Komplexität nicht ab. Wenn du Prioritäten setzen willst oder musst, dann empfehle ich dir, dich für die Grundübungen zu entscheiden. Weil die Art dieser Übungen der Funktionsweise unseres Körpers, wie wir ihn täglich nutzen, eher gerecht wird. Im Übungsteil findest du viele dieser Grundübungen. Dazu gehören: Kniebeugen, Ausfallschritte, Zugübungen wie zum Beispiel Klimmzüge und Drucksübungen wie Bankdrücken. Wenn du also ins Fitnessstudio gehst, dann absolviere zuerst deine Grundübungen. Du hast anschließend noch Zeit? Prima, dann kannst du dich auf eine spezielle Muskelgruppe fokussieren, indem du zum Beispiel noch einen Satz Wadendrücken oder Bizeps Curls einlegst.

- **Kontinuierliche Überlastung:** »Noch vier … noch drei … noch zwei … noch eine … uuuund geschafft!« Krafttraining lebt von Wiederholungen. Doch nach einer Weile hat sich dein Körper daran gewöhnt, immer zehn Liegestütze und 20 Sit-ups zu machen. Dann stagniert dein Fortschritt: Wer immer das Gleiche tut, bekommt auch die gleichen Ergebnisse. Deshalb ist das Überlastungsprinzip das Geheimnis des Fortschritts beim Krafttraining. Du willst also immer noch eine Schippe drauflegen, also mehr Wiederholungen oder schwerere Gewichte, kürzere Satzpausen oder höhere Widerstände in dein Training einbauen. Du kannst dich schon jetzt auf die Motivationsschübe freuen, wenn du deine Rekorde wieder und wieder brichst und siehst, wie du stärker wirst.

Gib mir 60 Minuten pro Woche und ich gebe dir lebenslange Fitness

Die meisten Menschen, die abnehmen wollen, vernachlässigen dabei ihre Muskeln – und wundern sich, warum sie langfristig trotz aller Bemühungen eher zunehmen. Der US-amerikanische Bodybuilder Vince Gironda sagte einmal: »Alles, was ein Muskel braucht, sind zwei Trainingseinheiten in der Woche.« Ich mag den Gedanken, denn selbst wenn du nur zweimal in der Woche ein richtiges Krafttraining absolvierst, kannst du große Fortschritte erzielen. Auch hier gilt das 80/20-Prinzip: Zwei gut entworfene, sauber ausgeführte Trainings in der Woche beeinflussen dein Lebensgefühl positiv, verbessern Statur und Körperbau und wirken sich auf deinen ganzen Körper aus. Das Fundament dafür ist ein cleverer Trainingsplan. Wie erstellst du so einen Plan?

Ein guter Trainingsplan beinhaltet zwei Elemente: die richtigen Übungen und die richtige Progression (Trainingsanpassung). Ich empfehle dir, dich auf effektive Grundübungen zu konzentrieren. Besonders wirkungsvoll sind mehrgelenkige Übungen, die viele Muskeln gleichzeitig beanspruchen. Also zum Beispiel Kniebeugen, Ausfallschritte, Kreuzheben und Zugübungen wie Rudern in all seinen wunderbaren Varianten. Auch Druckübungen wie Liegestütze, Bankdrücken, Dips oder Überkopfdrücken sind extrem effektiv. So gießt du ein stabiles Kraftfundament für einen athletischen Körper, der bis ins hohe Alter belastbar bleibt. Ganz wichtig finde ich dabei die Faustformel »Form vor Gewicht«. Sie bedeutet: Achte vor allem darauf, deine Übungen sauber auszuführen. Keine Kompromisse: Wenn das Gewicht dafür zu schwer ist, reduzierst du es. Wenn du nämlich durch ein zu schweres Gewicht deine Übungen unvollständig oder unsauber durchführst, ärgerst du deine Sehnen, Gelenke und Bänder und riskierst Überlastungen. Nicht gut! Also arbeite stets schön kontrolliert, so trainierst du dir einen Schutzpanzer vor Verletzungen an. Richtig durchgeführt, gehört richtiges Krafttraining zu den verletzungsärmsten Sportarten überhaupt.

Wenn du nach den Grundübungen noch Zeit hast und noch mal gezielt einzelne Muskeln stärken willst, dann kannst du mit Isolationsübungen Waden, Bauch oder Arme kräftigen. Wichtig ist für dich zu wissen: Selbst wenn du diese Extrazeit zum Feinschliff nicht aufbringst, kannst du stolz auf dich sein. Denn mit den Grundübungen deckst du alle wichtigen Muskeln ab und sorgst für ein solides Kraftfundament.

Welche Übungen kommen nun in deinen Trainingsplan? Am Ende dieses Kapitels findest du Trainingspläne, mit denen du direkt durchstarten kannst – egal, ob du in einem gut ausgestatteten (Home-)Gym trainierst oder nur mit dem eigenen Körpergewicht. Im Übungskatalog findest du eine Auswahl der effektivsten Übungen, mit denen du die Pläne modifizieren und exakt an dein Trainingsumfeld anpassen kannst – egal, wo du gerade trainieren willst.

Wenn du jetzt ins Krafttraining einsteigst oder du mehr als einen Monat pausiert hast, startest du mit dem Onboarding-Plan. Danach investierst du so viel Zeit, wie du erübrigen kannst und willst. Selbst wenn es nur 60 Minuten pro Woche sind – wir bekommen das hin.

Hier ist eine bewährte Faustformel, die dir bei der zeitlichen Priorisierung deines Fitnesstrainings hilft:

- **Du hast weniger als 60 Minuten Zeit pro Woche?** Am besten nutzt du die Gelegenheit, deine Prioritäten zu hinterfragen und Kapitel 3 erneut zu lesen. Investiere solange jede dir für Sport zur Verfügung stehende Minute in richtiges Krafttraining.

- **Du hast eine bis drei Stunden pro Woche Zeit fürs Training?** Super. Fordere deine Muskeln mit richtigem Krafttraining mehrmals pro Woche.

- **Du nimmst dir über drei bis fünf Stunden pro Woche Zeit für Sport?** Großartig! Investiere drei Stunden in richtiges Kraft- und alles darüber in Kardiotraining.

- **Du hast mehr als fünf Stunden pro Woche zur Verfügung?** Jetzt stehen dir alle Türen offen. Drei Stunden richtiges Krafttraining, zwei Stunden Kardiotraining und alles darüber hinaus gestaltest du nach deinem Gusto – egal, ob du mit den Kids auf dem Spielplatz tobst, am Handstand arbeitest oder Breakdancen lernst.

Sobald du dich auf einen Wochenplan festgelegt hast, kannst du nun auf die richtige Progression achten. Um einen Fortschritt zu erzielen, um wirklich auch eine Veränderung zu bewirken, willst du in jedem Krafttraining deine Komfortzone verlassen. Das Stichwort lautet hier »kontinuierliche Überlastung«, du kennst das aus meinen Grundprinzipien. Es ist doch so: Wenn du möchtest, dass dein Körper stärker wird, darfst du für stetige Steigerung im Training sorgen. So gibst du das richtige Signal an deinen Körper, ohne ihn dabei zu überfordern: »Hey, Kumpel: Ist ja nett, was du bisher kannst. Aber das reicht mir nicht. Bau Muskeln auf, verdichte deine Knochen – ach ja, und stärke deine Sehnen und Gelenke!«

Steigerst du dein Training, sagst du deinem Körper, dass er stärker werden darf.

Stetige Steigerung, das gelingt dir nur mit einem Feedbacksystem. Du führst also Protokoll über deine Erfolge. Nach oder bei jedem Training notierst du, wie viele Wiederholungen du bei welcher Übung mit welchem Gewicht gemacht hast. In meiner Toolbox findest du eine Vorlage für solch ein Protokoll (www.dranbleiben.tools). So siehst du direkt vor Augen, wo du stehst, und kannst beim nächsten Mal noch eine Schippe drauflegen.

Ganz klassisch besteht ein Trainingsplan aus sechs bis sieben Übungen, die du in drei Sätzen wiederholst. Dabei wiederholst du jede Übung acht- bis zwölfmal – in jedem der drei Sätze. Beim Kreuzheben reichen vier bis sechs Wiederholungen. Dabei ist es wichtig, dass du das Prinzip der kontinuierlichen Überlastung (S. 92) umsetzt: Beginne mit einem Gewicht, mit dem du das vorgegebene Wiederholungsminimum sauber schaffst. Dein Ziel ist nun, in jedem Training mindestens eine Wiederholung mehr zu schaffen. Erreichst du das genannte Wiederholungsmaximum, erhöhst du das Gewicht etwas. Nach jedem Trainingssatz hast du dir eine 90 -120-sekündige Pause verdient. Und auch hier gilt: Vergiss nicht, hin und wieder einen großen Schluck Wasser zu trinken.

Das ganze Training dauert dann durchschnittlich eine Stunde. Super ist, wenn du es schaffst, deinen Trainingsplan zwei- oder sogar dreimal in der Woche in die Tat umzusetzen.

Aber was, wenn du dafür zu wenig Zeit hast? Dann empfehle ich dir, deine Muskeln mit zwei kürzeren, unterschiedlichen Trainingsplänen zu fordern und diese abwechselnd an zwei Tagen in der Woche zu trainieren. Auch hier gebe ich dir Pläne mit an die Hand, die erwiesenermaßen funktionieren. Jede dieser Trainingseinheiten dauert dann etwa eine halbe Stunde und liefert dir durch die unterschiedlichen Übungen ein solides Kraftfundament, auf das du bei Bedarf aufbauen kannst. Dabei führst du Übungen durch, die den ganzen Körper beanspruchen. Ob du dazu ins Fitnessstudio gehst oder dir zu Hause eine Matte hinlegst – diese Entscheidung liegt allein bei dir. Du darfst dein Training so gestalten, dass es am besten in deinen Alltag passt.

Wie du eine stabile Fitnessroutine aufbaust

Den Vielbeschäftigten unter uns empfehle ich, lieber mehrere kurze Trainingseinheiten von etwa 30 Minuten über die Woche zu verteilen, als nur einmal länger zu trainieren. Dein Schlüssel zum Erfolg ist die Kontinuität deines Trainings, aus dem du eine stabile Gewohnheit entwickelst. Je regelmäßiger du trainierst, desto leichter fällt dir das Dranbleiben.

Idealerweise nimmst du dir zwei- oder dreimal in der Woche 30 bis 40 Minuten Zeit für deine Gesundheit, als nur einmal am Wochenende ein oder zwei Stunden am Stück zu trainieren. Bleibst du zwei bis drei Monate kontinuierlich dran, ist die Fitnessroutine so stark in dein Unterbewusstsein verankert, dass Dranbleiben dich nur noch wenig Energie kosten wird.

Ich empfehle dir, deine Trainingswoche so zu gestalten, dass du mindestens einen Regenerationstag zwischen zwei Krafttrainingseinheiten legst. Idealerweise sind die Trainingseinheiten gleichmäßig über die Woche verteilt.

Hinweis: Gut möglich, dass dir das Krafttraining irgendwann so viel Spaß macht, dass du noch mehr willst. Bei mehr als drei Krafteinheiten pro Woche bietet sich ein sogenannter Split-Trainingsplan an. Vielleicht bist du schon im Besitz meines

Buches *Looking Good Naked*. Dort erfährst du, wie du ein solches Trainingsprogramm optimal gestaltest.

Wann ausbleibende Fortschritte ein gutes Zeichen sind

Vielleicht merkst du nach zwei, drei Monaten des Trainings, dass deine Fortschritte langsam ein Plateau erreichen. Mehr Gewicht, mehr Wiederholungen sind scheinbar nicht mehr drin. Das ist ein gutes Zeichen, denn erstens heißt es, dass du dir den momentanen Stillstand durch kontinuierliche Fortschritte erarbeitet hast. Und zweitens hast du den meisten anderen Menschen – die wenigsten arbeiten mit Feedbacksystemen – voraus, dass du dieses Plateau überhaupt bemerkt hast. In der Regel ist nach acht bis zwölf Wochen kontinuierlichen Krafttrainings der Zeitpunkt gekommen, an dem dein derzeitiger Trainingsplan ausgelutscht ist. Deine Komfortzone ist gewachsen, weil dein Körper sich an den bisherigen Trainingsreiz gewöhnt hat. Nun ist es Zeit für einen neuen Trainingsplan. Das hat übrigens auch den Vorteil, dass das Training auf Dauer abwechslungsreich bleibt!

Aber nicht nur daran wirst du merken, dass Krafttraining nun zu deinem Leben dazugehört und dass es selbstverständlich geworden ist, dass du dich mehr bewegst. Denn es ist so: Sobald du deine Gewohnheiten für mehr Bewegung und Sport etabliert hast, wirst du auch die ersten positiven Effekte spüren. Dein Körper, dein ganzes Lebensgefühl verbessern sich. Viele meiner Klienten sind überrascht, was sich alles durch das Training verändern kann …

»Mark, es ist unglaublich!« Jochen, einer meiner Klienten, klingt ganz überschwänglich in unserem Call. Jochen ist Mitte 50 und, wie ich finde, ein richtig cooler Typ. Seit zwei Monaten hat er mit meiner Unterstützung seine Ernährung umgestellt und Krafttraining in seinem Alltag etabliert. Aber wieder zurück zu seinem Anruf: »Ich habe, wie du es mir empfohlen hast, meine Fortschritte im Training getrackt. Nun habe ich schwarz auf weiß, wie ich mich jede Woche steigere. Das hatte ich früher nicht für möglich gehalten. Aber weißt du, was mich noch viel mehr überrascht? Ich bin jetzt nicht nur fitter – auch im Bett läuft es endlich wieder! Meine Frau ist begeistert.«

Also, liebe Leserin oder lieber Leser, wenn du regelmäßig Krafttraining machst, dann darfst du dich nicht wundern, auf wie viele Bereiche deines Lebens sich diese Entscheidung auswirken wird.

Lass uns noch mal genauer hinschauen, welchen Einfluss das Training auf deine Gesundheit haben kann: Etwaige Verspannungen und Schmerzen werden wahrscheinlich deutlich zurückgehen. Du wirst dich auch entspannter fühlen. Energiegeladener. Schläfst besser. Das regelmäßige Training wirkt wie ein Stimmungs-Booster, der nicht nur dich strahlen lässt, sondern auch dein Umfeld mit guter Laune ansteckt.

Deine Körperhaltung verbessert sich, so wirkst du auch nach außen noch selbstbewusster. Regelmäßiger Sport verhilft dir zudem, wie wir gleich sehen werden, auch zu mehr mentaler Stärke in anderen Lebensbereichen.

Wie kraftvoll ein neues Körpergefühl ist, habe ich auch bei meiner Frau miterleben dürfen. Sie hat schon immer regelmäßig Sport gemacht, aber nachdem wir uns kennengelernt haben, begann sie auch gezielt mit Krafttraining. Daran bin ich mit meiner Begeisterung dafür wahrscheinlich nicht ganz unschuldig. Durch das Training senkte sie, was ihr Wunsch war, ihren Körperfettanteil relativ mühelos. Ihr Blick, als sie in den Spiegel schaute und endlich wieder in ihre Lieblingsjeans passte – unbezahlbar!

Auch die Spannungskopfschmerzen, die sie häufig plagten, kommen so gut wie gar nicht mehr vor. Seitdem bleibt sie am Ball und hat das Krafttraining fest in ihre Sportroutine integriert. Sie ist eben eine Dranbleiberin!

Wie mentale Stärke aus körperlicher Stärke entsteht

Mehr Lebensfreude durch Bewegung – diesen Effekt wirst du schnell bei dir spüren. Aber kann Sport helfen, ernst zu nehmenden psychischen Erkrankungen vorzubeugen? Und wenn ja, inwiefern?

In einer 10-Jahres-Studie mit mehr als 4000 Erwachsenen fanden Forscher heraus: Bewegung hat einen signifikanten Einfluss auf die Wahrscheinlichkeit, an depressiven Symptomen oder sogar schweren depressiven Störungen zu erkranken.[31] Bei dieser Studie untersuchten die Forscher Probanden aus drei Gruppen: Menschen, die sich eher wenig bewegen (unter 150 Minuten in der Woche), Menschen, die sich moderat bewegen (zwischen 150 und 300 Minuten pro Woche) und Menschen, die sich viel bewegen (über 300 Minuten pro Woche). Außerdem unterschieden sich die Studienteilnehmenden darin, dass sie durchschnittlich an drei oder fünf Tagen in der Woche körperlich aktiv sind. Dabei sind alle Arten der Bewegung eingerechnet, also auch Treppensteigen und mit dem Kind Fangen spielen.

Das Ergebnis: Die Probanden, die sich am meisten bewegten, wiesen das geringste Risiko auf, an depressiven Stimmungen oder Depressionen zu erkranken. Die Wahrscheinlichkeit reduzierte sich in der Spitzengruppe sogar um bis zu 45 Prozent. Die Studie zeigte auch: Die Vorteile von Bewegung greifen schon bei moderater körperlicher Aktivität. 45 Minuten Bewegung am Tag – worunter auch Spazierengehen fällt – senkten das Risiko um 20 Prozent.

Was du also daraus mitnehmen kannst, ist: Bewegung im Alltag, Kardiotraining und Sport stärken nicht nur deinen Körper, sie machen dich auch mental widerstandsfähiger!

Kardiotraining – der falsche und der richtige Weg

Nachdem du nun einiges über Krafttraining gelesen hast, lass uns noch ein paar Strategien zum Kardiotraining besprechen: Denn Ausdauertraining ist nicht nur ein Booster, wenn du Fett abbauen willst, es ist auch sehr vielseitig. Ob du joggst, wanderst oder walkst. Ob du auf dem Crosstrainer, dem Laufband oder Rudergerät trainierst. Ob du auf dem Land (zu Fuß, zu Rad, zu Ski) oder auf dem Wasser (rudernd, schwimmend, surfend) unterwegs bist. Ob du allein schwitzt oder in der Gruppe. Ob du regelmäßig auf dem Tennis-, dem Fußball-, oder dem Basketballplatz stehst oder die Squashhalle bevorzugst: Alle diese Möglichkeiten bringen dein Herz-Kreislauf-System in Wallung, sorgen dafür, dass dein Körper Fett verbrennt, und sie machen glücklich. Denn nach dem Kardiotraining schüttet dein Körper jede Menge Glückshormone aus.

Wenn du Fett abbauen möchtest, kannst du dich an dem folgenden Grundsatz orientieren: Krafttraining ist deine Grundlage. Dein Ziel mit dem Kardiotraining ist es, den Kalorienverbrauch zusätzlich in die Höhe zu treiben, nicht, dich bis zur völligen Erschöpfung zu verausgaben. Während du deinen Körper mit langem, niedrigintensivem Kardiotraining wie Spaziergängen und Wanderungen schwer überfordern kannst, solltest du hochintensive Einheiten wie Sprints, bei denen du ans Limit gehst, wohldosiert einsetzen. Je intensiver du trainierst, desto mehr Regeneration benötigt dein Körper. Einsteigern empfehle ich, sich wenigstens für die ersten zwei bis drei Monate auf Kardiotraining mit niedriger bis moderater Intensität zu fokussieren und so ein Ausdauerfundament aufzubauen, bevor sie hochintensives Training wie Sprint-Intervalle in Betracht ziehen.

Im Gegensatz zum Krafttraining, bei dem du deine Rekorde brechen willst, kannst du das Kardiotraining so gestalten, dass es dir Freude macht: Wenn du dich auch langfristig mit niedriger bis mittlerer Intensität am wohlsten fühlst, weil du dich dann mit Freunden beim Joggen gut unterhalten kannst, dann go for it! Mehr ist für eine solide Ausdauer nicht nötig.

Nur wenn du bestimmte Leistungsziele verfolgst – zum Beispiel fünf Kilometer in einer bestimmten Zeit laufen zu können –, solltest du dein Kardiotraining zielgerichtet gestalten. Wie genau, ist dann eine Frage der Disziplin und sprengt den Rahmen dieses Buches. Aber indem du deine Ausdauer mehrmals die Woche trainierst, gießt du ein Ausdauerfundament, auf dem du jederzeit aufbauen kannst.

Jetzt bist du dran: Suche dir eine oder mehrere Formen des Kardiotrainings – egal ob Individual- oder Teamsport – aus und baue sie in deinen Alltag ein. Am besten wählst du eine Disziplin aus, die dich reizt und sich gut in deinen Alltag integrieren lässt. Vielleicht machst du es auch wie mein Freund Matthias, der vom Auto aufs Fahrrad gewechselt ist und so jeden Tag 60 Minuten von daheim ins Büro und zurück radelt. So schaffst du eine großartige Ergänzung zu deinem Krafttraining. Der dritte Baustein, die ausgewogene Ernährung, erweitert diesen Gesundheitsdreiklang.

Wichtig finde ich die Haltung, mit der du anfängst, mehr Bewegung in dein Leben zu lassen. Sport ist nicht dein Feind. Ganz im Gegenteil. Lässt du es zu, wird dir die zusätzliche Bewegung richtig guttun: sowohl deinem Körper als auch deinem Geist. Ich habe jedenfalls meine Routinen so aufgebaut, dass Sport für mich fest als Auszeit eingespeichert ist. Wenn ich mich bewege, tue ich mir als komplettem Menschen etwas Gutes: Mein Körper wird stärker und mein Kopf kann abschalten.

Sport ist deine Energieinfusion und gleichzeitig dein Schutzschild gegen Stress. Training füllt deine Batterien wieder auf. Es ist wie beim Sex: Du fühlst dich viel besser danach. Und so beginnt meine persönliche Auszeit für mich mittlerweile schon dann, wenn ich meine Joggingschuhe anziehe. Dann ist Mark-Zeit. Während ich über Felder und Waldwege laufe, genieße ich manchmal einfach die Natur. Manchmal befeuere ich mein Training mit Powersongs aus unserer #DRNBLBR-Playlist (www.dranbleiber.tools) oder höre ein spannendes Buch, das mich in seinen Bann zieht. Ich gestalte das Kardiotraining bewusst so, dass ich mich darauf freuen kann. Dann kann es auch mal passieren, dass ich das Training etwas verlängere, weil der Podcast oder das Buch mich einfach so fesselt, dass ich nicht aufhören will.

Sport ist meine Energieinfusion.

Falls du einmal ein Thema mit der Motivation gehabt hättest, hilft es, wenn du Sport mit einer Belohnung verknüpfst. Meine Frau hat sich zum Beispiel bewusst ein Fitnessstudio mit Sauna ausgesucht. Wenn sie ihr Training absolviert hat, belohnt sie sich mit einem Saunagang. Gerade an regnerischen, kalten Tagen ist dieser Ausblick auf eine warme Auszeit eine starke Motivation, wenn sich mal wieder der innere Schweinehund meldet.

Das wünsche ich dir auch: Dass du Bewegung und Sport so in dein Leben integrierst, dass es dich mit Freude erfüllt. Lass dir dieses wunderbare Gefühl nach einem fordernden Training nicht entgehen. Gib den Glückshormonen die Chance, ihre volle Wirkung entfalten zu können.

Also runter von der Couch und los geht's! Aber Moment – da fehlt noch was!

Das perfekte Equipment für dein Training

Keine Sorge, du kannst gleich damit beginnen, dir Bewegungsroutinen aufzubauen oder deinen Trainingsplan zu entwickeln. Bevor du deine Sportmatte ausrollst, möchte ich noch auf zwei Fragen eingehen:

1. Was brauchst du alles, um richtig zu trainieren?
2. Wie wärmst du dich richtig auf?

Wenn es für dich und dein Leben stimmig ist, (auch) zu Hause zu trainieren, dann empfehle ich dir Equipment, das möglichst vielseitig einsetzbar ist. Verstellbare Kurzhanteln gibt es zum Beispiel schon ab etwa 100 Euro. Wenn du etwas mehr Geld investieren kannst, dann sind Systemhanteln langfristig die beste Option. Bei diesen Hanteln kannst du ganz einfach das Gewicht verstellen, das heißt, sie begleiten dich dein Leben lang und passen sich deinen Fortschritten an. Falls du darüber hinaus noch mehr Möglichkeiten nutzen willst, kannst du dein Home-Gym mit Hantelbank, Langhantel oder Kettlebells sinnvoll aufs nächste Level bringen.

Deutlich günstiger sind dagegen Klimmzugstangen, mit deren Hilfe du zu Hause Rücken, Rumpf und Arme trainieren kannst. Diese passen selbst in kleine Wohnungen, weil du sie im Türrahmen befestigen kannst, manche sogar ohne bohren zu müssen. Wenn dir Klimmzüge (bisher noch) schwerfallen, ist das kein Thema. Dann lässt du dir einfach mit einem Widerstandsband unter die Arme greifen, bis du stark genug bist. Konkrete Produktempfehlungen findest du in meiner Toolbox (www.dranbleiben.tools).

Du brauchst also nicht viel, um dir zu Hause dein eigenes kleines Fitnessstudio einzurichten. Gerade wenn dein Alltag stressig ist und du dich abends nicht mehr so gut aufraffen kannst, ins Fitnessstudio zu gehen, oder du nicht mehr wegkannst, weil die Kinder schlafen, holst du dir dein Krafttraining einfach zu dir nach Hause.

Bring deine Muskeln auf Betriebstemperatur!

Ganz egal ob im Studio oder daheim: Bevor du mit dem eigentlichen Training beginnst, willst du dich warm machen. Ein gutes Warm-up besteht aus zwei Teilen: Im ersten Teil geht es darum, deinen Kreislauf in Schwung zu bringen. Ich fahre zum Beispiel mit dem Fahrrad ins Fitnessstudio – dann habe ich den ersten Teil schon erledigt und Zeit gespart. Du kannst ansonsten auch eine kleine Runde joggen oder fünf bis zehn Minuten aufs Kardiogerät gehen, Jumping Jacks machen oder Seil springen. Und zwar mit niedriger Intensität. Fällt dir das Reden dabei schwer, mach langsamer. Denk daran: Es geht darum, warm zu werden. Nicht darum, jetzt schon das Pulver zu verschießen, das du gleich im eigentlichen Training noch benötigst.

Ist dir warm, dann kannst du mit deinem Trainingsplan beginnen und zu Teil zwei übergehen, denn deine Muskeln sind jetzt auf Betriebstemperatur. Du beginnst jede Übung mit einem spezifischen Warm-up, das dich optimal auf diese Übung vorbereitet. Dazu führst du zwei Warm-up-Sätze mit leichtem Gewicht durch, bei denen du dich ganz auf eine saubere Ausführung der Übung fokussierst:

1. Warm-up-Satz: 5 Wiederholungen mit 50 Prozent Widerstand. Verwende die Hälfte des eigentlichen Gewichts (bei einer Körpergewichtsübung wählst du eine einfachere Variante) und führe 5 Wiederholungen durch. Also zum Beispiel 5 Kniebeugen mit Langhantel, aber wenn du bisher mit 40 Kilogramm Gewicht trainiert hast (Gesamtgewicht der Langhantel plus Gewichtsscheiben), wählst du nun 20 Kilogramm. Oder 5 saubere Liegestütze an der Wand, wenn dein eigentlicher Trainingssatz am Boden stattfindet. Oder 5 Wiederholungen Bankdrücken mit halbem Gewicht. Danach gehst du direkt in den zweiten Warm-up-Satz.

2. Warm-up-Satz: 2–3 Wiederholungen mit 75 Prozent Widerstand. Du schließt einen zweiten Satz mit dreiviertel deines Arbeitsgewichts an. Im Kniebeugen-Beispiel von eben nimmst du nun 30 Kilogramm statt 40 Kilogramm und führst 2–3 saubere Wiederholungen durch. Pausiere für 90 Sekunden, bevor du mit dem ersten Trainingssatz der Übung beginnst.

Hinweis: Beim Training statischer Übungen (Planke, Schiffchen) entfallen die Warm-up-Sätze. Das Gleiche gilt für Körpergewichtsübungen, zu denen keine leichtere Variante angegeben ist.

Startest du mit diesem Warm-up, ist dein Körper optimal vorbereitet. Dein Training kann jetzt richtig effektiv werden. Also lass uns einsteigen in ein praxiserprobtes Trainingsprogramm, das dir auch dann Fortschritte bescheren wird, wenn Zeit in deinem Leben ein knappes Gut ist.

80/20-Krafttraining – dein Trainingsprogramm zum Dranbleiben

Die vier Grundprinzipien, die dich stark machen, kennst du nun, du bist aufgewärmt und hast das nötige Equipment parat. Du hast deine Prioritäten klar sortiert, sodass du bereit bist, mindestens 60 Minuten deiner Woche in eine starke Gesundheit zu investieren. Lass uns nun zum Herzstück dieses Kapitels übergehen: richtiges Krafttraining, das du auch in einen pickepackevollen Wochenplan integriert bekommst.

Die folgenden Trainingspläne sind nach 80/20-Gesichtspunkten designt und die Übungen danach ausgewählt. Alles zusammen liefert dir ein Maximum an Ertrag bei einem Minimum an Zeit-Invest.

Onboarding: Dein erster Trainingsmonat

Wenn du gerade ins Krafttraining einsteigst oder mehr als einen Monat pausiert hast, trainierst du im ersten Monat den Onboarding-Plan. Am besten machst du dich schon jetzt auf erstklassige Erfahrungen gefasst, denn du wirst von Woche zu Woche fühlen und sehen, wie dein Körper sich verändert, du sicherer und stärker wirst.

Für alle dieser Pläne gilt: Sei präsent und hab Geduld mit dir. Der größte Fehler ist, zu schnell zu viel zu wollen. Du bist bereits im Training oder bringst Erfahrung mit? Dann kannst du dich stärker fordern, diesen Plan überspringen und direkt zum Abschnitt »Dranbleiben-Krafttraining« auf Seite 104 übergehen.

Lass uns zuerst die Vorgaben der einzelnen Wochen durchgehen und dann verrate ich dir, welche Übungen du jeweils trainierst.

Zielsetzung:
Das Ziel des Onboardings ist, deinen Körper in vier Wochen schrittweise an richtiges Krafttraining zu gewöhnen, ohne dich dabei zu überlasten. Daher beginnst du mit nur einem Satz pro Übung und erhöhst in den ersten drei Wochen um jeweils einen Satz pro Übung. Das Gewicht bleibt dabei konstant.

Dein Ziel ist es, in jedem Training präsent zu sein, ein Gefühl für die Übungsausführungen zu entwickeln und die Technik zu erlernen – nicht, die Goldmedaille im

Gewichtheben zu gewinnen! Dadurch zimmerst du den Grundstock für deine späteren Erfolge. Denn wer zu Anfang nicht präsent ist und sich eine verkehrte Technik angewöhnt, muss später umso mehr Energie aufwenden, um diese Schnitzer auszumerzen.

Erst in der vierten Woche erhöhst du das Gewicht, sodass du je sechs bis zehn Wiederholungen absolvierst. Damit gewöhnst du dich an das Gefühl einer höheren Belastung und setzt einen neuen Trainingsreiz.

Tipp: Nimm dir die Zeit, die Übungsbeschreibungen genau zu studieren! Nutze dein Smartphone, um die Qualität deiner Übungsausführung zu filmen. Vergleiche die Ausgangs- und die Endposition mit den Abbildungen in den Übungsbeschreibungen, um deine Technik zu verbessern.

Informationen zum Programm:

Diese Ausrüstung benötigst du: Kurzhanteln

Trainingstage: Du trainierst idealerweise an drei Tagen pro Woche, zum Beispiel montags, mittwochs und freitags. Zwischen zwei Trainingseinheiten sollte mindestens ein Ruhetag liegen.

Rahmenbedingungen:

- **Woche 1:** 1 Satz pro Übung, je 10–15 Wiederholungen pro Satz
- **Woche 2:** 2 Sätze pro Übung, je 10–15 Wiederholungen pro Satz; 60 Sekunden Satzpause
- **Woche 3:** 3 Sätze pro Übung, je 10–15 Wiederholungen pro Satz; 60 Sekunden Satzpause
- **Woche 4:** 3 Sätze pro Übung; Kurzhantel-Übungen: Gewicht erhöhen, je 6–10 Wiederholungen pro Satz; Körpergewichtsübungen: Dauer bzw. Anzahl der Wiederholungen erhöhen; 60 Sekunden Satzpause

Übungen:

Führe die folgenden Übungen an jedem Trainingstag nacheinander durch. Du trainierst damit deinen gesamten Körper.

- Goblet Squat mit Kurzhantel oder nur mit eigenem Körpergewicht (Seite 118)
- Walking Lunges mit Körpergewicht (Seite 121)
- Bankdrücken mit Kurzhanteln (Seite 132)
- Einarm-Rudern mit Kurzhantel (Seite 128)
- Planke (Seite 143)

Anpassungen bei Zeitmangel: Wenn deine Zeit trotz aller Bemühungen nicht für ein vollständiges Workout ausreicht, trainierst du den Plan so weit, wie du kommst. Versuche, die verbleibenden Übungen später am Tag nachzuholen. Beispiel: Die Planke (1–5 Minuten Aufwand) kannst du daheim auch ohne Equipment easy vor dem Abendessen einbauen.

Tipp:
Du findest alle Trainingspläne zum Ausdrucken in der kostenlosen Online-Toolbox (Seite 186).

		Woche 1		Woche 2		Woche 3		Woche 4	
	Datum:	_____ / _____ / ______		_____ / _____ / ______		_____ / _____ / ______		_____ / _____ / ______	
	Zeit:	Start:	Ende:	Start:	Ende:	Start:	Ende:	Start:	Ende:
	Leistung:	Gewicht	Wiederholungen	Gewicht	Wiederholungen	Gewicht	Wiederholungen	Gewicht	Wiederholungen
1. Goblet Squat mit Kurzhanteln (oder Kniebeugen mit Körpergewicht) W1–W3: 10–15 Wdh., W4: 6–10 Wdh. 60 Sekunden Satzpause	Satz 1								
	Satz 2								
	Satz 3								
2. Walking Lunges mit Körpergewicht W1–W3: 10–15 Wdh, W4: 15–20 Wdh. 60 Sekunden Satzpause	Satz 1								
	Satz 2								
	Satz 3								
3. Bankdrücken mit Kurzhanteln W1–W3: 10–15 Wdh, W4: 6–10 Wdh. 60 Sekunden Satzpause	Satz 1								
	Satz 2								
	Satz 3								
4. Einarm-Rudern mit Kurzhantel W1–W3: 10–15 Wdh, W4: 6–10 Wdh. 60 Sekunden Satzpause	Satz 1								
	Satz 2								
	Satz 3								
5. Planke W1–W3: 45–60 Sek., W4: 45–90 Sek. 60 Sekunden Satzpause	Satz 1								
	Satz 2								
	Satz 3								

Onboarding: Feedbacksystem für deinen ersten Trainingsmonat

So kann dein Trainingsplan aussehen. Notiere dort alle relevanten Parameter, um deine Fortschritte zu tracken.
Hinweis: Diesen Trainingsplan findest du (ebenso wie die weiteren Pläne für die folgenden Module) unter www.dranbleiben.tools.

Dranbleiben-Krafttraining: So funktioniert das 2-Phasen-System für kontinuierliche Fortschritte

Mit deinem zweiten Trainingsmonat steigst du so richtig ein. Durch zwei Trainingsphasen, die sich nacheinander abwechseln, setzt du stets neue Trainingsreize. So gelingt es dir, deine Muskulatur auf unterschiedliche Weise zu fordern und weiterzuentwickeln.

Der große Vorteil an diesem System ist, dass du es als Blaupause für jeden guten Workout-Plan nutzen und mit nur einem Programm über viele Monate kontinuierlich Fortschritte machen kannst. Du kannst dieses 2-Phasen-System für alle drei Trainingsmodule nutzen, die ich dir mitgebe.

Die drei Module: 30, 45 oder 60 Minuten Training

Die Module ermöglichen es dir, richtiges Krafttraining so in deine Woche zu integrieren, dass du auch bei knappem Zeitbudget eine Regelmäßigkeit entwickeln und Fortschritte machen kannst:

- **Modul 1: 30 Minuten Krafttraining (Seite 109)**
- **Modul 2: 45 Minuten Krafttraining (Seite 111)**
- **Modul 3: 60 Minuten Krafttraining (Seite 112)**

Jedes Modul beinhaltet zwei Ganzkörper-Trainingspläne mit Hanteln, die du abwechselnd an unterschiedlichen Tagen durchführst. Hinzu kommt jeweils ein Alternativ-Trainingsplan, mit dem du überall ganz ohne Equipment dranbleiben kannst.

Die drei Trainingsmodule ermöglichen dir, deine Trainingswoche je nach Zeitbudget flexibel so zu planen, dass du mindestens zwei, nach Möglichkeit drei Workouts pro Woche unterbekommst.

Du hast nur 60 Minuten pro Woche? Dann trainierst du Modul 1 an zwei Tagen deiner Wahl. Mehr Zeit? Super. Kombiniere die Module flexibel so miteinander, wie dein Terminplan es zulässt – bis hin zu einer Stunde Training an drei Tagen pro Woche (dreimal Modul 3). Auch hier gilt: Es ist gut, wenn du realistisch vorausplanst. Wie hoch ist die Wahrscheinlichkeit, dass du das Training auch so in die Tat umsetzt? Ein Plan, den du in weniger als acht von zehn Fällen einhalten kannst, ist zu ambitioniert. Dann ist weniger am Ende nicht nur mehr, es ist auch motivierender. Weil du dir beweisen kannst, dass du das, was du dir vornimmst, auch durchziehst.

Wenn du weißt, wie viel Zeit du zur Verfügung hast und damit welche Modulaufteilung für dich sinnvoll ist, können wir zum nächsten Schritt gehen: die Module in das 2-Phasen-System integrieren, von dem ich schon geschrieben habe. Das will ich dir nun noch genauer erklären.

Die zwei Phasen des Dranbleiben-Trainingssystems

Phase 1: Entwicklung der Muskulatur und des Herz-Kreislauf-Systems

- Trainingsdauer: sechs Wochen
- Wiederholungszahl: 10–15
- Satzpause: 30–60 Sekunden

Phase 2: Kraftaufbau

- Trainingsdauer: sechs Wochen
- Wiederholungszahl: 6–10
- Satzpause: 60–90 Sekunden

Diese Art der Unterteilung in Phasen mit unterschiedlichen Wiederholungsbereichen nennt man Periodisierung. Dadurch erzielst du mittelfristig bessere Ergebnisse, weil die Variation des Gewichts und der Wiederholungsbereiche kontinuierlich neue Reize setzen – und wie wichtig das ist, weißt du ja inzwischen.

Deshalb nenne ich ein Training nach diesem Plan auch richtiges Krafttraining: Du wirst damit nicht nur kontinuierlich stärker und resilienter, du entwickelst mit der Zeit auch eine gut definierte Muskulatur, die es dir – wenn das dein Ziel ist – leicht macht, schlank zu bleiben.

Wie oft solltest du trainieren und welches Modul ist das richtige für dich?

Das Dranbleiben-Trainingssystem ist durch seine unterschiedlichen Module so designt, dass es dir maximale Flexibilität bietet. Vorgabe ist, dass du, wie eben erwähnt, mindestens an zwei, idealerweise an drei Tagen pro Woche trainierst.

Je nachdem, ob dir dein Terminkalender 30, 45 oder 60 Minuten Trainingszeit ermöglicht, wählst du zwei bis drei Trainingstage aus den entsprechenden Modulen aus und integrierst sie in deinen Wochenplan. Zwischen zwei Kraft-Trainingstagen sollte mindestens ein Ruhetag liegen. Am besten verteilst du deine Trainingseinheiten möglichst gleichmäßig über die Woche. So optimierst du das Verhältnis aus Trainingsreiz und Regeneration und damit deine Fortschritte.

Hier sind einige Beispiele, wie du eine Trainingswoche bei unterschiedlichem Zeitbudget gestalten kannst:

60 Minuten Trainingszeit, 2 Trainingstage pro Woche

	Montag	Dienstag	Mittwoch	Donnerstag	Freitag	Samstag	Sonntag
Beispiel 1	Pause	Modul 1 Tag 1	Pause	Pause	Modul 1 Tag 2	Pause	Pause
Beispiel 2	Pause	Pause	Modul 1 Tag 1	Pause	Pause	Pause	Modul 1 Tag 2

90 Minuten Trainingszeit, 2–3 Trainingstage pro Woche

	Montag	Dienstag	Mittwoch	Donnerstag	Freitag	Samstag	Sonntag
Beispiel 1	Pause	Modul 2 Tag 1	Pause	Pause	Modul 2 Tag 2	Pause	Pause
Beispiel 2	Modul 2 Tag 1	Pause	Pause	Modul 2 Tag 2	Pause	Pause	Pause
Beispiel 3	Pause	Modul 1 Tag 1	Pause	Modul 1 Tag 2	Pause	Modul 1 Tag 1	Pause

120 Minuten Trainingszeit, 2–3 Trainingstage pro Woche

	Montag	Dienstag	Mittwoch	Donnerstag	Freitag	Samstag	Sonntag
Beispiel 1	Pause	Modul 1 Tag 1	Pause	Modul 1 Tag 2	Pause	Modul 3 Tag 1	Pause
Beispiel 2	Modul 2 Tag 1	Pause	Modul 2 Tag 2	Pause	Pause	Modul 1 Tag 1	Pause
Beispiel 3	Pause	Modul 3 Tag 1	Pause	Pause	Modul 3 Tag 2	Pause	Pause

150 Minuten Trainingszeit, 3 Trainingstage pro Woche

	Montag	Dienstag	Mittwoch	Donnerstag	Freitag	Samstag	Sonntag
Beispiel 1	Pause	Modul 2 Tag 1	Pause	Modul 2 Tag 2	Pause	Modul 3 Tag 2	Pause
Beispiel 2	Modul 1 Tag 2	Pause	Modul 3 Tag 1	Pause	Modul 3 Tag 2	Pause	Pause

180 Minuten Trainingszeit, 3 Trainingstage pro Woche

Hinweis: **In diesem Beispiel sind zwei aufeinander folgende Trainingswochen dargestellt.**

	Montag	Dienstag	Mittwoch	Donnerstag	Freitag	Samstag	Sonntag
Woche 1	Modul 3 Tag 1	Pause	Modul 3 Tag 2	Pause	Modul 3 Tag 1	Pause	Pause
Woche 2	Modul 3 Tag 2	Pause	Modul 3 Tag 1	Pause	Modul 3 Tag 2	Pause	Pause

Wie du siehst, kannst du die Trainingseinheiten der drei Module flexibel einsetzen, um den für dich optimalen Wochentrainingsplan zu finden. Steht dieser Plan, solltest du die Übungen so lange beibehalten, wie dein Plan noch Fortschritte abwirft.

Durch das 2-Phasen-System kannst du über Monate hinweg messbar stärker werden, also mehr Wiederholungen einer Übung schaffen oder, sobald du das obere Wiederholungslimit erreichst, mehr Gewicht bewegen. Sobald du an einen Punkt kommst, an dem du wenigstens zwei Wochen in Folge keine Verbesserungen mehr siehst, veränderst du deinen Trainingsplan.

Nun ist auch der Zeitpunkt gekommen, deinen Wochenplan nochmals auf den Prüfstand zu stellen. Wie gut bekommst du deine Trainingseinheiten unter? Bietet sich vielleicht sogar mehr Gelegenheit fürs Krafttraining? Oder hattest du dein Zeitbudget eher überschätzt?

- **Mehr Zeit:** Falls du etwas mehr Zeit investieren kannst, wechsle in das nächsthöhere Modul. Ein höheres Trainingsvolumen wird deine Fortschritte beschleunigen.
- **Weniger Zeit:** Bei Zeitmangel kannst du, sofern möglich, in ein niedrigeres Modul switchen. Damit bleibst du mit dem guten Gefühl am Ball, dass du dich weiter verbessern kannst.

- Keine Zeitanpassung: Sollte dein bisheriges Wochenzeitbudget weiterhin ideal sein, bietet sich möglicherweise eine Variation der Modultage an, zum Beispiel bei 120 Minuten Wochenzeitbudget (siehe vorherige Beispiele). Alternativ kannst du deine bisherigen Modultagespläne auch beibehalten und selbst modifizieren. Dazu ersetzt du mindestens zwei Übungen durch geeignete Alternativen, die du in der jeweiligen Übungsbeschreibung findest.

Ich habe das Trainingsprogramm so entwickelt, dass du dein Trainingsvolumen flexibel erhöhen kannst, aber nicht musst. Angenommen, du würdest für vier Monate 120 Minuten pro Woche trainieren und Fortschritte machen, bevor du wieder auf einem Plateau landest. Nun kannst du das Trainingsvolumen absenken, zum Beispiel weil deine derzeitigen Prioritäten nicht mehr als 60 Minuten erlauben – und weiter dranbleiben. Genauso kannst du deine Fortschritte beschleunigen, indem du auf 180 Minuten erhöhst und entsprechend häufiger trainierst.

Eine Nachricht an dein zukünftiges Ich

Vielleicht stellst du eines Tages fest, wie gut dir das Training tut. Wenn du darüber nachdenkst, fällt dir auf, dass Krafttraining ein Teil von dir geworden ist. Deine Trainingsroutine ist stabil – und du fühlst dich damit so gut, dass du nicht mehr darauf verzichten möchtest. Vielleicht ist das auch der Moment, an dem du sagst: »Ich möchte gerne mehr. Und ich bin bereit, mehr Zeit zu investieren.« Dann bieten sich fortgeschrittenere Trainingsmethoden an, wie du sie in meinem Buch *Looking Good Naked* findest. Das Trainingsprogramm dort knüpft exakt dort an, wo dieses aufhört.

Nun haben wir schon so viel darüber geredet, also lass uns einen genaueren Blick auf die drei Module werfen.

Die Dranbleiben-Trainingspläne: Modul 1 bis Modul 3 im Überblick

Bei allen drei Modulen handelt es sich um sogenannte Ganzkörpertrainingspläne. Das heißt, du trainierst an einem Tag alle Muskelgruppen.

Du findest in allen Modulen jeweils drei Trainingspläne: Tag 1, Tag 2 und einen Alternativplan, bei dem du keine Hanteln benötigst.

Gerade bei den kurzen Trainingsplänen profitierst du davon, wenn du verschiedene Trainingstage abwechselst, wie in den Wochenbeispielen im letzten Abschnitt gezeigt. So trainierst du mehr funktionelle Bewegungsmuster und sorgst für eine ausgeglichenere Kraft- und Muskelentwicklung.

Alle Trainingspläne sind auf mindestens zwei Trainingseinheiten pro Woche ausgelegt. Zwischen zwei Trainingseinheiten sollte immer ein Tag ohne Krafttraining liegen, um deinen Muskeln, Sehnen, Gelenken und deinem Nervensystem Zeit zu geben, stärker zu werden.

Hinweise zur Übungsauswahl:

- Du kannst eine der vorgegebenen Übungen nicht durchführen, weil dir das nötige Equipment fehlt? Kein Problem: Wähle einfach eine Alternativübung, die die gleiche Muskelgruppe trainiert (angegeben in der Übungsbeschreibung). Eine nach Muskelgruppen sortierte Übersicht aller Übungen findest du zudem im Umschlag des Buches.

- Für alle Körpergewichtsübungen wie Klimmzüge und Liegestütze gilt: Wähle die Übungsvariante, die deinem aktuellen Trainingsstand entspricht. Wer beispielsweise bisher noch keinen Klimmzug schafft, kann auf einen Klimmzug mit Widerstandsband ausweichen.

Modul 1: 30 Minuten Trainingsdauer

Übungen für Tag 1:

1. Kreuzheben mit der Langhantel, 3 Sätze (Seite 125)
2. Stehendes Schulterdrücken mit der Langhantel, 3 Sätze (Seite 136)
3. Klimmzüge, 3 Sätze (Seite 129)

	Wochentag:		
	Datum:	_____ / _____ / ______	
	Zeit:	Start:	Ende:
	Leistung:	Gewicht	Wiederholungen
1. Kreuzheben mit der Langhantel	Satz 1		
	Satz 2		
	Satz 3		
2. Stehendes Schulterdrücken mit der Langhantel	Satz 1		
	Satz 2		
	Satz 3		
3. Klimmzüge	Satz 1		
	Satz 2		
	Satz 3		

Übungen für Tag 2:
1. Zercher Squat, 3 Sätze (Seite 119)
2. Langhantelrudern zum Bauch, 3 Sätze (Seite 127)
3. Schulterdrücken mit Kurzhanteln stehend, 3 Sätze (Seite 137)

	Wochentag:		
	Datum:	_____ / _____ / ______	
	Zeit:	Start:	Ende:
	Leistung:	Gewicht	Wiederholungen
1. Zercher Squat	Satz 1		
	Satz 2		
	Satz 3		
2. Langhantelrudern zum Bauch	Satz 1		
	Satz 2		
	Satz 3		
3. Schulterdrücken mit Kurzhanteln stehend	Satz 1		
	Satz 2		
	Satz 3		

Übungen ohne Zusatzausrüstung:
1. Walking Lunges mit Körpergewicht, 200 Wiederholungen im Laufe der Woche (Seite 121)
2. Klimmzüge, 3 Sätze (Seite 129)
3. Liegestütze, 3 Sätze (Seite 133)

Walking Lunges: Die erste Übung gibt dir noch mehr Freiraum in deiner Woche. Dein Ziel ist es, mindestens 200 Wiederholungen der Übung im Verlaufe der Woche durchzuführen. Du musst sie also nicht am Stück absolvieren. Wie du die 200 (oder mehr) voll bekommst, entscheidest du selbst. Es spielt also keine Rolle, ob du an jedem Wochentag 30 Wiederholungen rockst, je 100+ Wiederholungen an zwei Trainingstagen unterbringst oder eine andere Aufteilung wählst.

Tipp: Dranbleiben – alle Trainingspläne für Modul 1 findest du (ebenso wie die weiteren Pläne für die folgenden Module) unter www.dranbleiben.tools.

	Wochentag:						
	Datum:	____/____/____		____/____/____		____/____/____	
	Zeit:	Start:	Ende:	Start:	Ende:	Start:	Ende:
	Leistung:	Gewicht	Wdh.	Ziel	Geschafft	Ziel	Geschafft
1. Walking Lunges mit Körpergewicht	Satz 1	Führe im Verlauf der Woche mindestens 200 Walking Lunges durch					
	Satz 2						
	Satz 3						
2. Klimmzüge oder invertiertes Rudern	Satz 1						
	Satz 2						
	Satz 3						
3. Liegestütze (Schwierigkeit gem. Ziel-Wdh. wählen)	Satz 1						
	Satz 2						
	Satz 3						

Modul 2: 45 Minuten Trainingsdauer

Übungen für Tag 1

1. Kreuzheben mit der Langhantel, 3 Sätze (Seite 125)
2. Goblet Squat, 3 Sätze (Seite 118)
3. Einarm-Rudern mit Kurzhantel, 3 Sätze (Seite 128)
4. Stehendes Schulterdrücken mit Langhantel, 3 Sätze (Seite 136)
5. Cuban Rotation mit Kurzhanteln, 3 Sätze (Seite 142)

Übungen für Tag 2

1. Zercher Squat, 3 Sätze (Seite 119)
2. Hip Thrust mit Kurzhantel, 3 Sätze (Seite 122)
3. Klimmzüge, 3 Sätze (Seite 129)
4. Bankdrücken mit Kurzhanteln, 3 Sätze (Seite 132)
5. Renegade Rows, 3 Sätze (Seite 144)

Übungen ohne Zusatzausrüstung

1. Goblet Squat (beladener Rucksack als Gewicht), 3 Sätze (Seite 118)
2. Einbein-Kreuzheben mit Körpergewicht, 3 Sätze (Seite 124)
3. Klimmzüge oder invertiertes Rudern, 3 Sätze (Seite 129 oder 131)
4. Liegestütze, 3 Sätze (Seite 133)
5. Face Pulls mit Widerstandsband, 3 Sätze (Seite 141)

Tipp: Eine Vorlage zum Ausdrucken für deine Trainingsplanung in Modul 2 findest du auf www.dranbleiben.tools.

Modul 3: 60 Minuten Trainingsdauer

Übungen für Tag 1

1. Zercher Squat, 3 Sätze (Seite 119)
2. Einbeiniges Kreuzheben mit Kurzhanteln, 3 Sätze (Seite 123)
3. Hip Thrust mit Kurzhantel, 3 Sätze (Seite 122)
4. Einarm-Rudern mit Kurzhantel, 3 Sätze (Seite 128)
5. Stehendes Schulterdrücken mit Langhantel, 3 Sätze (Seite 136)
6. Bankdrücken mit Kurzhanteln, 2 Sätze (Seite 132)
7. Schiffchen, 2 Sätze* (Seite 145)

* = so lange halten wie möglich

Übungen für Tag 2

1. Kniebeugen mit der Langhantel, 3 Sätze (Seite 116)
2. Kreuzheben mit Langhantel, 3 Sätze (Seite 125)
3. Ausfallschritt nach hinten mit Kurzhanteln, 3 Sätze (Seite 120)
4. Langhantelrudern zum Bauch, 3 Sätze (Seite 127)
5. Schulterdrücken im Stehen mit Kurzhanteln, 3 Sätze (Seite 137)
6. Reverse Flys mit Kurzhanteln, 2 Sätze (Seite 140)
7. Kettlebell-Swing, 2 Sätze** (Seite 146 f.)

** = Führe 30–50 Wiederholungen je Satz durch.

Übungen ohne Zusatzausrüstung

1. Goblet Squat (beladener Rucksack als Gewicht), 3 Sätze (Seite 118)
2. Hip Thrust (ggf. beladener Rucksack als Gewicht), 3 Sätze (Seite 122)
3. Walking Lunges mit Körpergewicht, 200 Wiederholungen im Laufe der Woche (Seite 121)
4. Invertiertes Rudern oder Klimmzüge, 3 Sätze (Seite 131 oder 129)
5. Liegestütze, 3 Sätze (Seite 133)
6. Seitheben mit Widerstandsband, 2 Sätze (Seite 139)
7. Schiffchen, 2 Sätze* (Seite 145)

* = so lange halten wie möglich

Walking Lunges: Dein Ziel ist es, mindestens 200 Wiederholungen der Übung im Verlaufe der Woche durchzuführen. Wie du die 200 (oder mehr) voll bekommst, entscheidest du selbst.

Tipp: Eine Vorlage zum Ausdrucken für deine Trainingsplanung in Modul 2 findest du auf www.dranbleiben.tools.

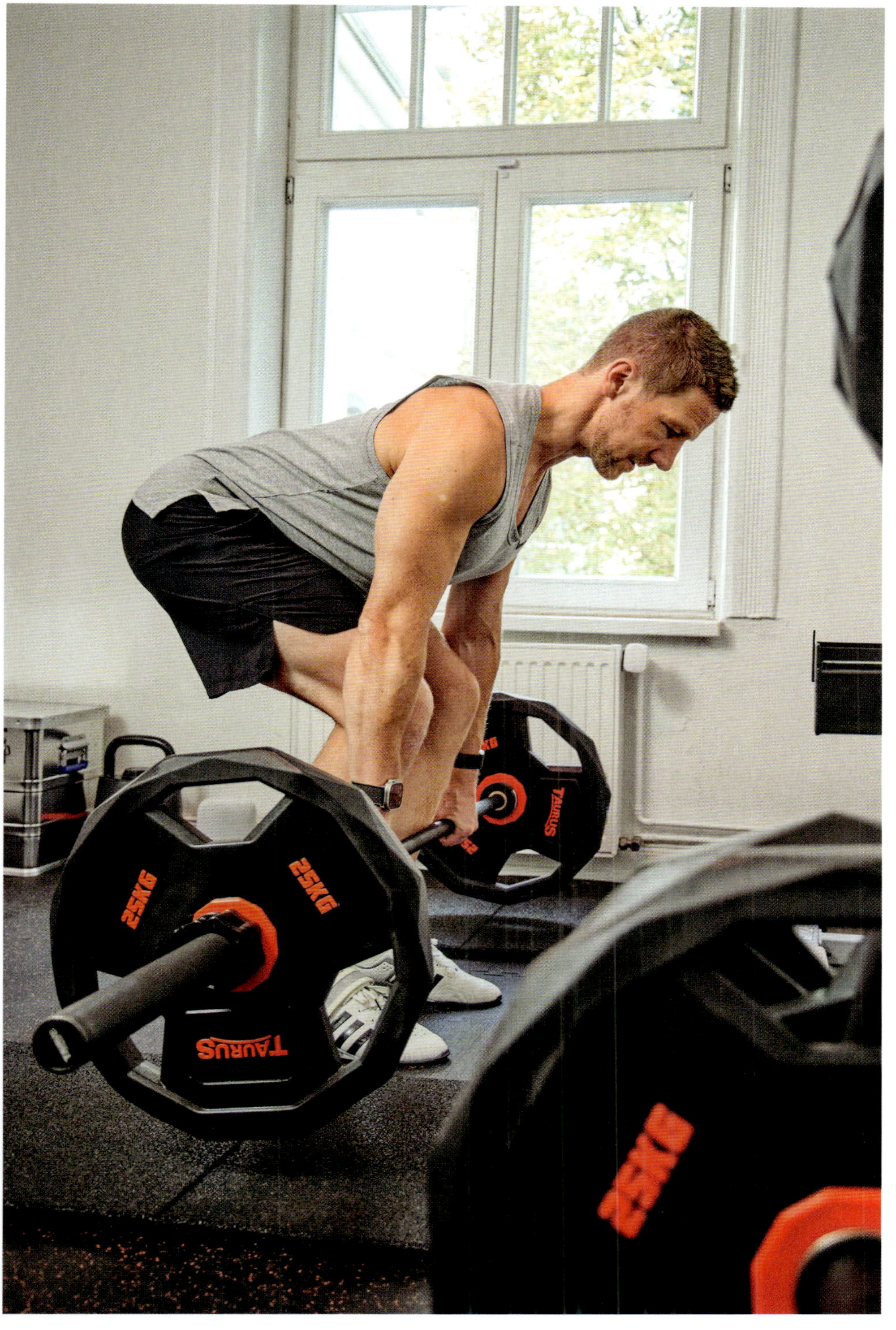
25KG
25KG
TAURUS
TAURUS
25KG

DIE ÜBUNGEN

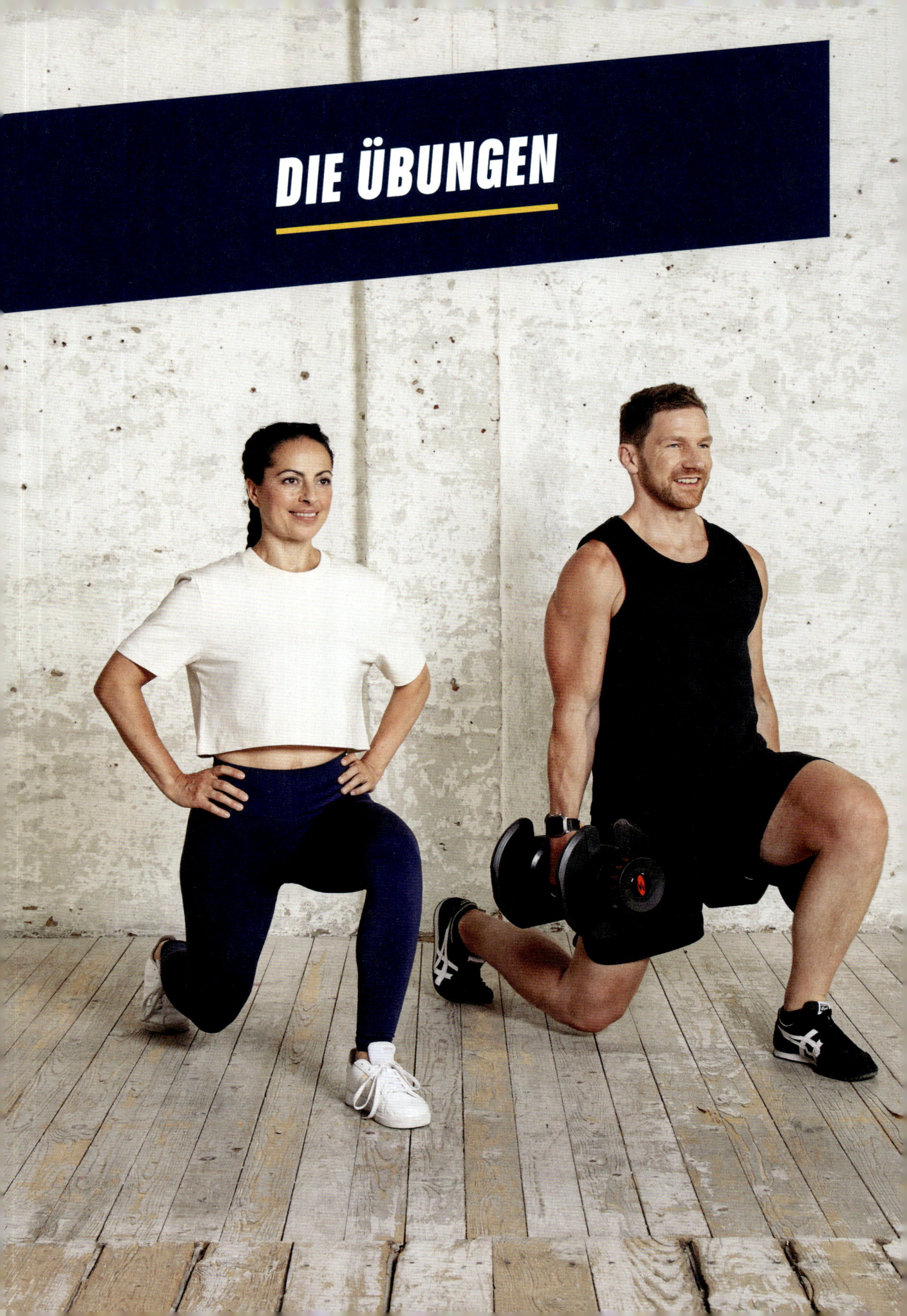

Ich habe alle drei Module des Trainingsprogramms so gestaltet, dass du die Übungsvielfalt eines gut ausgestatteten Home-Gyms (siehe Seite 99 f.) oder Fitnessstudios nutzen kannst. Auch wenn du bisher nur ein paar Kurzhanteln zur Hand hast, kannst du sofort starten! Du kannst Übungen für die gleiche primäre Muskelgruppe einfach untereinander austauschen. So kannst du, wenn du keine Langhantel, aber ein paar Kurzhanteln am Start hast, die Kniebeugen mit der Langhantel einfach durch die Kurzhantel-Kniebeuge ersetzen. Die primäre ist die jeweils erstgenannte Muskelgruppe.

Tipp: In der Übersichtstabelle im Umschlag findest du die Übungen für jede Muskelgruppe im Überblick.

Jede der folgenden Übungen erfüllt einen bestimmten Zweck und dient der Entwicklung bestimmter Muskelfunktionen. Die korrekte Technik ist in den Fotos dargestellt und im Text erläutert. Einige wichtige Details entgehen dir, wenn du nur auf die Fotos achtest. Daher nimm dir bitte die Zeit, auch die Beschreibungen zu lesen.

Um Verletzungen und Fortschrittssackgassen aus dem Weg zu gehen, solltest du dir noch mal unsere eherne Trainingsregel bewusst machen:

Form kommt vor Gewicht!

Ich sehe immer wieder, wie Menschen zu schweres Gewicht dadurch kompensieren, dass sie eine Übung unvollständig oder unsauber ausführen. Dadurch belasten sie ihre Gelenke, Sehnen und ihr Bindegewebe meist übermäßig und riskieren Verletzungen. Außerdem bringen sie sich um einen guten Trainingseffekt. Also nimm im Zweifel weniger Gewicht und führe die Übung sauber und kontrolliert durch.

Lass uns nun einen Blick auf die Übungen werfen – und wie du sie sauber ausführst.

KNIEBEUGE MIT DER LANGHANTEL

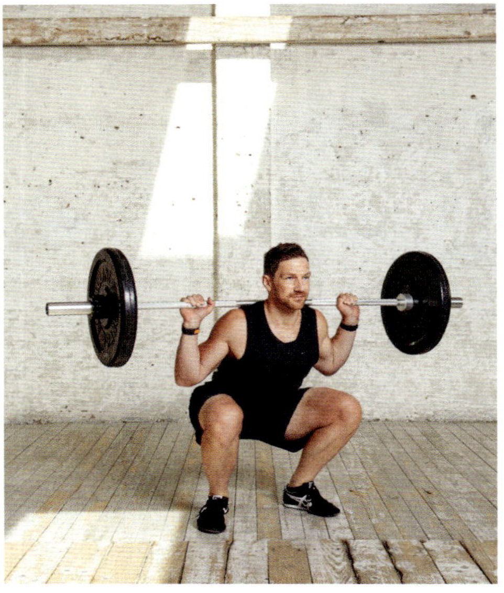

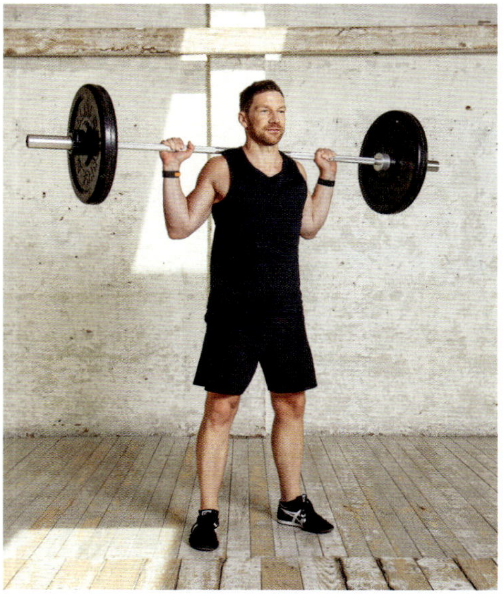

Muskelgruppe: Beine (Schwerpunkt auf Kniegelenk), Bauch
Technik: anspruchsvoll

Durchführung: Lege eine Langhantel in Schulterhöhe auf deinen Nacken und umfasse sie dabei mit beiden Händen.

Stell deine Füße schulterweit voneinander entfernt auf, die Fußspitzen zeigen leicht nach außen.

Spanne deinen Rumpf an. Nun gehe langsam und kontrolliert so tief in die Knie, wie es dir mit geradem Rücken möglich ist. Dein unterer Rücken bleibt dabei in seiner natürlichen, aufrechten Position. Die Fersen bleiben während der gesamten Bewegung am Boden.

Sobald du eine »sitzende« Position erreicht hast, richtest du dich langsam wieder auf, indem du deine Beine streckst und in die Ausgangsposition zurückkehrst. Deine Knie bleiben während der gesamten Übung in einer Linie mit deinen Schenkeln und Füßen.

Marks Trainingstipps:

- Deine Fersen berühren während der gesamten Übung den Boden. Falls dir das Probleme macht, kannst du jeweils eine kleine Gewichtsscheibe, ein Holzbrett oder einen Keil zur Fersenerhöhung nutzen.
- Hier findest du ein vollständiges Tutorial zur Kniebeuge mit der Langhantel: www.dranbleiben.tools.

KNIEBEUGE MIT KURZHANTELN

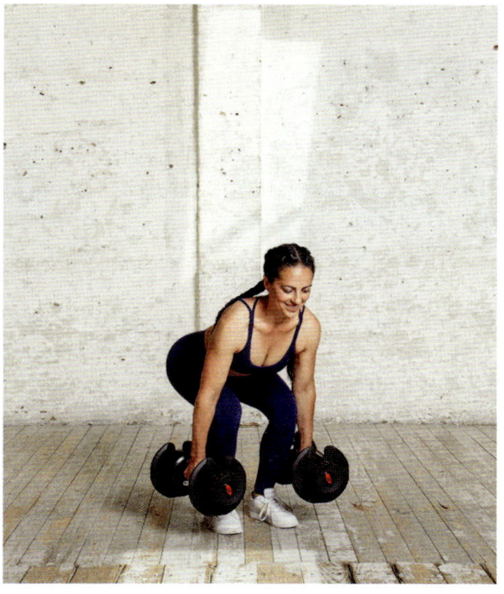

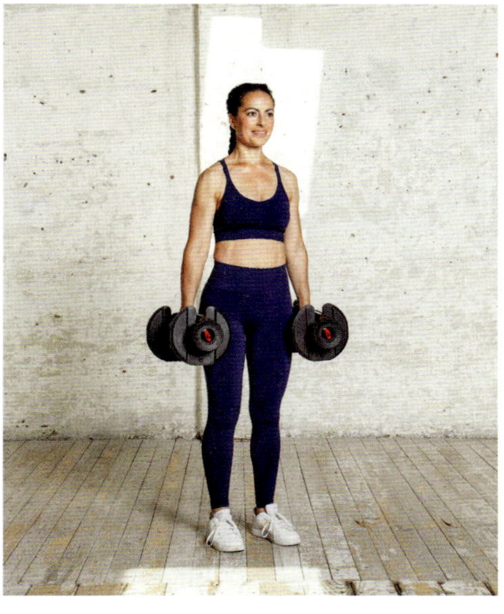

Muskelgruppe: Beine (Schwerpunkt auf Kniegelenk)
Technik: einfach

Durchführung: Nimm zwei Kurzhanteln in die Hände, die Arme hängen seitlich an deinem Körper herab, die Handinnenflächen weisen zueinander.

Nimm einen etwa schulterweiten Stand ein und positioniere deine Füße leicht nach außen geöffnet. Dein Blick ist geradeaus nach vorn gerichtet.

Spanne deinen Rumpf an. Gehe kontrolliert so tief in die Hocke, wie es dir mit geradem Rücken möglich ist – so als wolltest du dich auf einen (niedrigen) Stuhl setzen. Dein unterer Rücken bleibt dabei in seiner natürlich gestreckten Position, die Fersen bleiben während der gesamten Bewegung am Boden.

Sobald du eine »sitzende« Position erreicht hast, kehre in die Ausgangsposition zurück, indem du Beine und Hüfte kraftvoll streckst. Deine Knie bleiben während der gesamten Übung in einer Linie mit deinen Schenkeln und Füßen.

GOBLET SQUAT

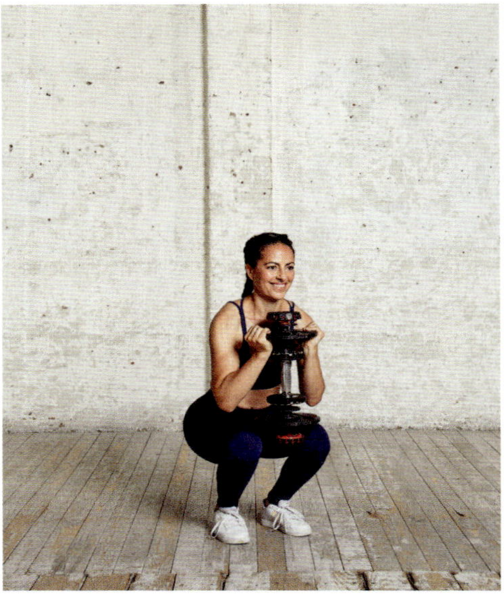

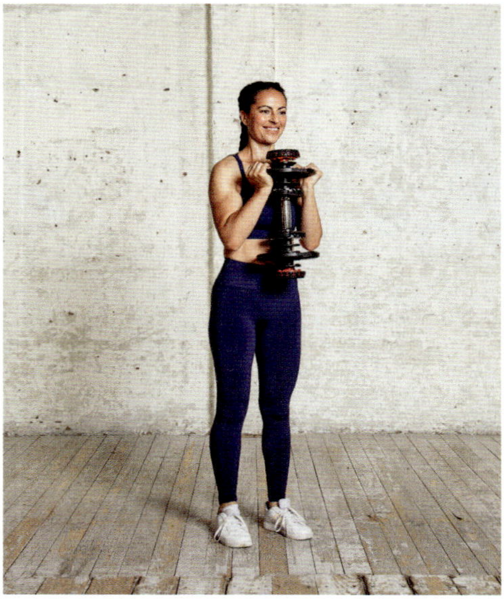

Muskelgruppe: Beine (Schwerpunkt auf Kniegelenk)
Technik: einfach

Durchführung: Ergreife eine Kurzhantel, Gewichtsscheibe oder Kettlebell und positioniere sie mit beiden Händen vor deiner Brust.

Nimm einen etwa schulterweiten Stand ein und positioniere deine Füße leicht nach außen geöffnet. Dein Blick ist geradeaus nach vorn gerichtet.

Spanne deinen Rumpf an. Gehe kontrolliert so tief in die Hocke, wie es dir mit geradem Rücken möglich ist – so als wolltest du dich auf einen (niedrigen) Stuhl setzen. Dein unterer Rücken bleibt dabei in seiner natürlich gestreckten Position, die Fersen bleiben während der gesamten Bewegung am Boden.

Sobald du eine »sitzende« Position erreicht hast, kehre in die Ausgangsposition zurück, indem du Beine und Hüfte kraftvoll streckst. Deine Knie bleiben während der gesamten Übung in einer Linie mit deinen Schenkeln und Füßen.

ZERCHER SQUAT

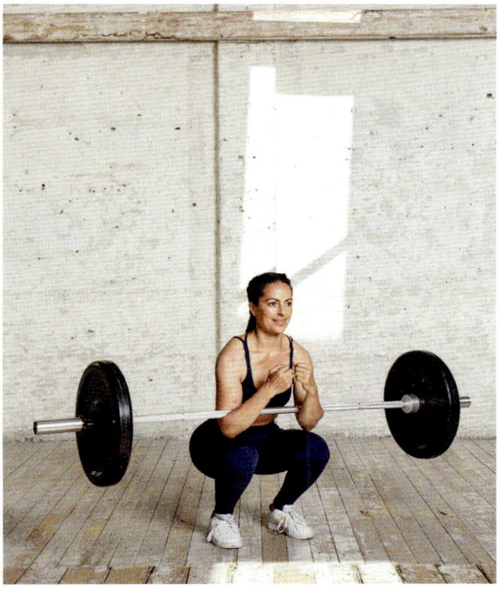

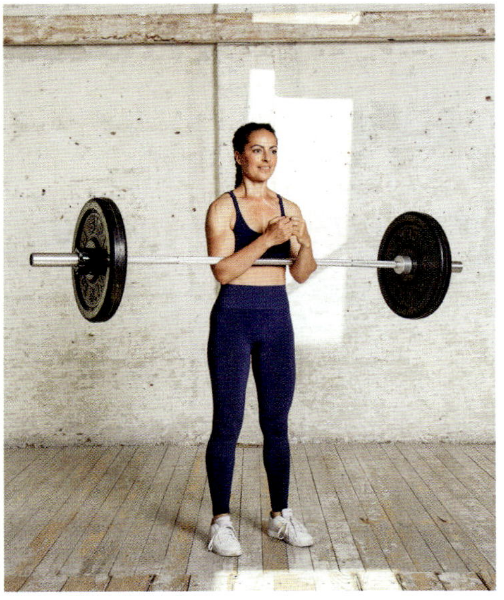

Muskelgruppe: Beine (Schwerpunkt auf Kniegelenk), Bauch
Technik: mittel

Durchführung: Hebe die Langhantel etwa in Höhe deines Oberbauchs aus ihrer Ablage. Dazu nimmst du sie in deine Ellenbogenbeugen und »schaufelst« sie heraus.

Nimm einen etwa schulterweiten Stand ein und positioniere deine Füße leicht nach außen geöffnet. Dein Blick ist geradeaus nach vorn gerichtet.

Spanne deinen Rumpf an. Gehe mit aufrechtem Oberkörper kontrolliert so tief in die Hocke, wie es dir möglich ist. Versuche, deine Hüfte direkt unter dir zu halten. Dein unterer Rücken bleibt dabei in seiner natürlich gestreckten Position, die Fersen bleiben während der gesamten Bewegung am Boden. Vermeide, dass deine Ellenbogen mit deinen Knien oder Oberschenkeln kollidieren.

Sobald du eine »sitzende« Position erreicht hast, kehre in die Ausgangsposition zurück, indem du dich kraftvoll vom Boden wegdrückst. Achte auch hier besonders auf eine aufrechte Oberkörperhaltung (»Brust raus!«). Genieße die Spannung in deinen Beinen, Armen, Schultern und deiner Körpermitte.

Marks Trainingstipp:

- Wenn du mehr Stabilität in deiner Haltung benötigst, kannst du die Händen während der gesamten Übung ineinandergreifen lassen.

AUSFALLSCHRITT NACH HINTEN MIT KURZHANTELN

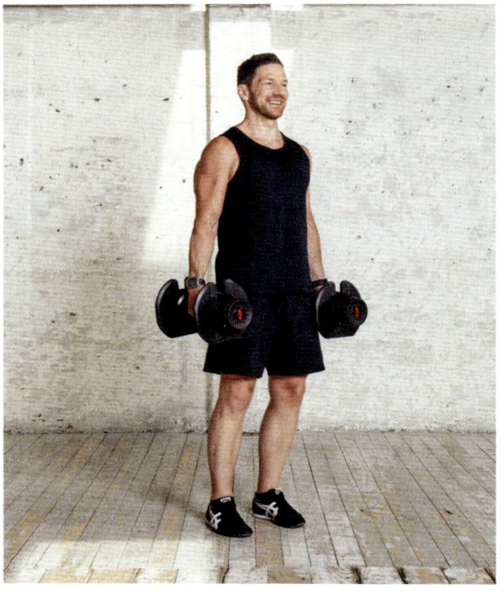

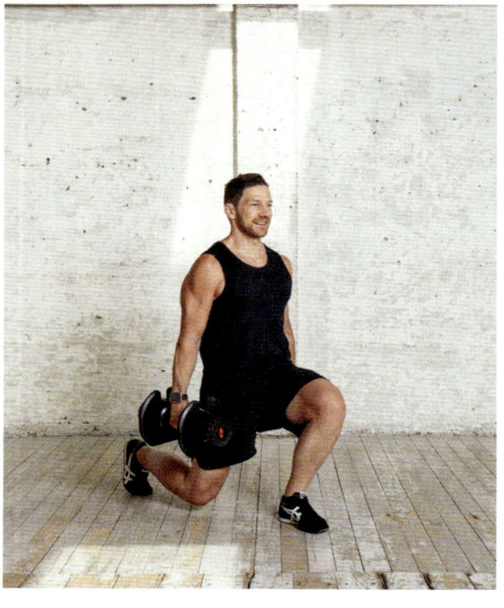

Muskelgruppe: Beine (Schwerpunkt auf Kniegelenk)
Technik: mittel

Durchführung: Du stehst mit schulterweit geöffneten Füßen, die Schultern nach hinten gezogen, und blickst geradeaus nach vorn.

Spanne deinen Rumpf an. Setze dein rechtes Bein in einem Ausfallschritt nach hinten.

Senke deinen Körper kontrolliert ab, indem du dein linkes Knie und deine linke Hüfte beugst. In der Endposition berührt dein rechtes Knie sanft den Boden.

Kehre die Bewegung um, indem du das rechte Bein kraftvoll streckst und in die Ausgangsposition nach vorn zurückführst.

Wiederhole die Übung mit links

Marks Trainingstipps:

- Bei einem weiten Ausfallschritt arbeitet die Gesäßmuskulatur stärker, bei einem engen Ausfallschritt hingegen hat der Quadrizeps (Oberschenkelvorderseite) mehr zu tun.
- Halte den Blick während der gesamten Übung frei geradeaus, den Oberkörper aufrecht und die »Brust raus«.

WALKING LUNGES MIT KÖRPERGEWICHT

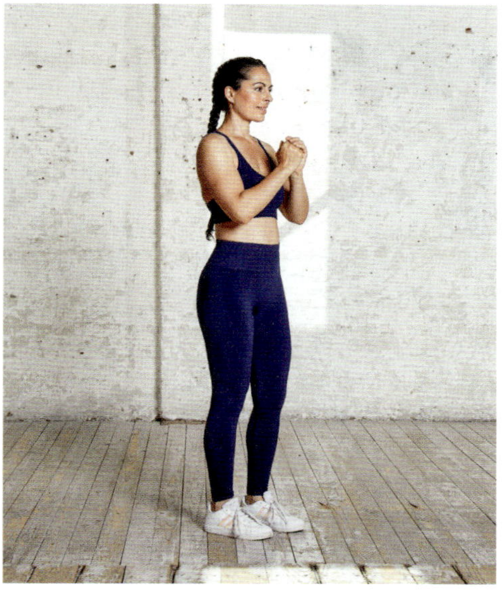

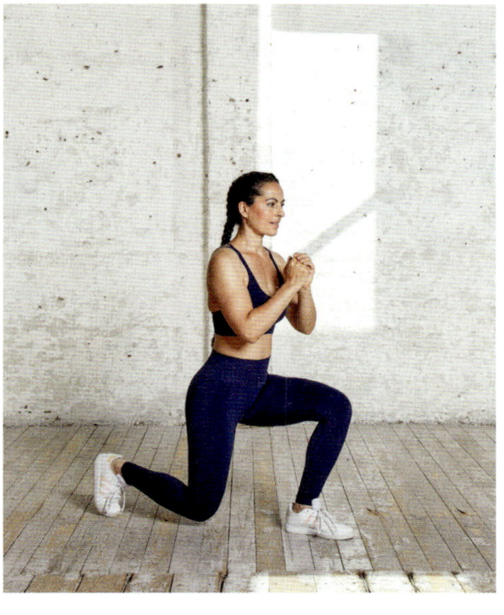

Muskelgruppe: Beine (Schwerpunkt auf Kniegelenk)
Technik: einfach

Durchführung: Du stehst mit schulterweit geöffneten Füßen, die Schultern nach hinten gezogen, und blickst geradeaus nach vorn.

Spanne deinen Rumpf an. Steige mit dem linken Bein einen Schritt nach vorn.

Senke deinen Körper kontrolliert ab, indem du deine Knie und deine linke Hüfte beugst. In der Endposition berührt dein rechtes Knie sanft den Boden.

Vervollständige den Schritt, indem du das rechte Bein jetzt kraftvoll streckst und deinen rechten Fuß neben den linken positionierst.

Wiederhole die Übung mit rechts.

Marks Trainingstipp:
- Halte den Blick während der gesamten Übung frei geradeaus, den Oberkörper aufrecht und die »Brust raus«.

HIP THRUST MIT KURZHANTEL

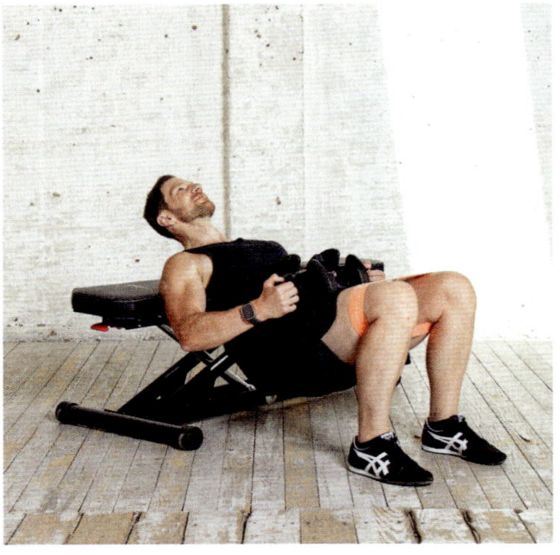

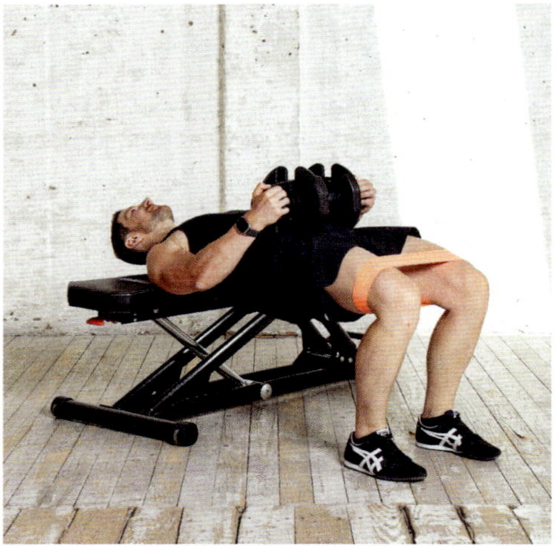

Muskelgruppe: Beine (Schwerpunkt auf Hüftgelenk), Bauch
Technik: mittel

Durchführung: Lege dich mit dem oberen Rücken auf eine quer gestellte Flachbank. Deine Schultern schließen mit der Bankkante ab, der untere Rücken liegt nicht auf der Bank auf. Die Knie sind angewinkelt, Ober- und Unterschenkel bilden einen rechten Winkel, die Füße stehen flach auf dem Boden.

Positioniere ein Gewicht auf Höhe der Hüftfalte. Ziehe deine Schultern nach unten, während du das Gewicht mit den Händen fixierst.

Versetze deinen Rumpf und dein Gesäß unter Spannung und hebe das Gewicht an. Die Knie bleiben dabei genau über den Zehen. Strecke deine Hüfte vollständig, ohne dabei ins Hohlkreuz zu fallen, und spanne deinen Po an. Deine Wirbelsäule bleibt dabei in ihrer neutralen Position.

Halte die Spannung in Rumpf und Gesäß und senke das Gewicht kontrolliert ab in die Ausgangsposition.

Marks Trainingstipps:
- Fokussiere dich während der gesamten Übung auf deine Gesäßmuskulatur. Versuche, deinen vorderen unteren Rippenbogen über die Bauchmuskulatur möglichst nah an deine Hüftknochen zu bringen.
- Du kannst den Hip Thrust auch mit einem anderen Gewicht (Kettlebell, Langhantel, beladener Rucksack et cetera) oder ohne Zusatzgewicht durchführen.
- Hier findest du ein vollständiges Tutorial zum Hip Thrust: www.dranbleiben.tools.

EINBEINIGES KREUZHEBEN MIT KURZHANTELN

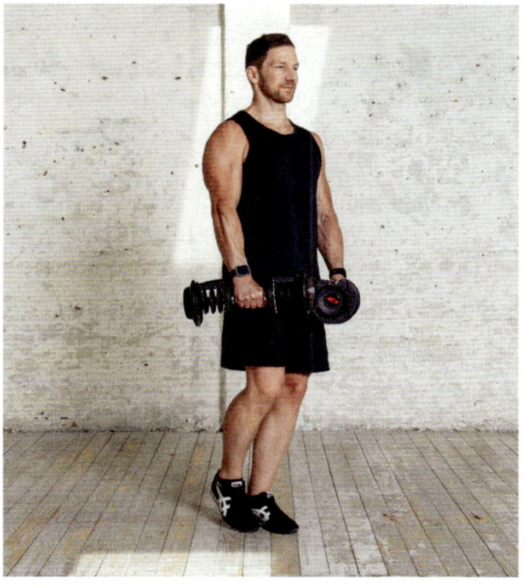

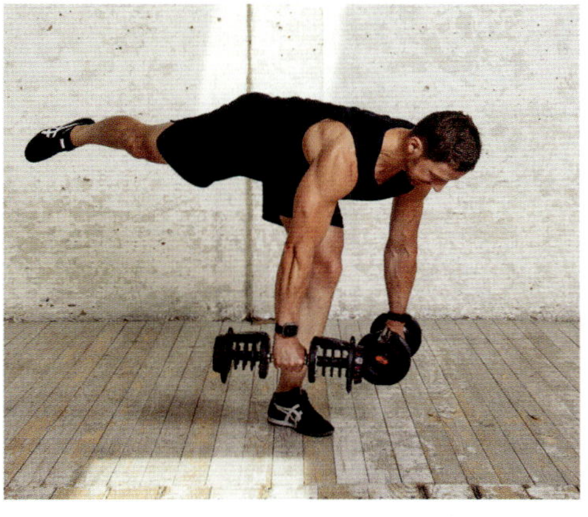

Muskelgruppe: Beine (Schwerpunkt auf Hüftgelenk)
Technik: anspruchsvoll

Durchführung: Nimm eine Kurzhantel in jede Hand und nimm einen aufrechten Stand ein. Lass das entlastete Bein neben deinem Standbein »hängen«.

Senke beide Hanteln fast senkrecht in Richtung Boden ab, dein entlastetes Bein dient als Gegengewicht. Fixiere dabei dein Kniegelenk, die Bewegung kommt ausschließlich aus dem Hüftgelenk. Achte darauf, dass deine Wirbelsäule ihre aufrechte, neutrale Position beibehält, und vermeide jede Seitverdrehung deines Körpers.

Brust raus! Hebe deinen Oberkörper an, indem du dich auf eine stabile Verbindung deines belasteten Fußes mit dem Boden fokussierst. Nutze dabei die gesamte Fläche des Fußes, um die Kraft in den Boden abzuleiten.

Kontrahiere deine Pomuskeln in der stehenden Position. Achte während der gesamten Ausführung darauf, deine Wirbelsäule neutral und deinen Rumpf unter Spannung zu halten.

Nachdem du die vorgegebene Wiederholungszahl ausgeführt hast, wiederholst du die gleiche Anzahl auf dem anderen Bein stehend.

Marks Trainingstipps:

- Beginne die Übung mit deinem schwächeren Standbein.
- Alternativ kannst du das einbeinige Kreuzheben auch mit Kettlebells, einer Langhantel oder einem anders gearteten Gewicht (Rucksack, Getränkekiste) durchführen.
- Du kannst die Muskelbelastung der Übung weiter variieren, indem du nur mit einer Hand eine Kurzhantel ergreifst – entweder auf der Seite des Standbeins oder der gegenüberliegenden Seite.

EINBEINIGES KREUZHEBEN MIT KÖRPERGEWICHT

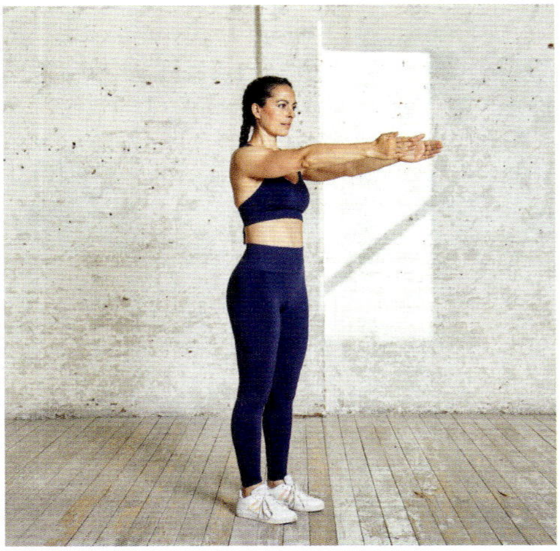

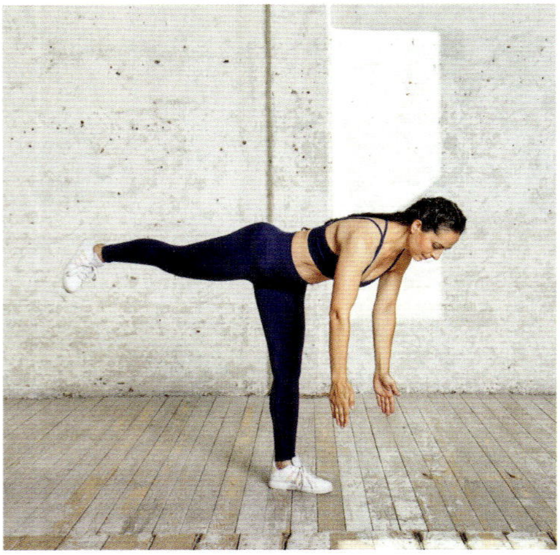

Muskelgruppe: Beine (Schwerpunkt auf Hüftgelenk)
Technik: mittel

Durchführung: Nimm einen aufrechten Stand ein. Lass das entlastete Bein neben deinem Standbein »hängen«.

Senke deinen Oberkörper in Richtung Boden ab, indem du dein Hüftgelenk beugst. Dein entlastetes Bein dient dabei als Gegengewicht. Das Kniegelenk bleibt fixiert, die Bewegung kommt ausschließlich aus dem Hüftgelenk. Achte darauf, dass deine Wirbelsäule ihre aufrechte, neutrale Position beibehält, und vermeide jede Seitverdrehung deines Körpers.

Brust raus! Hebe deinen Oberkörper an, indem du dich auf eine stabile Verbindung deines belasteten Fußes mit dem Boden fokussierst. Nutze dabei die gesamte Fläche des Fußes, um die Kraft in den Boden abzuleiten.

Kontrahiere deine Pomuskeln in der stehenden Position. Achte während der gesamten Ausführung darauf, deine Wirbelsäule neutral und deinen Rumpf unter Spannung zu halten.

Nachdem du die vorgegebene Wiederholungszahl ausgeführt hast, wiederholst du die gleiche Anzahl auf dem anderen Bein stehend.

Marks Trainingstipps:

- Beginne die Übung mit deinem schwächeren Standbein.
- Du kannst die Muskelbelastung der Übung erschweren, indem du das entlastete Bein nicht als Gegengewicht nutzt und es während der gesamten Übungsausführung neben dem Standbein »hängen« lässt.

KREUZHEBEN MIT DER LANGHANTEL

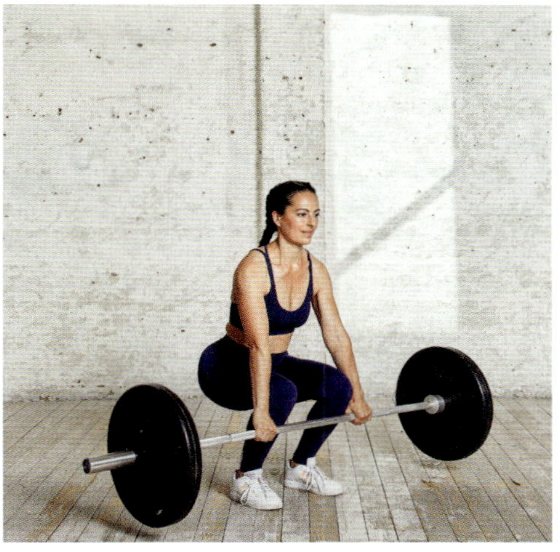

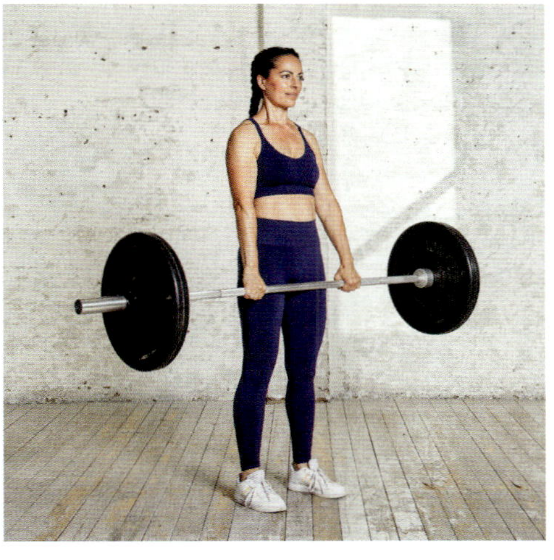

Muskelgruppe: Beine (Schwerpunkt auf Hüftgelenk), Bauch
Technik: mittel

Durchführung: Stell dich so nah wie möglich hinter die Langhantel und nimm einen mindestens hüftbreiten, festen Stand ein.

Greife die Hantelstange etwas weiter als schulterbreit, knapp außerhalb der Unterschenkel, die Daumen zeigen zueinander. Deine Wirbelsäule bleibt in ihrer neutralen Position.

Brust raus! Hebe das Gewicht durch kraftvolles, kontrolliertes Abdrücken vom Boden an. Nutze dabei die gesamte Fußfläche, um die Kraft in den Boden abzuleiten. Führe die Hantelstange möglichst nah am Körper beziehungsweise eng an deinen Knien vorbei. Spanne dabei die Trizepse an, als wolltest du die Stange verbiegen.

Kontrahiere deine Pomuskeln in der stehenden Position, bevor du das Gewicht kontrolliert in die Ausgangsposition zurückführst. Achte während der gesamten Ausführung darauf, deine Wirbelsäule neutral zu halten.

Marks Trainingstipps:

- Überstrecke deinen Rücken nicht in der oberen Position. Du stehst aufrecht, während du deine Pomuskeln anspannst.
- Falls deine Griffkraft noch nicht ausreicht, um die Hantelstange zu halten, kannst du einen Zwiegriff verwenden. Dabei greift die eine Hand die Stange von oben und die andere von unten.
- Wie bei der Kniebeuge bestimmt deine Beweglichkeit, wie tief du in die untere Position gehen kannst. Sobald deine Wirbelsäule ihre neutrale Position verlässt, bist du zu tief.
- Hier findest du ein vollständiges Tutorial zum Kreuzheben mit der Langhantel: www.dranbleiben.tools.

SUMO-KREUZHEBEN MIT KURZHANTEL

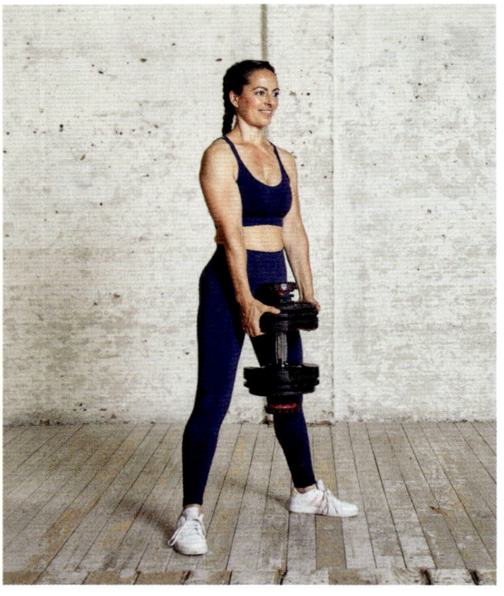

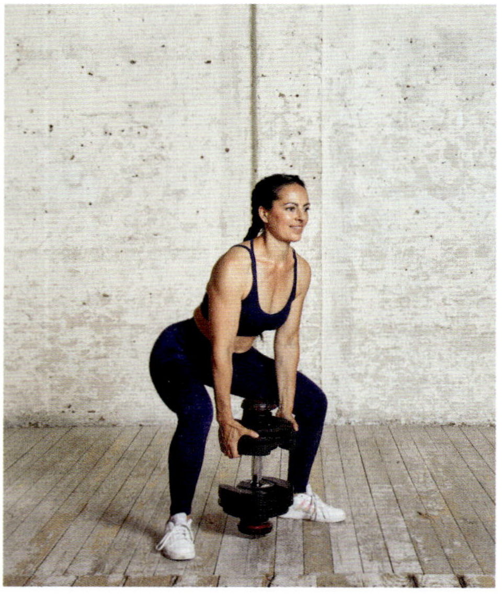

Muskelgruppe: Beine (Schwerpunkt auf Kniegelenk)
Technik: einfach

Durchführung: Du stehst aufrecht, die Füße sind etwa einen Meter voneinander entfernt – also deutlich weiter als schulterbreit geöffnet – und um 45 Grad nach außen gedreht. Greife eine Kettlebell oder eine Kurzhantel und lass sie vor deinem Körper herabhängen. Dein Blick ist geradeaus gerichtet.

Spanne deinen Rumpf an. Senke deinen Körper kontrolliert ab, indem du deine Hüfte und Knie beugst. Gehe so tief in die Kniebeuge, wie es dir mit geradem Rücken möglich ist. Dein unterer Rücken bleibt dabei aufrecht in seiner natürlichen Position.

Sobald du eine »sitzende« Position erreicht hast, kehrst du die Bewegung um, indem du deine Beine streckst und wieder in die Ausgangsposition gehst. Deine Knie bleiben während der gesamten Übung genau über deinen Zehen.

Marks Trainingstipp:

- Du kannst die Übung auch mit einem anderen Gewicht (Kettlebell, Langhantel mit engerem Griff, Getränkekiste et cetera) durchführen.

LANGHANTELRUDERN ZUM BAUCH

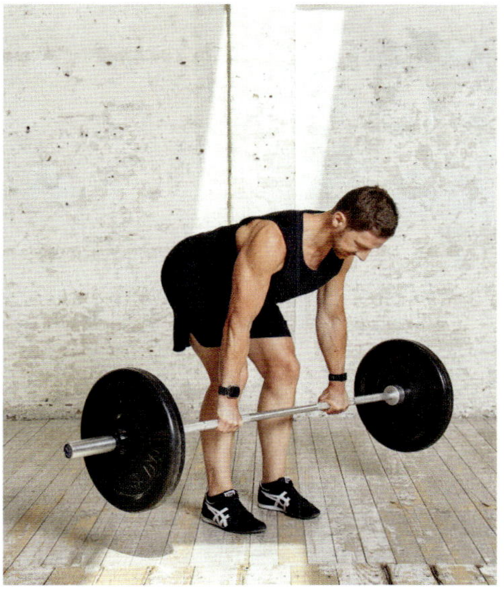

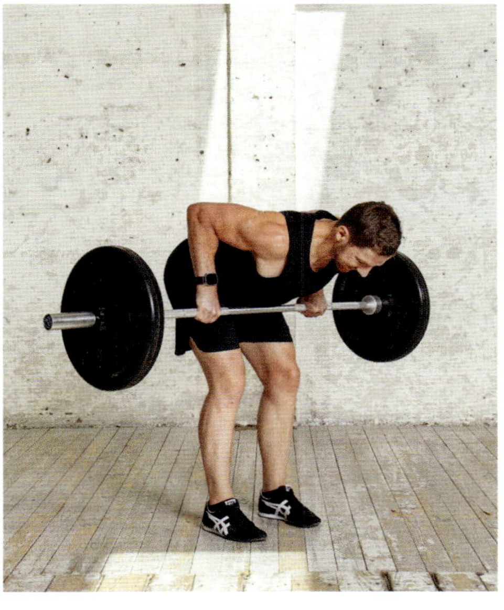

Muskelgruppe: Rücken, Arme
Technik: anspruchsvoll

Durchführung: Du stehst in einem hüftbreiten Stand und hältst eine Langhantel mit schulterweitem Griff. Die Handinnenflächen zeigen dabei zum Körper. Beuge deinen Oberkörper nach vorn, winkle deine Knie leicht an, während dein Rücken gerade bleibt. Halte die Körperspannung, während das Gewicht an deinen Armen senkrecht nach unten hängt.

Ziehe die Langhantel nun so hoch wie möglich in Richtung deines Bauchnabels. Die Ellenbogen bleiben dabei nah am Körper. Kontrahiere die Muskeln in deinem oberen Rücken.

Führe die Langhantel kontrolliert senkrecht in die Ausgangsposition zurück.

Marks Trainingstipps:

- Brust raus, bevor du mit der Übung beginnst. Dadurch stabilisierst du deine Brustwirbelsäule.
- Der untere Rücken behält seine natürliche Wölbung (Lordose) während der gesamten Übung bei. Übertriebenes Durchdrücken ist genauso tabu wie ein runder Rücken.
- Als Variation kannst du das Langhantelrudern auch zur Brust durchführen. Dadurch verlagerst du die muskuläre Belastung in Richtung oberer Rücken.
- Hier findest du ein vollständiges Tutorial über das Langhantel-Rudern: www.dranbleiben.tools.

EINARM-RUDERN MIT KURZHANTEL

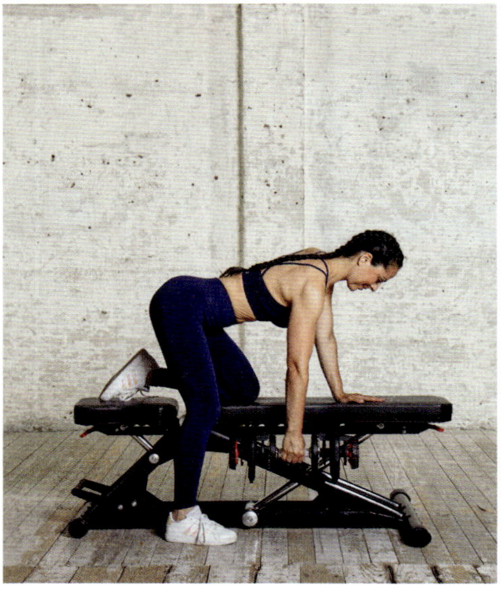

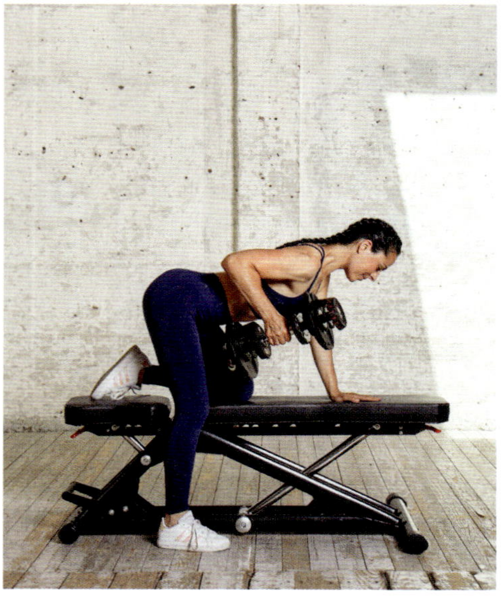

Muskelgruppe: Rücken, Arme
Technik: leicht

Durchführung: Stell dich seitlich neben eine flache Bank, positioniere deine linke Hand und dein linkes Knie auf der Bank, der rechte Fuß steht fest auf dem Boden. Greife mit der rechten Hand eine Kurzhantel, der Arm hängt senkrecht herab, der Handrücken weist nach außen.

Winkle den Arm an und ziehe so die Kurzhantel nach oben und hinten, bis sie deine Hüfte berührt. Dein Ellenbogen bleibt dabei dicht am Körper. Spanne dabei deine oberen Rückenmuskeln an.

Dann kehrst du die Bewegung um und führst das Gewicht kontrolliert in die Ausgangsposition zurück.

Sobald du die angestrebte Anzahl Wiederholungen mit rechts absolviert hast, positionierst du deinen Körper neu und führst die gleiche Anzahl Wiederholungen mit links durch.

Marks Trainingstipps:

- Dein Rücken bleibt während der gesamten Übungen aufrecht in seiner natürlichen Haltung.
- Halte deinen Blick während der gesamten Übung frei geradeaus, wie im Foto zu sehen – das verhindert einen runden Rücken.

KLIMMZÜGE

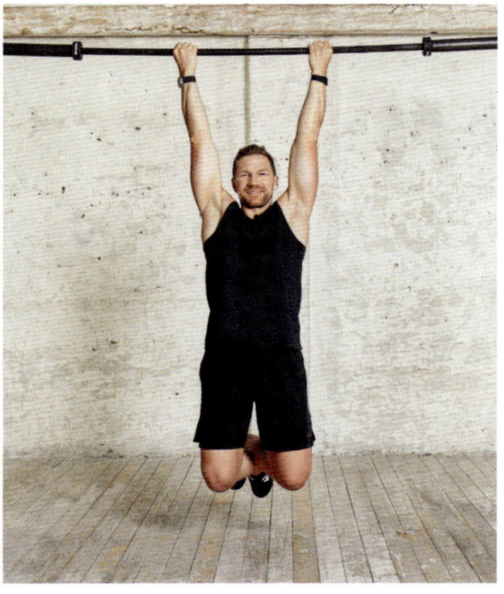

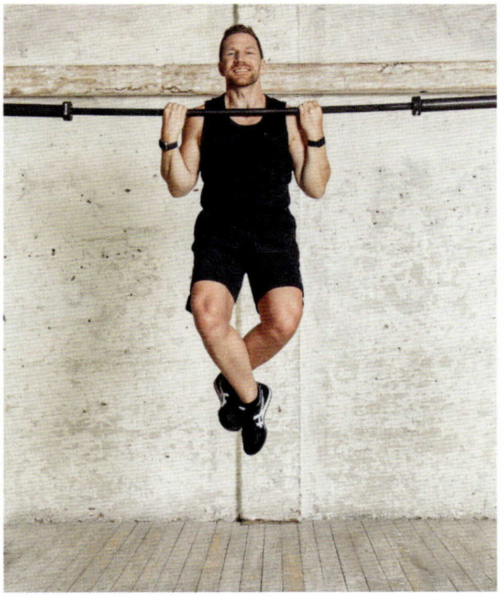

Muskelgruppe: Rücken, Bauch, Arme
Technik: anspruchsvoll

Durchführung: Stelle dich unter die Klimmzugstange und greife sie etwa schulterweit. Die Handinnenflächen zeigen dabei zum Körper. Die Arme sind ausgestreckt. Häng dich an die Stange, zieh die Beine an und schlage einen Fuß über den anderen. Ziehe deine Schulterblätter zusammen und nach unten.

Ziehe deinen Körper nach oben, während du die Körperspannung hältst. Kontrahiere deine Rückenmuskeln und versuche, deine Brust möglichst nah an die Stange zu bringen.

Führe deinen Körper kontrolliert in die Ausgangsposition zurück.

Marks Trainingstipps:

- Der Klimmzug erfordert viel Kraft. Wenn du ihn also noch nicht schaffst oder die gewünschte Wiederholungszahl noch nicht erreichst, ist das nicht schlimm: In Fitnessstudios kannst du spezielle Geräte mit Gegengewicht nutzen, um die Übung perfekt an deinen Trainingsstand anzupassen. Wenn du daheim trainierst, kannst du ein Widerstandsband als Hilfestellung benutzen (siehe Klimmzüge mit Widerstandsband, Seite 130).
- Du kannst den Klimmzug variieren, indem du anders greifst (zum Beispiel Handrücken zum Körper). Du erschwerst ihn weiter, indem du an Ringen trainierst, versuchst, mit der Brust möglichst nah an die Stange zu kommen oder sie gar zu berühren und/oder Zusatzgewicht verwendest.

KLIMMZÜGE MIT WIDERSTANDSBAND

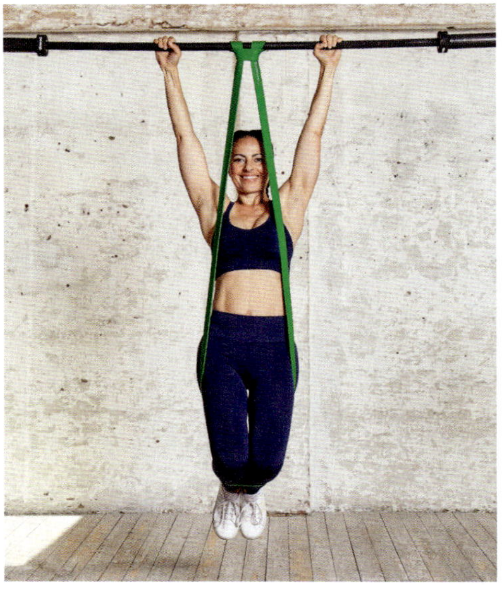

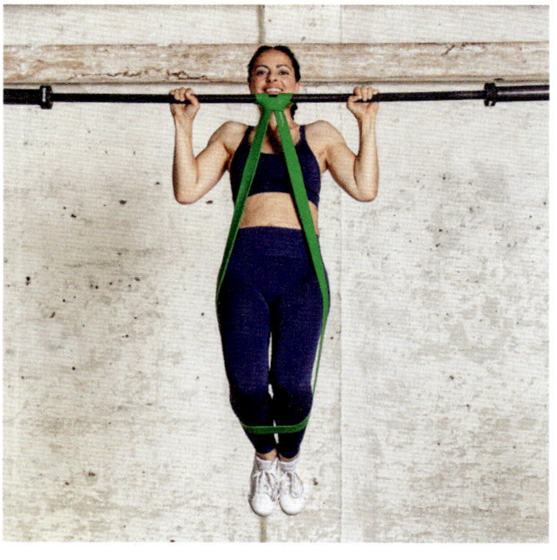

Muskelgruppe: Rücken, Bauch, Arme
Technik: leicht

Durchführung: Befestige das Widerstandsband an der Klimmzugstange, indem du das eine Ende so über die Klimmzugstange wirfst, dass es eine Schlaufe bildet. Führe nun das andere Ende des Widerstandsbands durch die Schlaufe und ziehe es fest, damit es sich nicht lösen kann. Greife die Klimmzugstange etwa schulterweit. Die Handrücken zeigen dabei zum Körper. Strecke deine Arme aus.

Steige mit einem Knie oder Fuß (je nach Länge des Widerstandsbands) in das herunterhängende Ende der Schlaufe. Wenn nötig, nimm einen Hocker zu Hilfe. Platziere dein anderes Bein vor dem unterstützten Bein. Ziehe deine Schulterblätter zusammen und nach unten – als würdest du sie in deine Gesäßtaschen stecken wollen.

Ziehe deinen Körper nach oben, bis dein Kinn die Stange berührt. Halte dabei die Körperspannung, die Rückenmuskeln sind aktiviert. Halte die Position einige Sekunden lang.

Führe deinen Körper kontrolliert in die Ausgangsposition zurück.

Marks Trainingstipps:

- Halte deinen Oberkörper stabil und kontrolliert. So vermeidest du, dass er ins Schwingen gerät – das würde die Aktivierung der Muskeln (und damit den Trainingseffekt) mindern.
- Über die Stärke des Widerstandsbands kontrollierst du den Widerstand, gegen den du arbeitest.
- Wenn du deinen ersten Klimmzug ohne Unterstützung möglichst schnell schaffen willst, findest du hier ein ausführliches Tutorial: www.dranbleiben.tools.

INVERTIERTES RUDERN

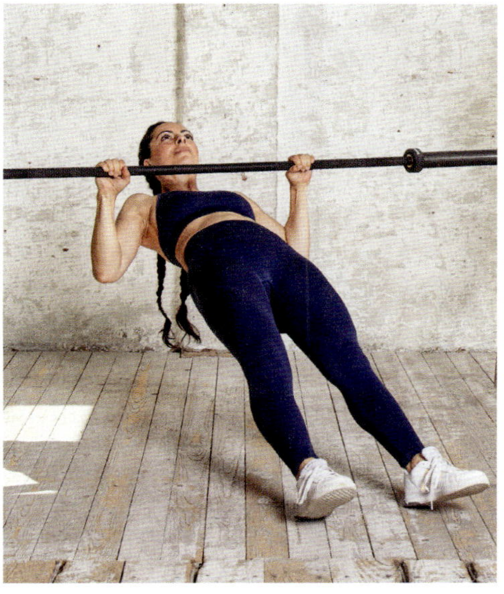

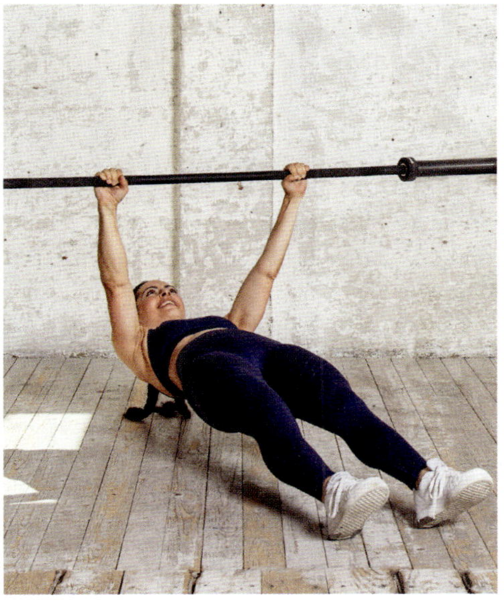

Muskelgruppe: Rücken, Bauch, Arme
Technik: leicht

Durchführung: Platziere eine Langhantel auf einer etwa hüfthohen Ablage (oder verwende einen hüfthohen Tisch, Turnringe oder Ähnliches). Je niedriger, desto schwerer der Widerstand. Je höher, desto leichter.

Positioniere dich mit dem Gesicht nach oben unter der Langhantel. Leg dich auf den Boden unter die Stange. Sie sollte gerade so hoch sein, dass du sie vom Boden aus erreichen kannst.

Greife die Stange etwas mehr als schulterbreit im Obergriff (die Daumen zeigen zueinander).

Spanne deine Bauch- und Gesäßmuskeln an und halte deinen Körper in einer geraden Linie. Deine Ohren, Schultern, Hüften, Beine und Füße bilden eine gerade Linie.

Ziehe dich kraftvoll hoch, bis deine Brust die Stange berührt. Senke dich kontrolliert wieder in die Ausgangsposition ab.

Marks Trainingstipps:

- Sollte die Übung noch zu anspruchsvoll sein, positioniere die Langhantel höher.
- Umgekehrt erschwerst du die Übung, indem du deinen Körperwinkel in die andere Richtung veränderst und die Stange absenkst. Zusätzlich kannst du auch die Füße höher aufstellen und die Übung dadurch schwerer gestalten.

BANKDRÜCKEN MIT KURZHANTELN

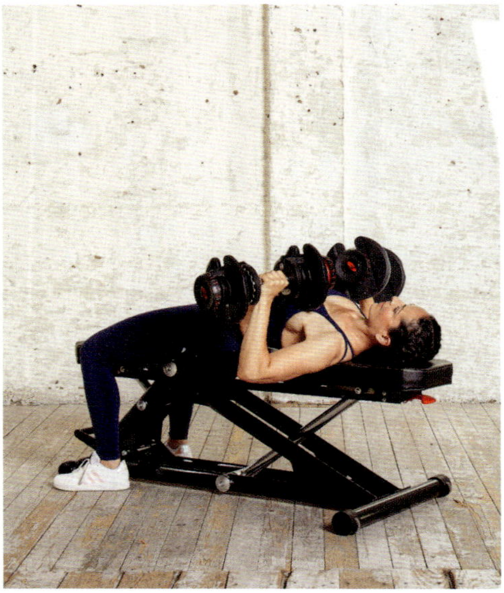

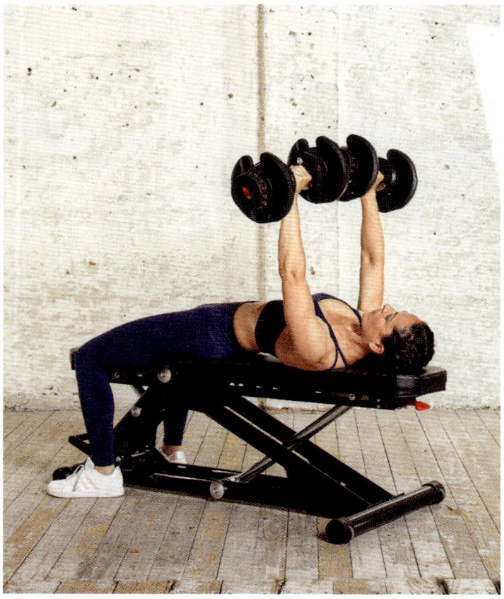

Muskelgruppe: Brust, Arme
Technik: leicht

Durchführung: Lege dich in Rückenlage auf eine flache Bank, positioniere deine Füße seitlich sicher auf dem Boden. Greife zwei Kurzhanteln, die Handinnenflächen zeigen in Richtung deiner Knie. Bringe die Kurzhanteln auf Schulterhöhe, sodass sie direkt über deinen Achseln ruhen.

Drücke beide Kurzhanteln gleichzeitig direkt über deine Brust, sodass sie sich während der Aufwärtsbewegung einander annähern. Am Ende der Druckbewegung dürfen die Seiten der Kurzhanteln sich sachte berühren. Die Kurzhanteln sollten sich nun über der Mitte deiner Brust befinden. Kontrahiere deine Brustmuskeln.

Führe die Gewichte dann kontrolliert zur Ausgangsposition zurück.

Marks Trainingstipps:

- Halte deine Ellenbogen, wie im Bild gezeigt, ausgestellt, während du die Übung durchführst. Dadurch sorgst du für eine optimale Aktivierung deiner Brustmuskeln.
- Du kannst dir die Druckbewegung als umgekehrtes »V« vorstellen. Dadurch stellst du sicher, dass du die Übung gut ausführst.

LIEGESTÜTZE

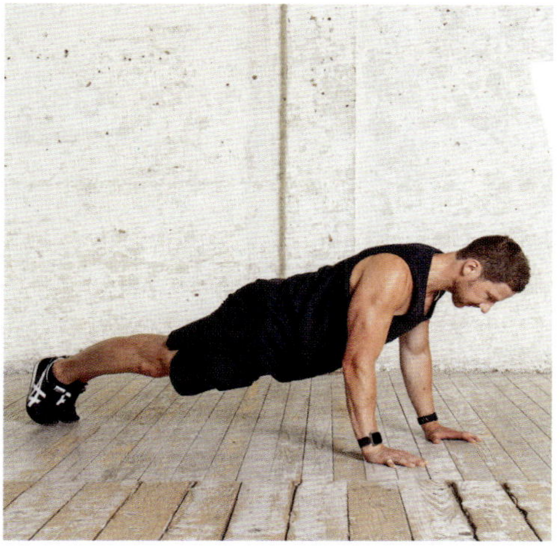

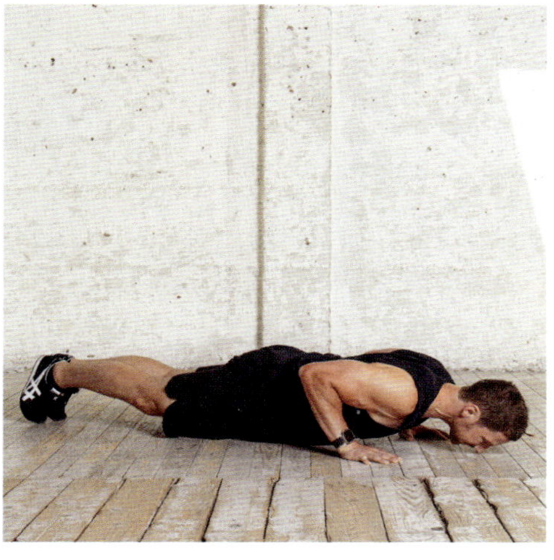

Muskelgruppe: Brust, Arme
Technik: mittel

Durchführung: Knie dich hin. Stütze deine Hände auf dem Boden vor dir etwa schulterweit ab und strecke deine Beine nach hinten. Halte Beine und Füße dabei geschlossen. Strecke deine Arme. Hüfte und Wirbelsäule sollten eine Linie bilden.

Senke deinen Körper ab, indem du Ellenbogen und Schultern beugst. Der Umkehrpunkt ist erreicht, wenn deine Brust den Boden fast berührt.

Halte die Spannung einen Moment, bevor du dich in die Ausgangsposition zurückdrückst.

Marks Trainingstipps:

- Es ist nicht schlimm, wenn der Liegestütz derzeit noch zu anspruchsvoll für dich ist. Falls nicht mehr viel fehlen sollte, kannst du zunächst auch nur halbe Liegestütze durchführen. Positioniere dazu einen Basketball unter deinen Knien. Berührst du ihn, gehst du in die Drückbewegung über. Sobald du 25 saubere Wiederholungen schaffst, kannst du den Ball schrittweise in Richtung deiner Hüfte wandern lassen und schließlich zum vollständigen Liegestütz übergehen.
- Atme regelmäßig, während du die Übung durchführst. Faustregel: Atme während der Drückbewegung aus und atme ein, während du den Körper absenkst.
- Baue maximale Körperspannung auf, indem du deine Arme im Liegestütz nach unten ziehst, Bauch und Po anspannst, die Knie durchdrückst und die Hacken nach unten drückst.
- Du kannst den Schwierigkeitsgrad der Übung weiter erhöhen, indem du ein Bein vom Boden abhebst oder die Füße erhöht positionierst.

LIEGESTÜTZE MIT ERHÖHTEM OBERKÖRPER

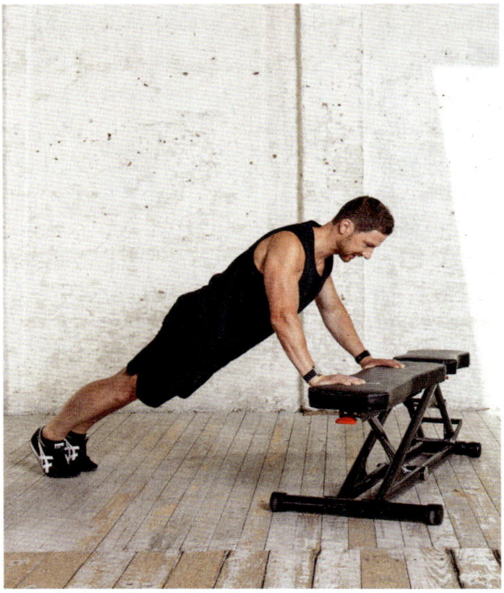

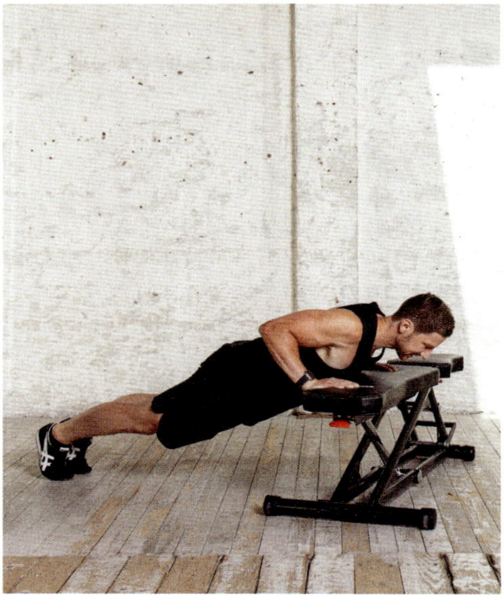

Muskelgruppe: Brust, Arme
Technik: leicht

Durchführung: Verwende eine Bank, einen Stuhl oder einen anderen Vorsprung. Lehne dich mit geschlossenen Füßen und kerzengeradem Körper nach vorn und stütze dich mit den Händen auf der Bank etwa schulterweit ab. Deine Arme sind gerade.

Senke deinen Körper ab, indem du Ellenbogen und Schultern beugst. Der Umkehrpunkt ist erreicht, wenn dein Rumpf die Bank leicht berührt.

Halte die Spannung einen Moment, bevor du dich in die Ausgangsposition zurückdrückst.

Marks Trainingstipps:

- Du kannst die Schwierigkeit der Liegestütze durch die Position deines Oberkörpers verändern: Je höher der Gegenstand, desto einfacher die Übung. Je niedriger, desto anspruchsvoller.
- Wenn du die vorgegebene Wiederholungszahl mit dieser Liegestütz-Variante bequem schaffst, senke deinen Oberkörper immer weiter ab, bis du den Liegestütz auf dem Boden trainieren kannst.

LIEGESTÜTZE AN DER WAND

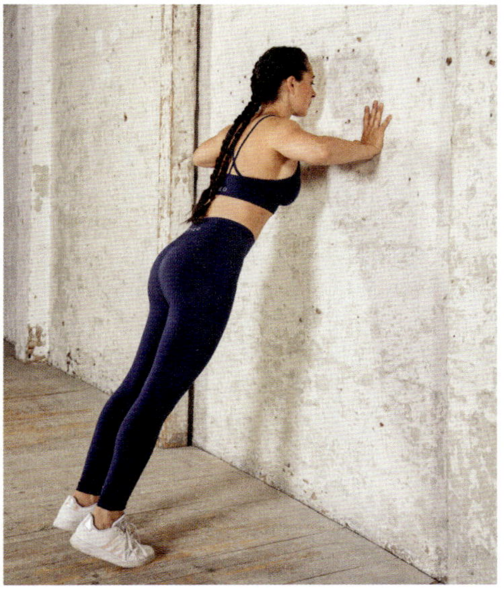

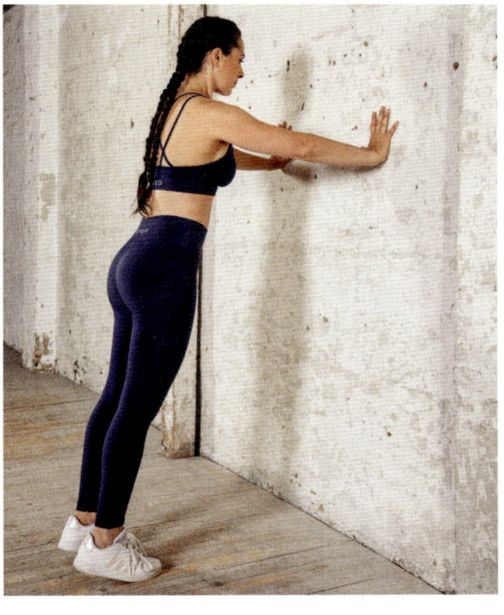

Muskelgruppe: Rücken, Bauch, Arme
Technik: leicht

Durchführung: Lehne dich mit gestreckten Armen nach vorne und stütze deine Hände an einer Wand etwa schulterweit ab. Halte Beine und Füße dabei geschlossen. Hüfte und Wirbelsäule sollten eine kerzengerade Linie bilden. Baue Körperspannung auf: Brust raus, spanne Bauch, Gesäßmuskeln und Beine an.

Senke deinen Körper zur Wand ab, indem du Ellenbogen und Schultern beugst. Der Umkehrpunkt ist erreicht, wenn dein Kopf die Wand nahezu berührt.

Halte die Spannung einen Moment, bevor du dich in die Ausgangsposition zurückdrückst.

Marks Trainingstipps:

- Du kannst die Schwierigkeit der Liegestütze steigern, indem du die Entfernung deiner Füße zur Wand erhöhst.
- Wenn du die vorgegebene Wiederholungszahl bequem schaffst, vergrößere den Abstand der Füße zur Wand immer weiter, bis du bereit für den Liegestütz mit erhöhtem Oberkörper an einer Tischkante bist.

STEHENDES SCHULTERDRÜCKEN MIT LANGHANTEL

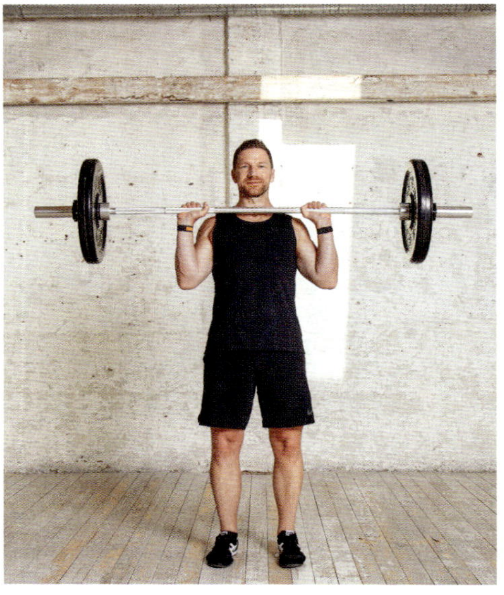

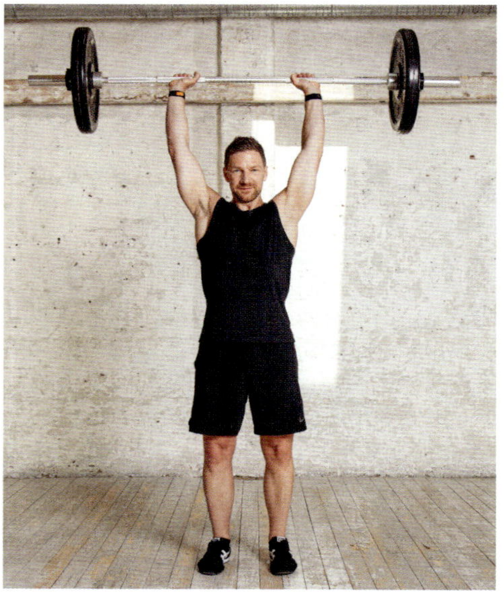

Muskelgruppe: Schultern, Brust, Arme
Technik: anspruchsvoll

Durchführung: Nimm einen schulterweiten Stand vor der Langhantel ein, die auf Brusthöhe abgelegt sein sollte. Greife die Langhantelstange, sodass die Handinnenflächen vom Körper wegweisen. Baue maximale Körperspannung auf.

Drücke die Langhantel senkrecht nach oben über deinen Kopf. Kontrahiere deine Schultermuskulatur am oberen Punkt.

Führe das Gewicht kontrolliert auf gleichem Weg in die Ausgangsposition zurück. Achte darauf, dass die Ellenbogen während der gesamten Übung nach vorn weisen, niemals zur Seite.

Marks Trainingstipp:

- Schulterdrücken mit Langhantel ist eine der anspruchsvollsten, aber auch eine der effektivsten Kraftübungen überhaupt. In der kostenlosen Toolbox findest du eine umfangreiche Schritt-für-Schritt Anleitung: www.dranbleiben.tools.

STEHENDES SCHULTERDRÜCKEN MIT KURZHANTELN

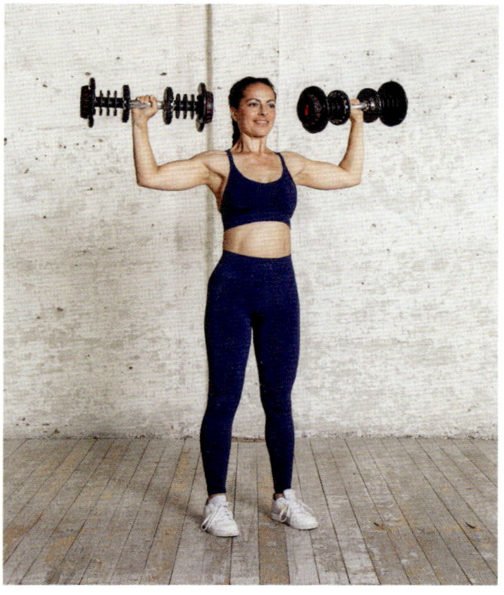

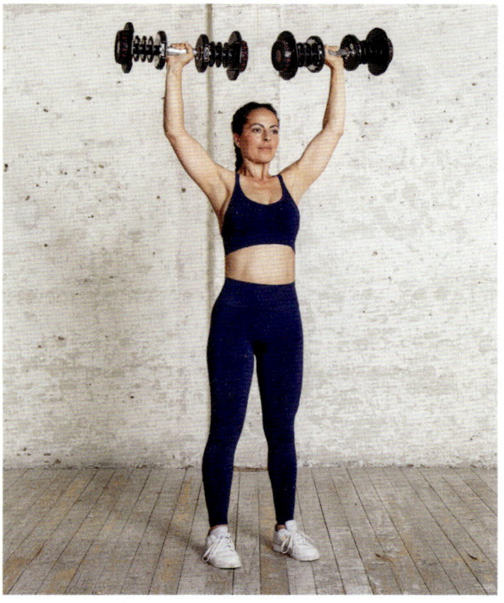

Muskelgruppe: Schultern, Brust, Arme
Technik: mittel

Durchführung: Nimm einen schulterweiten aufrechten Stand ein. Bringe die Kurzhanteln neben deinen Kopf, die Ellenbogen auf Schulterhöhe. Die Handinnenflächen weisen vom Körper weg. Baue maximale Körperspannung auf.

Drücke die Kurzhanteln senkrecht nach oben und innen, sodass die Hanteln sich in der oberen Position leicht berühren. Spanne deine Schultermuskulatur zusätzlich an.

Jetzt führst du die Gewichte wieder kontrolliert in die Ausgangsposition zurück. Halte weiter maximale Körperspannung.

Marks Trainingstipps:

- Indem du deinen gesamten Körper unter Spannung behältst, stellst du sicher, dass die Kurzhanteln nicht nach außen »ausbüxen«, während du sie nach oben drückst. Denn das würde deine Schultern übermäßig belasten.
- Du kannst diese Übung vereinfachen, indem du sie im Sitzen auf einer Bank oder einem Stuhl durchführst. Wenn du deinen Rücken anlehnst, wird die Übung nochmals einfacher.

SITZENDES SCHULTERDRÜCKEN MIT KURZHANTELN

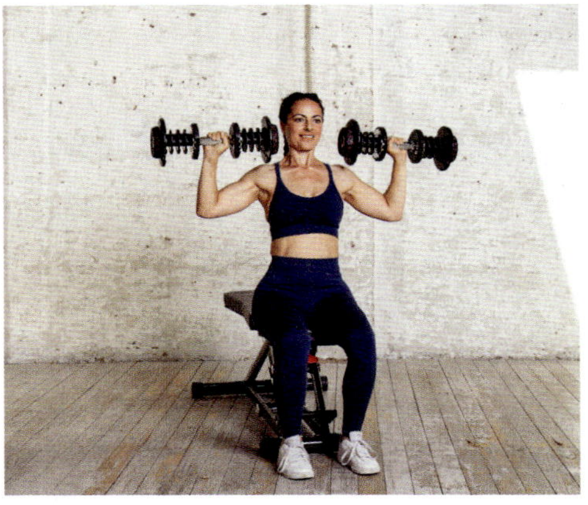

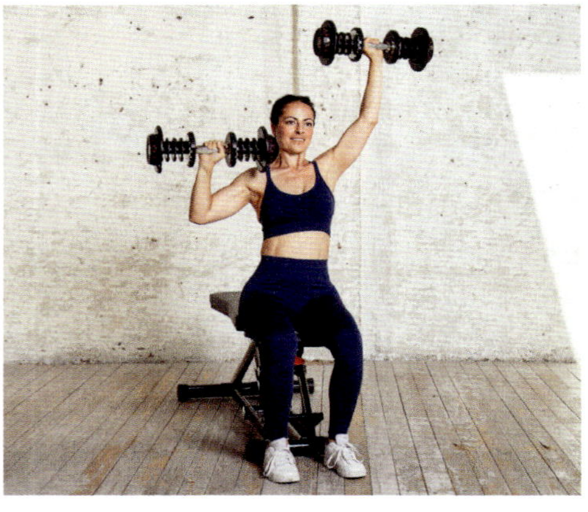

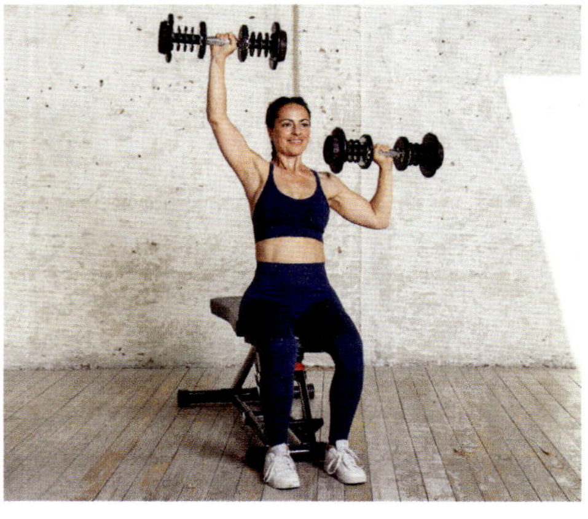

Muskelgruppe: Schultern, Brust, Arme
Technik: leicht

Durchführung: Setze dich auf eine Bank oder einen stabilen Stuhl. Ergreife die Kurzhanteln mit beiden Händen und stell sie senkrecht auf deinen Knien ab. Bringe die Ellenbogen seitlich auf Schulterhöhe, die Gewichte in die Ausgangsposition (bei schwerem Gewicht hilft es, wenn du sie mit den Knien unterstützend hochkickst). Die Handinnenflächen weisen vom Körper weg. Baue Körperspannung im Oberkörper auf.

Drücke die rechte Kurzhantel senkrecht nach oben und strecke deinen Arm, bis die Hantel sich über deinem Kopf befindet. Spanne deine Schultermuskulatur zusätzlich an. Jetzt führst du das rechte Gewicht wieder in die Ausgangsposition zurück. Danach drückst du die linke Kurzhantel nach oben, indem du deinen Arm streckst.

Führe die linke Kurzhantel kontrolliert zurück in die Ausgangsposition. Halte weiter maximale Oberkörperspannung.

Marks Trainingstipp:

- Mit Rückenlehne kannst du die Übung zusätzlich erleichtern. Dein mittelfristiges Ziel sollte sein, auf die Rückenlehne verzichten zu können und auf die stehenden Varianten hinzuarbeiten.

SEITHEBEN MIT WIDERSTANDSBAND

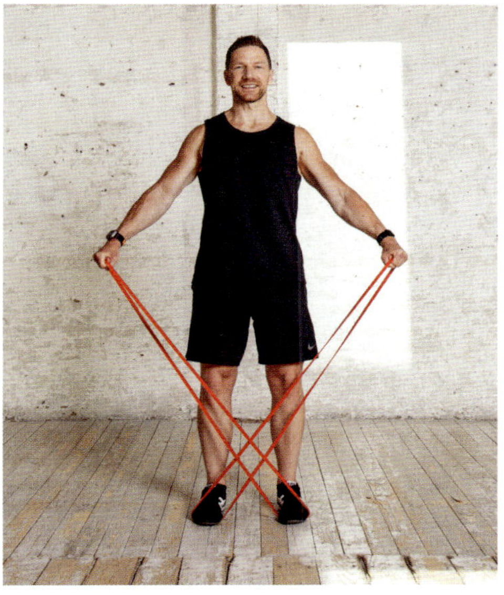

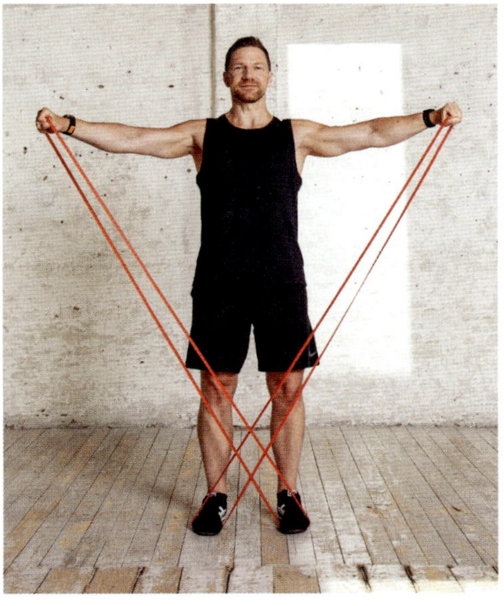

Muskelgruppe: Schultern
Technik: mittel

Durchführung: Nimm einen schulterweiten Stand ein. Greife zwei gleich starke Widerstandsbänder und positioniere sie jeweils wie im Bild gezeigt um deine Füße herum. Das obere Schlaufenende umschließt du mit deinen Fäusten. Winkle deine Ellenbogen leicht an.

Hebe deine Fäuste seitlich bis auf Schulterhöhe an. Spanne deine Schultermuskulatur in der Endposition zusätzlich an.

Jetzt führst du die Hände wieder in die Ausgangsposition zurück.

Marks Trainingstipps:

- Stell dir vor, du würdest Wasser aus einer Karaffe gießen, während du die Fäuste anhebst. Dadurch erhöhst du die Spannung in deiner Schultermuskulatur.
- Du kannst die Übung auch mit Kurzhanteln durchführen, wenn verfügbar.
- Du kannst diese Übung auch im Sitzen durchführen, indem du am Ende einer Bank oder auf einem Stuhl Platz nimmst.

REVERSE FLYS MIT KURZHANTELN

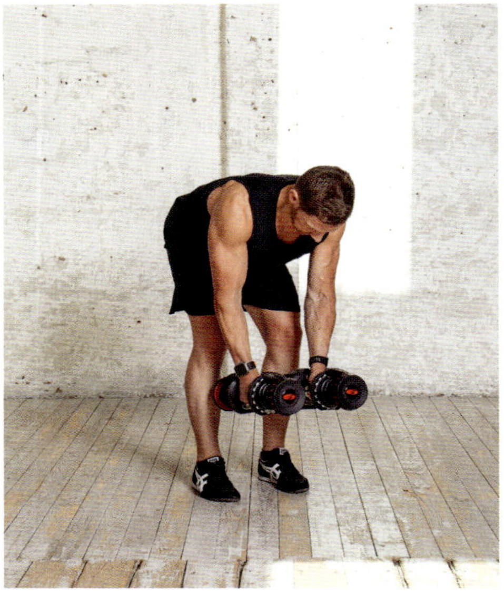

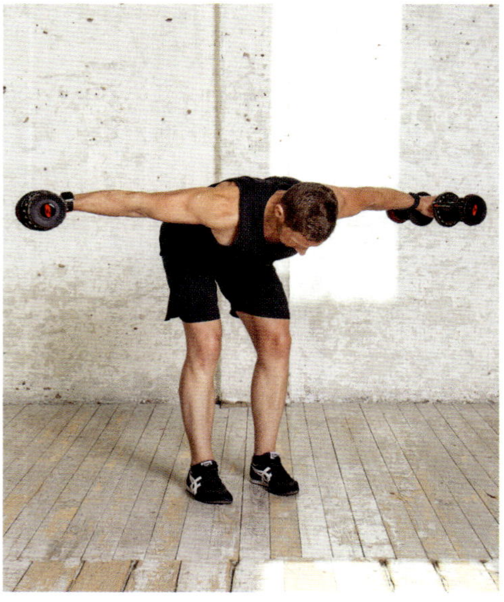

Muskelgruppe: Schultern
Technik: leicht

Durchführung: Nimm einen schulterweiten Stand ein. Greife zwei Kurzhanteln und lass sie seitlich an deinem Körper herabhängen. Winkle deine Ellenbogen leicht an. Beuge deinen Rumpf nach vorn, bis er fast waagerecht ausgerichtet ist. Der Rücken bleibt dabei gerade.

Hebe die Kurzhanteln seitlich an, bis die Arme parallel zum Fußboden ausgerichtet sind. Spanne deine Schultermuskulatur zusätzlich an.

Jetzt führst du die Gewichte wieder kontrolliert in die Ausgangsposition zurück.

Marks Trainingstipps:

- Halte die Körperspannung während der gesamten Übung und arbeite ohne Schwung.
- Deine Ellenbogen haben die natürliche Tendenz, während der Übung näher an deinen Körper zu kommen. Arbeite gegen diese Tendenz und halte deine Ellenbogen vom Oberkörper abgespreizt, damit deine hintere Schultermuskulatur weiter unter Spannung bleibt.
- Du kannst diese Übung auch im Sitzen durchführen, indem du am Ende einer Bank oder auf einem Stuhl Platz nimmst.

FACE PULLS MIT WIDERSTANDSBAND

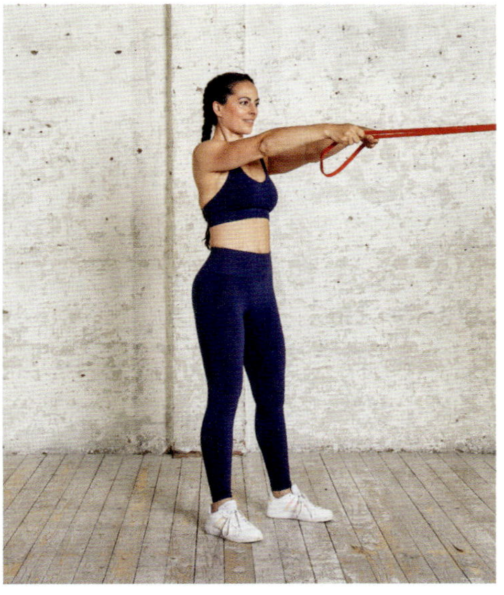

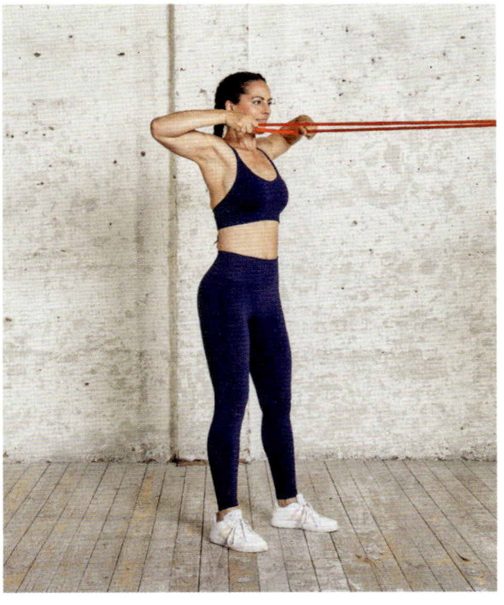

Muskelgruppe: Schultern
Technik: mittel

Durchführung: Befestige das Widerstandsband etwa auf Höhe deiner Stirn (zum Beispiel an einem Baum, einem Laternenpfahl oder einem anderen Gegenstand) und greife es mit den Daumen, die zu dir zeigen. Stell dich aufrecht hin, wobei deine Füße leicht versetzt sind und die Zehen geradeaus zeigen. Spanne deine Bauchmuskeln an.

Ziehe das Widerstandsband zu deinem Gesicht, indem du deine Schulterblätter zusammen- und die Ellenbogen seitlich an deinem Gesicht vorbei nach hinten ziehst. Stell dir vor, du wolltest deine Fäuste zu deinen Ohren bringen.

Führe deine Hände kontrolliert zur Ausgangsposition zurück.

Marks Trainingstipps:

- Halte die Körperspannung während der gesamten Übung und bleibe aufrecht. Vermeide es, dein Kinn nach vorne zu recken oder den unteren Rücken durchzuwölben. Achte darauf, deinen vorderen unteren Rippenbogen möglichst nah an deine Hüftknochen zu bringen.
- Im Fitnessstudio kannst du diese Übung auch am Kabelzug trainieren.

CUBAN ROTATION MIT KURZHANTELN

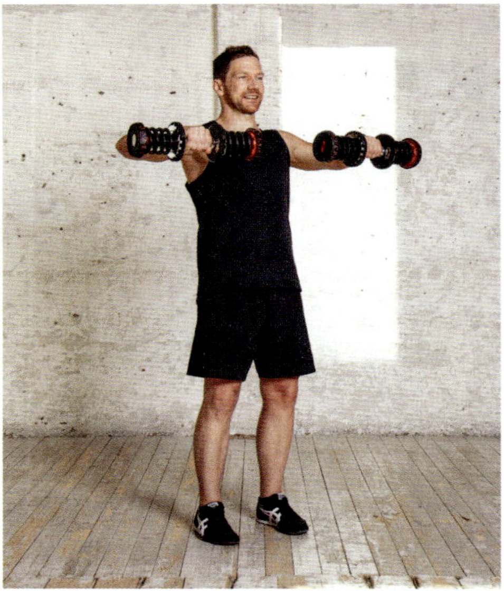

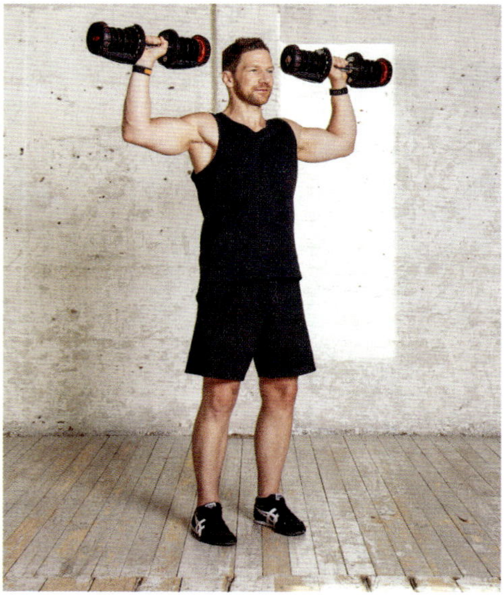

Muskelgruppe: Schultern
Technik: anspruchsvoll

Durchführung: Nimm ein leichtes (!) Paar Kurzhanteln und nimm einen schulterweiten aufrechten Stand ein. Bringe die Kurzhanteln auf Schulterhöhe. Deine Unterarme zeigen parallel zum Boden nach vorne, die Ellenbogen bilden einen rechten Winkel und befinden sich auf einer Linie mit deinen Schultern.

Rotiere deine Arme über das Schultergelenk, bis deine Unterarme senkrecht nach oben zeigen. Achte darauf, dass deine Ellenbogen die Linie deiner Schultern nicht verlassen. Deine Handgelenke bleiben dabei starr in einer Linie mit den Unterarmen.

Jetzt führst du die Gewichte langsam und kontrolliert in die Ausgangsposition zurück. Achte weiter auf den rechten Winkel in deinen Ellenbogen und halte sie auf einer Linie mit deinen Schultern.

Marks Trainingstipps:

- Baue Spannung in deinen Schulterblättern auf, bevor du die Übung beginnst. Ziehe sie dazu zusammen und nach unten.
- Diese wenig bekannte Übung hilft dir dabei, belastbare, starke Schultern zu entwickeln. Auch wenn sie nur wenig Trainingsgewicht erlaubt, solltest du sie nicht unterschätzen.
- Varianten: Du kannst diese Übung im Sitzen oder Stehen durchführen. Alternativ zum Kurzhantelpaar kannst du auch eine (leichte) Langhantelstange verwenden oder einen Besenstiel, auf den du eine Gewichtsscheibe aufziehst.

PLANKE

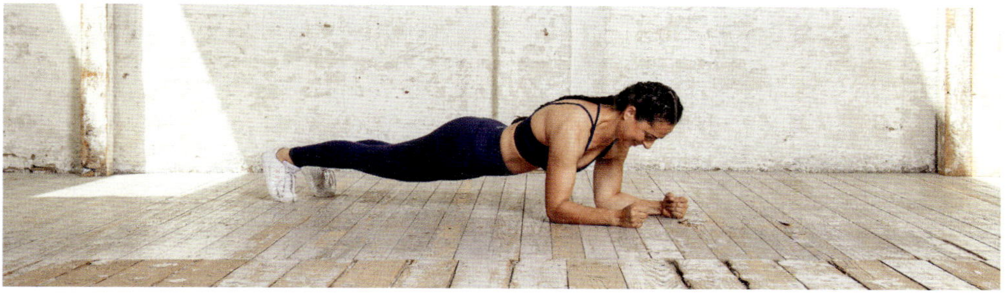

Muskelgruppe: gesamter Rumpf
Technik: leicht

Durchführung: Lege dich in Bauchlage auf den Boden. Stelle die Unterarme und die Füße auf den Boden und drücke dich in einer Linie nach oben, während du die neutrale Position deiner Wirbelsäule beibehältst. Positioniere die Füße nebeneinander.

Zehen und Unterarme halten dein Körpergewicht. Halte diese Position so lange wie möglich mit maximaler Körperspannung.

Marks Trainingstipps:

- Baue maximale Körperspannung auf, indem du deine Ellenbogen nach unten schiebst, Bauch und Po anspannst, die Knie durchdrückst und die Hacken nach unten drückst.
- Setze dir das Ziel, die Planke mit maximaler Körperspannung für mindestens 60 Sekunden halten zu können. Verwende dazu eine Stoppuhr.
- Du kannst den Schwierigkeitsgrad der Übung erhöhen, indem du ein Bein vom Boden abhebst.

RENEGADE ROWS

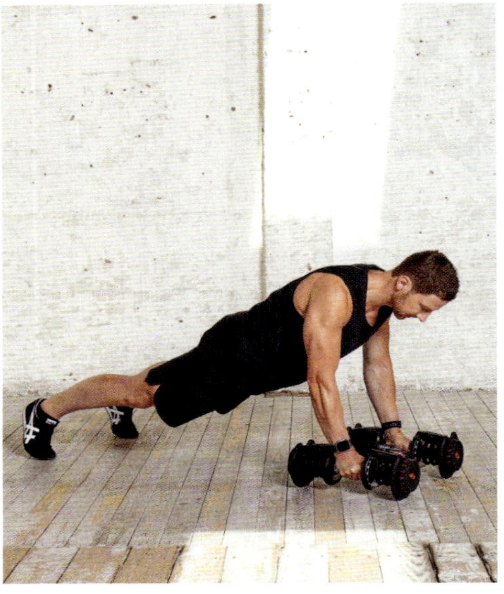

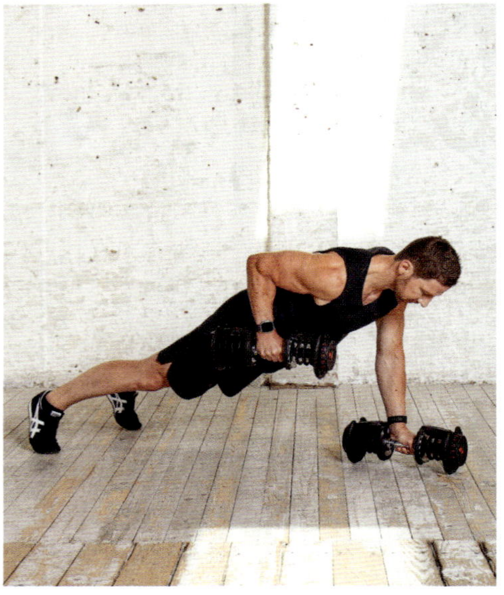

Muskelgruppe: gesamter Rumpf, Schultern, Rücken
Technik: anspruchsvoll

Durchführung: Knie dich hin, stütze deine Hände auf dem Boden vor dir etwa schulterweit ab und strecke deine Beine nach hinten. Die Beine sind dabei leicht geöffnet. Greife ein paar Kurzhanteln und strecke deine Arme. Hüfte und Wirbelsäule sollten eine Linie bilden. Dein Rücken bleibt in seiner neutralen Position.

Ziehe die Kurzhantel deiner schwächeren Seite nach oben und hinten, bis sie deine Hüfte berührt. Dein Ellenbogen bleibt dabei dicht am Körper. Spanne dabei deine Bauchmuskeln an und halten den Oberkörper stabil, indem du jede Art der Rotation vermeidest.

Dann kehrst du die Bewegung um und führst das Gewicht kontrolliert in die Ausgangsposition zurück.

Wiederhole die Übung mit der anderen Seite. Das ist eine Wiederholung.

Marks Trainingstipps:

- Platziere die Füße am besten etwas weiter geöffnet, als du es für nötig hältst. Das gibt dir mehr Stabilität und es fällt dir leichter, deinen Oberkörper beim Rudern stabil zu halten.
- Halte die Bauchmuskeln in Spannung, als wolltest du einen Schlag in die Magengrube abwehren. Bleib im Oberkörper stabil und vermeide jede Art der Rotation.

SCHIFFCHEN

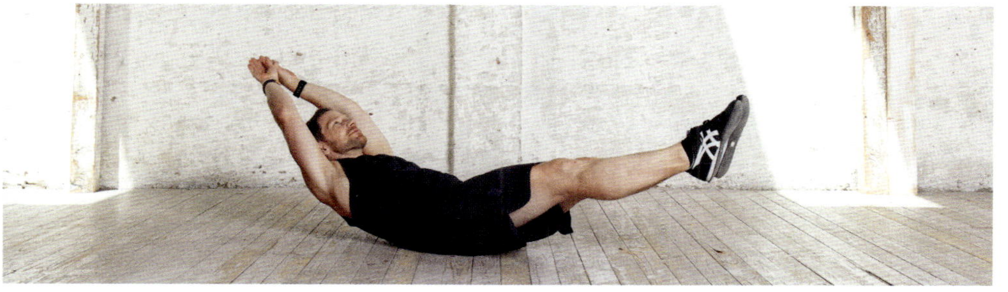

Muskelgruppe: gesamter Rumpf
Technik: leicht

Durchführung: Lege dich auf den Rücken. Drücke deinen unteren Rücken in den Boden, indem du deine Bauchmuskeln anspannst, sodass kein Platz mehr zwischen dir und dem Boden ist.

Hebe deine Füße etwa fünf Zentimeter vom Boden ab. Spanne deine Bauchmuskeln weiter an, um deinen unteren Rücken in den Boden zu drücken.

Hebe deine Schulterblätter vom Boden ab und strecke deine Arme hinter dir aus. Spanne deine Bauchmuskeln an, um deinen Brustkorb zu halten.

Halte diese Position und drücke weiterhin deine Bauch- und Gesäßmuskeln zusammen.

Marks Trainingstipps:

- Widerstehe der Verlockung, dein Kinn in Richtung Brust zu ziehen. Achte darauf, deinen Kopf während der Übung in natürlicher Verlängerung deines Rückens zu halten.
- Diese Übung ist zwar technisch leicht, aber sehr fordernd und effektiv zur Stärkung deiner Bauchmuskeln. Sie verschafft dir außerdem eine bessere Körperhaltung.

KETTLEBELL-SWING

Muskelgruppe: gesamter Rumpf
Technik: mittel

Durchführung: Startposition: Nimm einen etwa schulterweiten Stand ein. Positioniere die Kettlebell etwa eine Handlänge hinter deinem Gesäß. Beuge deine Hüfte nach vorne und ergreife die Kettlebell mit beiden Händen, indem du nach hinten durch deine Beine hindurchgreifst. Ziehe die Schulterblätter zusammen und baue maximale Körperspannung auf.

Hüftschwung: Versetze die Kettlebell ordentlich in Schwung, indem du deine Hüfte und Knie explosiv streckst. Die Kettlebell schwingt nun durch deine Beine am langen Arm nach vorne. Deine Schultern und Arme bleiben dabei entspannt, sodass das Gewicht frei nach oben schwingen kann. (Es ist okay, wenn du ein paar Schwünge benötigst, um die Kettlebell auf Schulterhöhe zu bringen.)

Endposition: Sobald die Kettlebell ihren Endpunkt auf Schulterhöhe erreicht, solltest du aufrecht stehen. Deine Knöchel, Knie, Hüften und Schultern befinden sich in einer Linie. Spanne Bauch- und Gesäßmuskeln kurz an, wenn die Kettlebell ihren Endpunkt erreicht.

Schwung holen: Um für eine weitere Wiederholung Schwung zu holen, lässt du die Kettlebell am langen Arm ganz natürlich sinken, sodass sie ihren Rückweg zwischen deine Beine zur Ausgangsposition unterhalb und hinter deinem Gesäß nimmt. Arme und Schultern bleiben weiterhin locker. Sobald das Gewicht den hintersten Punkt erreicht hat, beginnst du eine neue Wiederholung.

Marks Trainingstipps:

- Halte deinen Kopf während der gesamten Übung neutral in Verlängerung deiner Wirbelsäule.
- Kettlebell-Swings trainierst du in der Regel mit einem Gewicht, das dir hohe Wiederholungszahlen (20 und mehr Wiederholungen) ermöglicht.
- Du kannst die Übung auch für ein intensives Kardiotraining nutzen.
  - Beispiel 1: 15-Minuten-Kardio: Führe 15 Minuten lang zu Beginn jeder Minute 15–20 Wiederholungen durch.
  - Beispiel 2: Führe so viele Wiederholungen wie möglich in 10 Minuten durch.

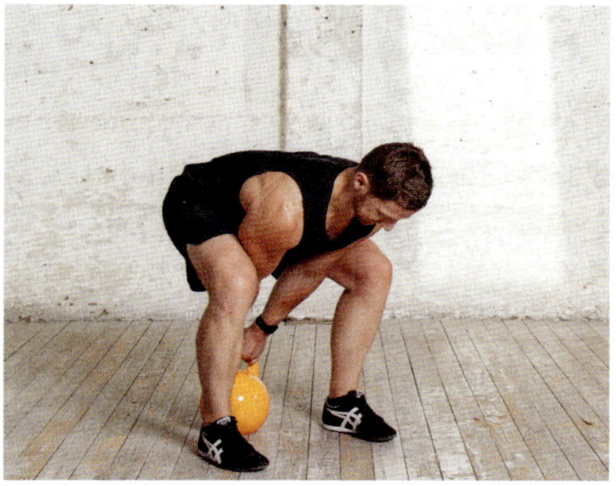

Startposition

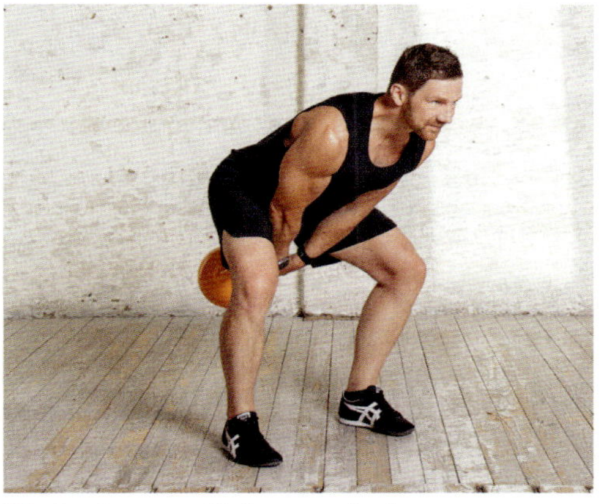

Hüftschwung/Schwung holen

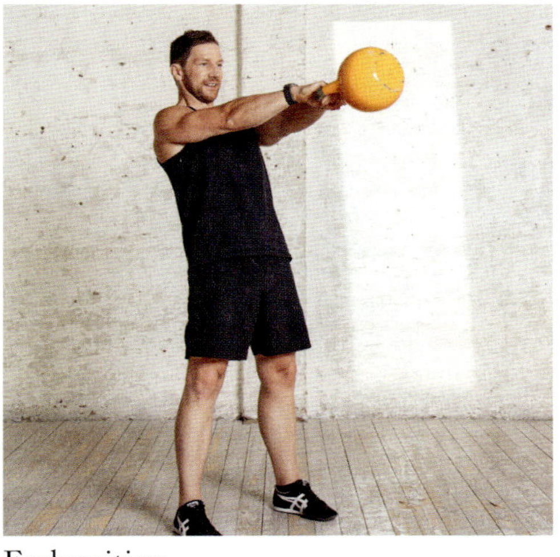

Endposition

Ein paar abschließende Worte zum richtigen Krafttraining

Nun hast du das Rüstzeug an der Hand, um mit deinem Training zu starten. Vielleicht hast du den festen Entschluss, mit dem Krafttraining zu beginnen, bereits gefasst. Dann geh den nächsten Schritt und leg los. Mehr Bewegung im Alltag sowie gezieltes Kraft- und Kardiotraining sind wichtige Bausteine für dich auf deinem Weg zu einem neuen Lebensgefühl und mehr Lebensqualität. Selbst wenn du einmal glaubst, zu wenig Energie für Sport zu haben, denk einfach an meine Devise: »Training ist eine wahre Energieinfusion! Wenn dir Energie zur Bewegung fehlt, dann hast du einfach nicht trainiert!«

Also: Was kann dich jetzt noch aufhalten?

6. KAPITEL

WIE DU NIEMALS AUFGIBST

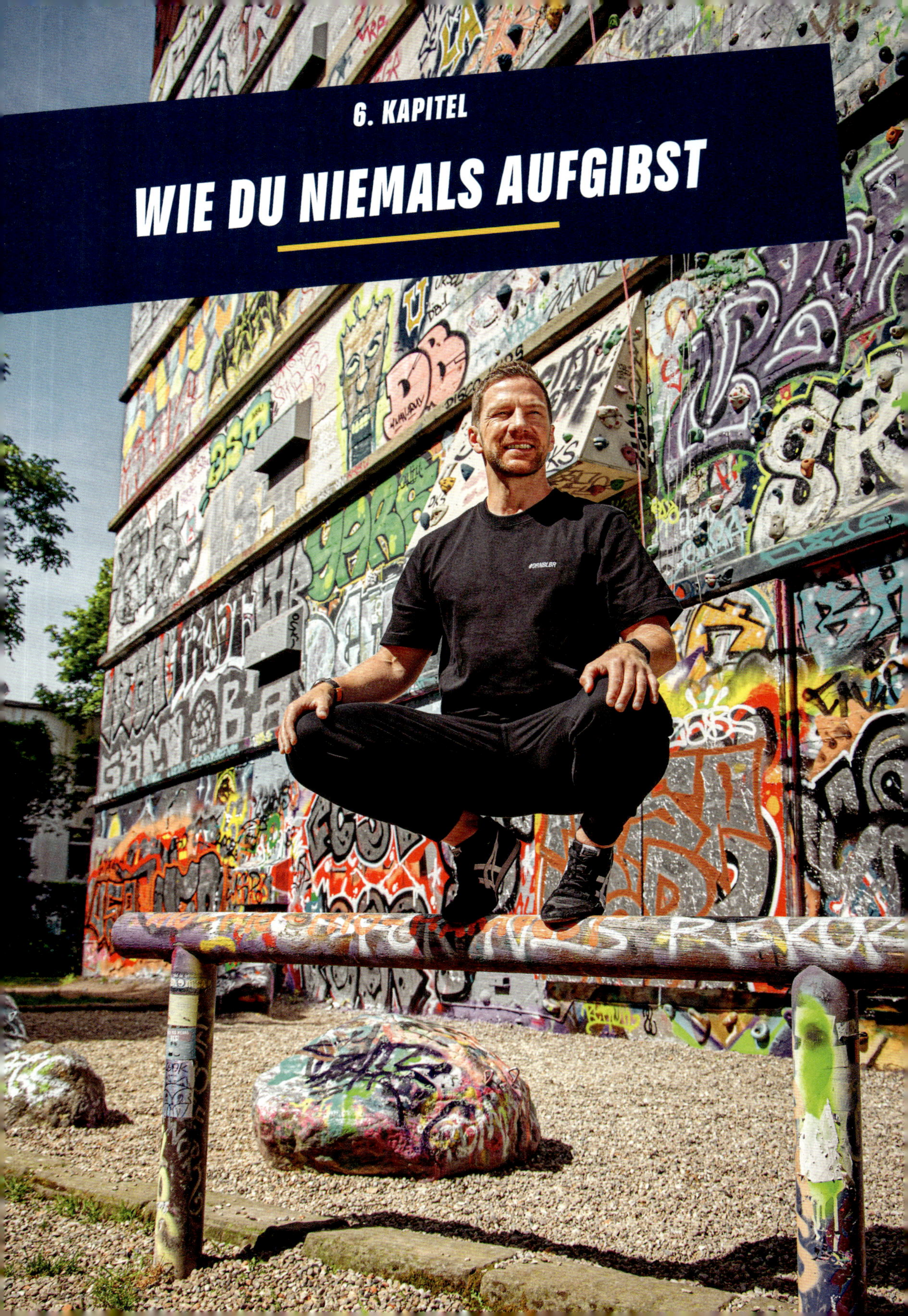

»Zeig mir einen Menschen, der nie einen Fehler gemacht hat, und ich werde dir einen Menschen zeigen, der nie viel erreicht hat.«
Joan Collins

Welche Fortschritte hast du schon gemacht, seitdem du mit meinem Buch losgelegt hast? Wie viel näher bist du deinen Zielen schon gekommen? Was würdest du sagen: Zu wie viel Prozent bist du nun ein Dranbleiber, wie ich einen Menschen nenne, der Freude daran hat, sich kontinuierlich zu einem gesünderen Menschen zu entwickeln, mental wie körperlich?

Wenn du bis hierher gelesen hast, dann nimm dir einen Moment Zeit und sei stolz auf dich! Du hast gelernt, dir Ziele zu setzen, die zu dir passen. Ziele, die nicht zu klein und nicht zu groß sind. Vielleicht hast du bereits erste Ideen, was du konkret verändern möchtest. Das ist großartig, und dafür darfst du dir auf die Schulter klopfen.

Es ist gut, wenn du deinen Erfolg planst … und auf der anderen Seite gibt es noch das Leben. Und das verläuft selten nach Plan. Immer wieder wird es passieren, dass Dinge deine Pläne durchkreuzen. Dass etwas geschieht, was du vorher nicht einkalkuliert hast. Das Leben eben. In diesem Kapitel erfährst du, wie du es auch bei Hindernissen schaffst dranzubleiben. Denn so optimistisch ich auch bin, was die Entwicklungsmöglichkeiten von uns Menschen angeht: Du wirst immer auf Hindernisse stoßen. Welche das sind und wie du sie überwindest? Das erfährst du nun.

Die schockierende Wahrheit über Erfolg

Die vielleicht wichtigste Voraussetzung, damit du auch morgen noch mit Verve dranbleiben kannst, ist, dass du dir eines bewusst machst: Der Weg zum Erfolg verläuft selten als gerade Linie. Was immer auch deine Ziele sind, die dich zu meinem Buch haben greifen lassen oder die du bei der Lektüre für dich festgelegt hast, es geht für dich nicht immer bergauf. Dein Weg ist ein Auf und Ab. Mal verharrst du auf einem Plateau, deine Erfolgskurve scheint zu stagnieren. Mal geht es in einer Krise bergab, doch dann auch wieder steil hinauf. Das Besondere an Dranbleibern ist, dass sie diese Tatsache akzeptieren.

Hier ist ein Erfolgsgeheimnis, das meiner Meinung nach in unserer Kultur viel zu selten wertgeschätzt wird: Hör auf, dich auf Perfektion zu fokussieren. Konzentriere dich stattdessen aufs Dranbleiben.

Vor Kurzem nahm ich als Reserveoffizier an einer mehrwöchigen Übung teil, einige Tage davon im schönen Schleswig-Holstein. Vielleicht klingt das in deinen Ohren jetzt zu martialisch, aber dabei wurde mir wieder einmal ein Spruch ins Bewusstsein gerückt, den ich aus meiner militärischen Ausbildung kenne: »Kein Plan überlebt den ersten Feindkontakt.« Was so viel bedeutet wie: Schmiede einen Plan. Und dann geh davon aus, dass etwas passieren wird, mit dem du nicht gerechnet hast.

Dein Fokus liegt nicht auf der Perfektion, sondern auf dem Dranbleiben.

Die Gesundheits- und Fitnessbranche beobachte ich seit vielen Jahren. Ich weiß, kurzfristige Erfolge verkaufen sich aus Marketingsicht am besten. Deshalb werden magische Abkürzungen zum perfekten Körper, zur perfekten Fitness versprochen – und die viele Werbung formt die Erwartungshaltung der Menschen. Die eigentliche Wahrheit wird dabei verschwiegen. Nämlich dass die allermeisten »magischen Abkürzungen« in Wirklichkeit exzellent getarnte Umwege darstellen. Wer die Abkürzung sucht, landet meist in einer Sackgasse. Auf lange Sicht gesehen ist es keine gute Zielerreichungsstrategie. Auch hier ist das 80/20-Prinzip, das du mittlerweile schon kennst, ein guter Maßstab. Anstelle uns an der vermeintlich perfekten 100-Prozent-Illusion zu messen, lass uns lieber lernen, die Realität wertzuschätzen und dranzubleiben.

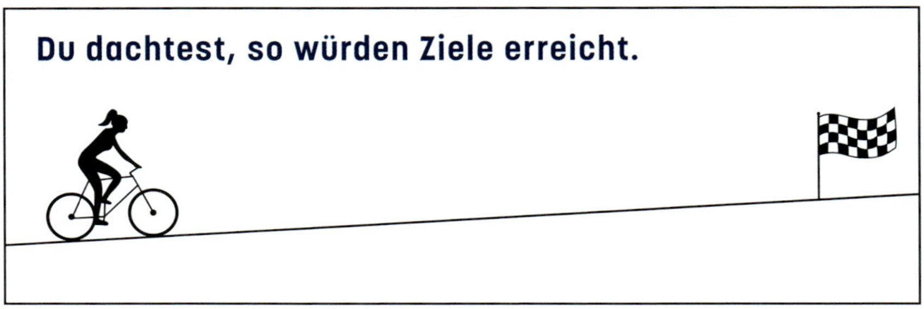

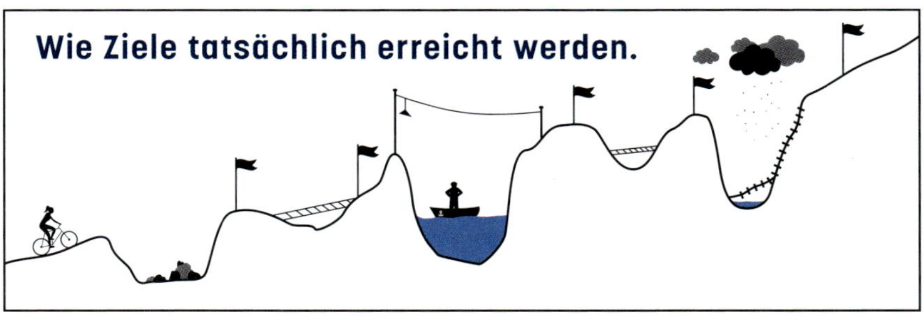

Langfristig erfolgreich bist du, wenn es dir gelingt, mit dir selbst liebevoll umzugehen. Das bedeutet eben auch, dass du anerkennst, was du den ganzen Tag leistest, und deine Erfolge, gerade auch die kleinen, ebenso wertschätzt wie die Lernerfahrungen, die die meisten Menschen als »Misserfolge« abstempeln. Viele Menschen geben ihre Ziele auf, wenn der erhoffte Erfolg nicht schnell genug eintritt. Sie knicken ein, weil der Weg beschwerlicher scheint als erwartet.

Wer liebevoll mit sich umgeht, dem fällt es leichter, entspannt und optimistisch voranzuschreiten. Wer zudem mit Hindernissen rechnet, bleibt realistisch. Du kannst beides sein: optimistisch und realistisch. Du bist auf Hindernisse vorbereitet.

Wie du unsichtbare Hindernisse sichtbar machst

Typisch für Hindernisse, die einem das Dranbleiben schwer machen, ist: Sie treten unerwartet und plötzlich auf. Es sind Dinge, die ungeplant sind, die dich eiskalt erwischen.

Das muss gar nichts Dramatisches sein: Jemand bringt deinen Lieblingskuchen mit zur Arbeit. Puh – und genau der hat heute in deinem Kalorienbudget keinen Platz mehr. Die spontane After-Work-Party, zu der du aus Kollegialität nicht »Nein« sagen willst. Eine Gelegenheit, zu der du vielleicht früher auch gerne das eine oder andere Glas Alkohol getrunken hättest. Die unverhoffte Begegnung mit einer alten Bekannten beim Einkaufen, die dich zu einem gemütlichen Abendessen einladen möchte. Dabei hattest du dir eigentlich vorgenommen, heute zum Training zu gehen.

Natürlich können es auch dramatischere Ereignisse sein, die dir einen potenziellen Strich durch die Rechnung ziehen: Das Kind wird krank. Der Partner muss für eine Woche auf Dienstreise und du bist allein für alles zuständig – vielleicht wohnst du auch alleine und musst das ohnehin die ganze Zeit auch noch mal so nebenbei tun. Vielleicht hast du auch eine Verletzung manifestiert, so wie mir das vor wenigen Jahren gleich mehrmals nacheinander passierte. Ich hatte eine Phase, in der mir diverse Verletzungen zu schaffen machten und meine Trainingspläne durcheinanderbrachten. In dieser Situation erinnerte ich mich an mich selbst mit Anfang 20. Wie sich das anfühlt. Wie ich meinen Körper spüre. Belastbar. Schmerzfrei. Ich konnte machen, was ich wollte – und mein Körper machte alles mit. Dass dies 20 Jahre später anders war, brachte mich erst einmal aus dem Konzept.

Ungeplant sind auch solche Situationen, von denen wir wissen, dass sie auf uns zukommen – aber wir haben sie im Alltag einfach nicht auf dem Schirm. So nach dem Motto »Wie? Ist denn schon wieder Weihnachten?«. Sommerfeste. Weihnachtsfeiern. Schönes Wetter mit Verabredungen im Biergarten, wo die Aperol-Spritz- und Biergläser in der Sonne funkeln. So hatte ich im letzten Jahr das Gefühl, als sei ständig etwas los: Ein runder Geburtstag jagt den anderen, dazwischen Hochzeiten, der neue Nachbar lädt zum Kennenlernen ein, ein Freund feiert Firmenjubiläum.

»Wie? Ist denn schon wieder Weihnachten?«

Was auch immer es ist, das versucht, dich aus dem Tritt zu bringen und deine Fitness- und Gesundheitsfortschritte zu torpedieren – es würde dich nur dann aus der Bahn werfen, wenn du keinen Plan hast. Keinen Plan, wie du dich in einer solchen Situation am besten verhältst.

Deswegen machst du dir das Dranbleiben umso leichter, indem du dir schon vorher Gedanken darüber machst:

- In welchen Situationen ist es dir bisher schwergefallen dranzubleiben? Mit unseren Klienten gehen wir im Geist ihre Kalender durch und schauen, was für Events bei ihnen anstehen.

- Was sind für dich mögliche hinderliche Momente? In welchen Situationen hast du dich in der Vergangenheit eiskalt erwischt gefühlt?

- Warum stehst du in solchen Situationen vor einem Hindernis? Erkennst du vielleicht ein Muster, das es dir immer wieder schwer machte dranzubleiben?

Einer meiner Klienten reflektierte, in welchen Situationen er Schwierigkeiten hatte, seine Routinen einzuhalten. Er erkannte: Immer wenn seine Mutter ihn anrief, reagierte er mit Stress – und dieses Gefühl löste Verhaltensmuster aus, die für seine Fitness nicht so hilfreich waren. Eine andere Klientin stellte zum Beispiel fest, dass sie sich beim Autofahren – wie sie es ausdrückte – »hardcore« stressen ließ. Das war eine Situation, in der sie sich massiv selbst im Weg stand. Die eigentliche Hürde lag allerdings darin, dass ihr bisher nicht einmal bewusst war, wie dieser Autofahrstress ihre Pläne behinderte. Es war halt normal, jeden Tag mit dem Auto gegen die Rushhour ins Feld zu ziehen. Nerviger Alltag, bei dem ihr zunächst überhaupt nicht in den Sinn kam, dass sie ihn auch anders gestalten könnte. Doch als sie das erkannte, konnte sie für sich selbst eine Alternative suchen. Die war sogar nachhaltig. Heute fährt sie in einer Fahrgemeinschaft mit und kann so den Auslöser, mit dem sie sich das Leben schwer machte, komplett umschiffen.

Natürlich ist das nur eine von vielen Möglichkeiten, wie sie dieses konkrete Thema hätte lösen können. Manchmal fühlt es sich in der Situation an, als sei sie unlösbar. Dann hilft es, zunächst einmal Ideen zu brainstormen. Oft hilft dabei der Austausch mit Menschen, die nicht direkt betroffen sind und denen du vertraust. Ich bin fest davon überzeugt, dass es eine Lösung für jede Situation gibt, auch wenn sie komplex erscheint.

Übung: Unsichtbare Hindernisse sichtbar machen

Nimm dir ein Blatt Papier, einen Stift und denk an die letzten Wochen und Monate. Notiere Situationen, die dich herausforderten und deine Pläne durchkreuzten.

Schritt 1 – Erkenne die Situationen: In welchen Situationen fühltest du dich eiskalt erwischt? In welchen Situationen verfällst du in alte, für deine Fitness und Gesundheit weniger hilfreiche Gewohnheiten?

Schritt 2 – Erkenne die Muster: Gibt es Gemeinsamkeiten zwischen diesen Situationen? Warst du vielleicht hungrig oder müde, oder waren es bestimmte Orte oder Personen, die alte Gewohnheiten in dir auslösten?

Schritt 3 – Entdecke die frühen Anzeichen: Welche Vorläufersignale kannst du identifizieren, bei denen du künftig besonders aufmerksam sein darfst? Vielleicht ist es ein gestresster Mensch in deinem Umfeld, vielleicht bist du selbst hektisch oder dein Kind ist unruhig?

Die Wissenschaft vom Dranbleiben: Die Wenn-dann-Lösung

Die Analyse möglicher Hindernisse aus dem letzten Abschnitt ist deswegen so effektiv, weil du dir für typische Situationen im Voraus überlegst, wie du reagieren wirst. »Was mache ich dann stattdessen?« Indem du dir diese Frage stellst und vor deinem inneren Auge (du bist der Regisseur deines Lebens) eine alternative Szene ablaufen lässt, ebnest du neuen Verhaltensweisen den Weg. Du erhöhst die Chance, vor einem Hindernis nicht impulsiv und ganz automatisch die Dinge zu tun, die schon in der Vergangenheit wenig hilfreich für dich waren.

Ganz automatisch nach dem Sekt zu greifen und dem zweiten, wenn er dir angeboten wird … Du bist bei Tante Hilde auf dem Geburtstag und sie weiß, wie sehr du ihre selbst gemachte Torte liebst. Lächelnd schaufelt sie dir das größte Stück auf einen Teller. Ganz automatisch nimmst du den Löffel – und die Torte verschwindet in dir. Teamsitzung. Ein Kollege meint es sehr gut mit allen. Er hat leckere süße Teilchen von seinem Lieblingsbäcker mitgebracht. Du bist gestresst und im Unterzucker. Wie die Teilchen duften …

Um diese automatisch ablaufenden Muster zu unterbrechen, kannst du dir vorher überlegen, wie du reagieren möchtest. Auf diese Weise kannst du dich auf jedes beliebige Szenario vorbereiten: Du fütterst dein Unterbewusstsein mit alternativen Verhaltensskripten, die du mit jeder Wiederholung leichter in die Tat umsetzen wirst:

- Wenn mir Alkohol angeboten wird, dann ist für mich eine mögliche Reaktion … (zum Beispiel: Dann sage ich »Nein« oder dann entgegne ich: »Dank dir, bitte nur ein Glas Wasser für mich.«)

- Wenn Tante Hilde zum Kaffeetrinken einlädt, dann tue ich Folgendes … (zum Beispiel: Dann plane ich ein Stück Kuchen im Voraus in mein Kalorienbudget ein und esse zuvor einen proteinreichen Snack, um ihren Kuchen ohne Hunger genießen zu können.)

- Wenn ich merke, wie Stress in mir aufkommt, dann hilft mir … (zum Beispiel: Dann achte ich bewusst auf meine Atmung und atme zehnmal tief ein und langsam aus.)

- Wenn …, dann …

Du erhöhst die Chance, mit Hindernissen konstruktiv zu arbeiten.

Die »Wenn …, dann …«-Programmierung ist ein bewährtes psychologisches Werkzeug, durch das du hartnäckige Verknüpfungen mit unerwünschten Gewohnheiten aufbrechen und verändern kannst.[32, 33, 34] Legst du dir bereits im Voraus Alternativreaktionen für künftigen Hindernisse zurecht, erwischen sie dich nicht mehr eiskalt. Du bist vorbereitet.

Lass uns an der Stelle noch mal daran denken, worum es schon in Kapitel 3 ging: Du willst ja »Ja« zu dir selbst sagen. Es ist okay, wenn es jetzt erst einmal um dich geht. Nicht um Tante Hilde, die Kollegen mit dem Kuchen oder dem Glas Sekt. Wenn du etwas verändern möchtest, dann darfst du deinem Leben, deiner Fitness, deiner Gesundheit, deiner Lebensqualität eine hohe Priorität beimessen. Und zwar mindestens für die nächsten zwölf Monate. Wenn es nicht anders geht, dann heißt das eben auch, »Nein!« zu den Wünschen anderer zu sagen. Und » Nein« zum größten Stück von Tante Hildes Kuchen zu sagen, muss sich im Übrigen ja nicht mit Wertschätzung für ihre Backkünste widersprechen. Worum es geht, ist Folgendes: Du übst, gewohnte Muster zu durchbrechen. Du trainierst, zu dir selbst zu stehen, selbst in die Verantwortung zu gehen, selbstbestimmt zu entscheiden.

Es kann sein, dass dabei negative Gefühle aufgrund alter Programmierungen aufkommen. Es ist großartig, wenn du dir dessen bewusst bist. Viele unserer Klienten wurden als Kinder noch so erzogen, dass sie ihren Teller leer essen mussten – auch dann, wenn sie bereits satt waren. Auch als Erwachsene hören sie dann noch die Stimme ihrer Eltern und das damit verbundene schlechte Gewissen, wenn sie nicht aufessen. Was großartig ist, denn diese Bewusstheit ermöglicht dir das Loslassen alter Programmierungen. Im nächsten Schritt führst du dir dabei dein Dranbleiber-Ziel vor Augen. Du spürst in deinen Körper hinein, wie sich dein Wunschergebnis anfühlt. Du schaust dir den Anker an, den du dir ausgesucht hast, vielleicht ein Armband oder Hintergrundbild auf deinem Smartphone. Und du erinnerst dich an das Schöne, das dir noch bevorsteht, wenn du dranbleibst. Bevor du auf einen Trigger aus deinem Umfeld reagierst, kannst du dreimal tief durchatmen. Vielleicht spürst du schon mit dem ersten Atemzug, wie dein Gefühl sich verändert.

Hier ist eine weitere Stärke der »Wenn …, dann …«-Methode: Du musst nicht »Nein!« sagen. Du musst gar nichts. Du kannst dir auch Alternativen überlegen, die »sanfter« sind.

Wenn mir jemand ein Glas Wein anbietet, dann sage ich: »Vielen Dank, heute nicht. Ich trinke gerne ein Glas Wasser.« Wenn Tante Hilde mir ein Stück Torte vorlegt, dann bin ich dankbar für ihre Fürsorge, lächle und bitte sie um ein kleineres Stück. Wenn Heißhunger bisher ein Thema für dich war, dann präparierst du deine Tasche ab sofort mit ein paar Proteinriegeln und Äpfeln (oder anderem sättigenden Obst, das du gerne isst). Wenn deine Mutter nach 16 Uhr anruft und deine Trainingspläne durcheinanderzugeraten drohen, lässt du deiner Mailbox den Vortritt und meldest dich später bei ihr zurück. Wenn dein Kind Wehwehchen hat, dann atmest du zehnmal tief ein und langsam aus, bringst etwas Abstand zwischen dich und kontraproduktive Impulse und schaffst Raum für neue Verhaltensweisen.

Denn genau darum geht es: Alte Muster zu durchbrechen, eine Pause einzulegen, um das eigene Verhalten bewusster anzugehen. Auf die Frage, wie es dir gelingt, nachhaltig dranzubleiben und eben nicht wieder und wieder bei den gleichen Hindernissen aufzugeben, ist das eine wirksame Antwort. »Have a break!« Nicht um ein KitKat zu essen, sondern um das Steuer in die Hand zu nehmen.

Jedes Mal, wenn du Reflexe für alte Gewohnheiten überwindest, fühlst du dich großartig. Es macht dich zufriedener – und das kommt auch den Menschen in deinem Umfeld zugute.

Du fühlst dich großartig, wenn du alte Muster durchbrichst.

Apropos Menschen in deinem Umfeld: Zu dir »Ja!« zu sagen, heißt nicht unbedingt, »Nein!« zu anderen zu sagen.

Es gibt Menschen, die nicht akzeptieren wollen, dass du zum Beispiel weniger oder gar keinen Alkohol trinkst. Menschen, die nichts unversucht lassen, um dich von deinen Fitnessplänen abzuhalten (vielleicht, weil es sie daran erinnert, dass auch sie mehr für ihre Gesundheit tun sollten, es aber nicht tun). Dann ist ein deutliches, bestimmtes »Nein!«, mit dem du für dich geradestehst, umso entscheidender.

Übung: Finde Lösungen für deine Hindernisse

Schreibe dir deine »Wenn's« auf (oder notiere sie in der Notizen-App in deinem Handy). Zum Beispiel könnte ein Wenn sein, »Wenn ich mich lustlos fühle« oder »Wenn ich mich von meinem Chef unter Druck gesetzt fühle«.

Notiere dir daraufhin mögliche »Dann's«, zum Beispiel:

- **wenn ..., dann atme ich dreimal tief durch.**
- **wenn ..., dann sage ich »Ja!« zu mir selbst.**
- **wenn ..., dann visualisiere ich mein Ziel.**
- **wenn ..., dann schaue ich meinen Anker an.**
- **wenn ..., dann trinke ich ein großes Glas Wasser.**
- **wenn ..., dann denke ich an mein Vorbild.**
- **wenn ..., dann führe ich mir meine Prioritäten vor Augen und lächle.**

So erstellst du dir einen persönlichen »Wenn ..., dann ...«-Plan. Es ist ein Plan, um Muster zu durchbrechen. Ein Plan, der wie alle Pläne, die du in diesem Buch kennengelernt hast, nicht in Stein gemeißelt ist – und dir dabei hilft, deinen eigenen Weg leichter zu gehen.

Warum du dich nicht auf deine Willenskraft verlassen kannst

Viele Menschen glauben, dass sie etwas nur stark genug wollen müssen, um es dann auch hinzubekommen. »Ich muss nur stark genug wollen, dass ich heute Abend Krafttraining mache!«, »Ich muss nur stark genug wollen, dass ich 10 000 Schritte gehe!«, »Ich muss nur stark genug wollen, vor dem Fernseher auf die Chips zu verzichten!«.

Aber faktisch ist Willenskraft begrenzt. Allein auf die Willenskraft zu setzen, um dranzubleiben und dich bei Hindernissen durchzubeißen, ist keine gute Idee. Vor allem dann nicht, wenn du in Job und Alltag bereits hochgradig eingespannt bist. Warum überschätzen die meisten Menschen ihre Willenskraft?

Die Hirnregion, die für den Willen zuständig ist, ist die gleiche Hirnregion, die für fokussiertes Arbeiten, für das Kurzzeitgedächtnis und für die Erledigung von To-do-Listen verantwortlich ist.[35, 36] Es ist der präfrontale Kortex. Der ist bei vielen Menschen enorm beschäftigt, weil ihre Tage randvoll mit To-dos sind und sie an alles Mögliche denken müssen. Sich dann nach Feierabend noch zum Training aufzuraffen oder am Abend bei einem Geschäftsessen »Nein« zum gewohnten Alkohol zu sagen, fällt ihnen dann schwer, weil der vom Alltag bereits ermüdete Denkmuskel nun zusätzlich noch hilfreiche Fitnessgewohnheiten stemmen soll. Baust du allein auf deine Willenskraft, dann ist das ein bisschen so, als wenn du ein Haus auf Sand bauen würdest. Eine ziemlich wacklige Angelegenheit.

Vielleicht gehörst du dann noch zu den Menschen, die einen sehr hohen Anspruch an sich selbst haben. Dann würdest du dich ein aufs andere Mal dabei beobachten, wie der Wille schlappmacht, um die geforderten 100 Prozent abzuliefern. Kein Wunder, dass da die Lebensfreude verloren geht …

Mein Empfehlung ist: Achte auf deine Lebensfreude, geh lieber liebevoll statt willensstark mit dir um.

Akzeptiere, dass es Hoch- und Tiefphasen geben wird.

Du brauchst keine 100 Prozent abzuliefern, um großartige Fortschritte zu erzielen. Kontinuierlich voranzugehen ist langfristig effektiver, als jedes Mal auf die 100 Prozent zu pochen – und sich in den neun von zehn Fällen dafür zu geißeln, in denen du sie nicht erreichst.

Aber was ist, wenn du das Gefühl hast, eben nicht mehr voranzugehen? Zu stagnieren? Oder schlimmer noch: Wenn du mit Rückschlägen konfrontiert wirst?

Wie du (negatives) Feedback zu deinem Vorteil nutzt

»Ich mache so viel: ernähre mich gesund, verzichte auf Süßigkeiten, treibe Sport – und dennoch nehme ich einfach nicht mehr ab.«

An einem solchen Punkt zu stehen, ist frustrierend. Einfach keine Fortschritte zu machen. Zu säen, aber nicht zu ernten. Ein Frust, den ich nur zu gut kenne. Aus eigener Erfahrung und meiner Arbeit mit Klienten. Ich habe aus eigener Anschauung heraus gelernt, zu fragen: »Stagnierst du wirklich oder kennst du nur die halbe Wahrheit?«

Je unvollständiger deine Messwerte sind, desto leichter kommt unnötiger Frust auf. Dabei kannst du überhaupt nicht wissen, ob das, was du tust, funktioniert, solange dein Feedbacksystem nicht vollständig ist, du also die wichtigsten Fortschrittsgrößen nicht auf dem Schirm hast.

Dranbleiben heißt auch messen – und zwar das Richtige. Wir empfehlen unseren Klienten, verschiedene Variablen zu tracken, wenn sie abnehmen wollen. Kurskorrekturen machen nämlich erst dann Sinn, wenn du weißt, wo du stehst und du dir ein möglichst vollständiges Bild von deiner Situation verschafft hast.

Natürlich musst du nicht alles messen, was du messen kannst. Es geht mir um die Idee dahinter: Was du misst, kannst du verändern. Und zwar anhand von Variablen, die eine solche Veränderung auch belegen können. Wer abnehmen will und nur auf das Körpergewicht schaut, landet oft unnötigerweise in der Frustfalle.

Die richtigen Werte zu verfolgen, kostet dich ein paar Minuten pro Woche extra, aber im Zweifel sparst du so Tage und Wochen. Denn anstelle dich auf ein diffuses Gefühl zu verlassen, siehst du schwarz auf weiß, ob und in welchen Bereichen du Fortschritte machst. Du weißt, ob du auf Kurs bist und so weitermachen kannst wie bisher. Oder ob Veränderungen nötig sind.

Über dein Feedbacksystem bleibst du am Ruder. Du behältst die volle Kontrolle über deinen körperlichen Fortschritt.

Und wenn die Messung dir zeigt, dass du deinem Ziel nicht näher gekommen bist, dann ist auch das eine gute Nachricht. Moment. Keine Fortschritte sind eine gute Nachricht? Absolut! Wenn das, was du getan hast, nicht funktionierte, dann ist es das vielleicht wertvollste Feedback, das du überhaupt bekommen kannst.

Jetzt bietet sich dir eine einmalige Chance: Du veränderst dein Verhalten, bevor es zur Gewohnheit wird. Und korrigierst deinen Kurs.

Für mich ist das ein wichtiger Leitgedanke beim Dranbleiben: Es gibt keinen Misserfolg, es gibt nur Feedback. Selbst ein »schlechter« Messwert führt zu guten Ergebnissen. In der Wissenschaft ist diese Vorgehensweise völlig normal. Und du kannst sie dir zu eigen machen.

Es gibt keinen Misserfolg, es gibt nur Feedback.

Wenn du diesen Gedanken verinnerlichst, dann können dich Rückschläge, Hindernisse, die du bisher trotz aller mentalen Vorbereitung noch nicht überwinden konntest, ebenso wenig aus der Bahn werfen wie suboptimale Fortschritte. All das ist kein Grund mehr, um aufzugeben. Es ist ein normaler Teil des Weges – wichtiges Feedback, das du nutzt, um deinen Kurs zu korrigieren.

Angenommen, du misst nach einer Woche Arbeit deinen Körperfettanteil und stellst fest, dass sich nichts getan hat, dann ist das kein Misserfolg. Es ist lediglich Feedback. Solange du ein Ziel hast, für das du jeden Tag eine Kleinigkeit tust, ist jedes Ergebnis deiner Anstrengungen ein Feedback. Vielleicht ist es nicht das Ergebnis, das du dir erhofft hattest, aber es ist eine wertvolle Rückmeldung. Erfolgreiche Menschen nutzen dieses Feedback, um etwas Neues auszuprobieren.

Ich mag den Gedanken, dass du bei deinem Gefühl nicht stehen bleibst, weil dein Gefühl eben täuschen kann: Du brauchst ein genaues Feedback, um andere Ergebnisse zu erzielen …

Wann täuscht dich dein Gefühl? Um uns dem zu nähern, nehmen wir mal an, dein Ziel ist der Fettabbau.

Ob du es glaubst oder nicht: Gar nicht so selten unterschätzen Menschen, die ihre Ernährung nicht über ein Journal oder eine App verfolgen, die Menge der zu sich genommenen Kalorien um 30 bis 40 Prozent und mehr.[37, 38] Selbst Ernährungsberater verschätzen sich hinsichtlich ihrer eigenen Energieaufnahme, wenn auch nicht in einem so großen Maße.[39] Je konsequenter jemand ein Ernährungstagebuch führt, desto größer ist die Erfolgsquote.[40, 41] Und dennoch können Abweichungen auftreten. Vielleicht weil vergessen wird, einen Teil der Mahlzeiten zu erfassen – oder die gegessene Menge falsch eingeschätzt wird. Datenbanken mit User-generierten Einträgen enthalten zudem oft Einträge mit fehlerhaften Nährwertangaben. Nicht zuletzt passieren Tippfehler. Es gibt Menschen, die felsenfest davon überzeugt sind, nur 2000 Kalorien am Tag zu essen, und sich nicht erklären können, warum sie keine Fortschritte mehr machen. Tatsächlich haben sie aber schlicht beim Tracken einen Teil unterschlagen, essen in Wirklichkeit vielleicht 1000 Kalorien mehr am Tag und befinden sich ganz und gar nicht in einem Kaloriendefizit.

Es gibt noch einen Klassiker, wenn es nicht vorangeht: Zu viele Ausnahmen von der Regel. Wie gesagt, du brauchst keine 100 Prozent: Wenn du zu 80 Prozent auf Kurs bleibst und zu 20 Prozent Ausnahmen zulässt, kannst du hervorragende Fortschritte erwarten. Doch manchmal werden nach und nach aus 20 erst 30 und dann 35 Prozent – die Ausnahme wird schleichend zur Regel. Vielleicht hast du dich vier Tage lang konsequent an deine Kalorienziele gehalten – und dann kam das Wochenende mit »ein paar Ausnahmen«. Da passiert es vielen, sich diese Ausnahmen kleiner zu rechnen, als sie es sind. Wir Menschen wollen oft nur das wahrnehmen, was unsere Erwartungen bestätigt. Psychologen nennen das »Bestätigungs-« oder »Rückschaufehler«. Kommt dir so etwas unter, dann täuscht dich dein Gefühl, noch auf Kurs zu sein.

Wenn der Fettabbau stagniert, kann das auch eine andere Ursache haben: Vielleicht warst du schon sehr erfolgreich beim Abnehmen. Ein schlanker Körper benötigt in Bewegung weniger Kalorien: Je mehr Gewicht du mit dir herumträgst, desto mehr Kalorien verbrennst du. Probiere es mal aus: Belade einen Rucksack mit Büchern in dem Gewicht, das du bereits verloren hast. Such dir eine schöne lange Treppe und geh diese hinauf und hinab. Und noch mal: hinauf und hinab. Du wirst schnell merken, wie das Extragewicht deinen Kalorienverbrauch anregt.

Mit dem Körpergewicht sinkt auch der Kalorienverbrauch. Das bedeutet, unter gleichen Bedingungen verbrauchst du weniger Kalorien als vor dem Abnehmen. Dies wirkt sich auf deine Planung aus: Die Energiemenge, mit der du zuvor noch abgenommen hast, reicht nun aus, um deinen Grundbedarf zu decken – und du befindest dich prompt auf einem »unerklärbaren« Plateau. Um den Fettabbau wieder in Gang zu bringen, brauchst du ein Kaloriendefizit. Dazu kannst du entweder dein Kalorienziel nach unten korrigieren oder deinen Kalorienverbrauch erhöhen.

Um genau zu wissen, wo du stehst, finde ich es hilfreich, festzuhalten, wie viele Kalorien du zum Beispiel momentan zu dir nimmst. Deswegen – und ich meine, dies gilt für alle Fitness- und Gesundheitsziele – finde ich Feedbacksysteme für dich so sinnvoll.

Mit unseren Klienten nutzen wir vor allem Feedbacksysteme in Form von Apps fürs Smartphone. Auch Smartwatches und Fitnessuhren bieten immer mehr und umfassende Möglichkeiten, um deine Aktivität in Training und Alltag zu messen. Hier ist eine Übersicht der wichtigsten Feedbacksysteme für deine Fitness:

- **(M)entales Training:** Zielkarte, Visualisierung, Wochenplan, Seinfeld-Methode, To-do-Listen

→ Tools: Papier und Stift, Notizen-App, Kalender(-App), Anker (vgl. Kapitel 2)

- **(A)usgewogene Ernährung:** Ernährungstagebuch

→ Tools: Ernährungstagebuch-App, um deine Kalorienaufnahme zu erfassen (Empfehlungen in der Toolbox www.dranbleiben.tools)

- **(R)ichtiges Krafttraining:** Trainingstagebuch

→ Tools: Trainingsplan zum Ausdrucken (Toolbox), Krafttraining-App (Tipps in der Toolbox www.dranbleiben.tools)

- **(K)ardiotraining:** Erfassung der täglichen Aktivität

→ Tools: Schrittzähler-App, Smartwatch, Fitnessuhr et cetera

Zudem kann es für dich hilfreich sein, auch noch folgende Feedbacksysteme zu nutzen:

- Veränderung des Körperbaus

→ Tools: Waage (Körpergewicht), Fotos, Bauchumfang beziehungsweise Körperfettanteil (Tutorials in der Toolbox: www.dranbleiben.tools)

- Regeneration: Schlafdauer und -qualität und Stressbelastung
→ Tools: eigene Notizen, Technik: Schlaf- und Stresstracker (Empfehlungen in der Toolbox www.dranbleiben.tools)

Mit solchen Feedbacksystemen kannst du sicherstellen, dass du noch auf Kurs bist. Sie geben dir Daten und Einschätzungen an die Hand, die dir dabei helfen, deine Fortschritte – oder Plateaus, die früher oder später mit Sicherheit eintreten – besser einzuschätzen.

Ähnlich wie das Navi deines Autos dir dabei hilft, Straßensperrungen und Staus zu umfahren und bestmöglich ans Ziel zu kommen, so unterstützen diese Feedbacksysteme dich dabei, deine gesundheitlichen Ziele ohne unnötige Umwege zu erreichen.

Stellst du auf diesem Weg dann fest, dass du vom Kurs abgekommen bist, hast du die Möglichkeit, an deinem Weg etwas zu ändern. Anstelle dich von einem vermeintlichen Misserfolg entmutigen zu lassen oder blind in die falsche Richtung zu fahren, kannst du dieses Feedback nun wertschätzen. Die meisten Menschen geben auf, weil ihnen das System fehlt, um Fortschritte zu messen und bei Abweichungen nachzujustieren.

Troubleshooting: So durchbrichst du jedes Fortschrittsplateau in 4 simplen Schritten

Ich denke, je leichter wir es uns machen, fitter und gesünder zu leben, umso erfolgreicher sind wir auf lange Sicht. Wenn der Weg hin zu deinen Zielen sich »hart« anfühlt und mit viel »Kämpfen« verbunden ist, dann ist der Weg entweder noch nicht der richtige – oder das Tempo ist zu hoch. Du willst mit einer gewissen Leichtigkeit dranbleiben. Das heißt nicht, dass deine langfristigen Ziele nicht ambitioniert sein dürfen. Im Gegenteil. Ein großes Ziel, wie ein 10-Kilometer-Lauf, ein Halbmarathon, vielleicht sogar einen Marathon zu laufen, ist großartig – solange es dich begeistert. Und du erreichst es am besten, wenn du dich, anstelle dir bestimmte Leistungsziele zu setzen, zunächst einmal darauf konzentrierst, eine stabile Routine aufzubauen, aus der dann Freude an der eigenen Bewegung erwachsen kann. Eine Freude daran, wie viel besser du dich in deiner Haut fühlst, die dich dann über die lange Strecke trägt.

Je leichter du es dir machst, fitter und gesünder zu leben,
umso erfolgreicher wirst du sein.

Viele Menschen verlieren diese Freude leider, wenn die Erfolge ihres Trainings hinter ihren eigenen Erwartungen zurückbleiben. Ihr Umgang mit Hindernissen läuft darauf hinaus, dass sie aufgeben, weil sie die Gewohnheit haben, Erklärungen für den gefühlten Misserfolg bei den äußeren Umständen oder bei sich selbst zu suchen. Dann ist es zum Beispiel die fehlende Zeit, die sie am Trainieren hindert. Manchmal hörst du auch Sätze wie: »Ich habe schlechte Gene, bei mir schlägt so ein Training nicht an.« Oder: »Es muss an meinem Alter liegen.« Wäre es nicht schade, wenn deine Pläne an solchen Glaubenssätzen scheitern würden? Lass uns darüber reden, wie du so etwas verhinderst.

Eine bewährte Möglichkeit, wie du an deinen Zielen dranbleibst und das Ruder auch bei größeren Hindernissen nicht aus der Hand gibst, ist systematisches Troubleshooting. Das geht so:

Schritt 1: Nutze dein Feedbacksystem, um Ursachen und bisherige Verhaltensmuster aufzudecken. Dann liegt es in deiner Macht, etwas zu ändern. Zum Beispiel: »Ich habe diese Woche zu viel Junkfood gegessen«, »Ich habe ein paar Trainingseinheiten ausfallen lassen«, »Ich habe zu viel Alkohol getrunken«. Akzeptiere die aktuelle Situation. Übernimm die Verantwortung, damit ergreifst du wieder das Ruder. Fokussiere dich nun auf das, was du verändern kannst. Falls nötig, wende deine »Wenn …, dann …«-Strategien an.

Schritt 2: Nutze die nächste Chance zum Dranbleiben. Wenn du einen schlechten Tag hast oder ein Training ausfallen lassen musstest, dann setze einen Haken dahinter: »Okay, es ist passiert. Und es ist Vergangenheit. Was lerne ich daraus für die Zukunft? Was mache ich bei einer ähnlichen Situation künftig anders?« Erinnere dich daran: Es gibt keine Fehler, nur Feedback. Du hast etwas ausprobiert und ein anderes Feedback erhalten als erhofft. Auch das ist wertvoll, denn nur so kannst du eine bessere Lösung finden: Bei der nächsten Gelegenheit probierst du etwas anderes. Morgen ist ein neuer Tag.

Hindernisse sind normal. Sie sind wichtig.
Und sie sind immer etwas Vorübergehendes.

Schritt 3: Sei stolz auf deine kleinen Erfolge. Große Veränderungen beginnen immer mit kleinen Erfolgen. Wenn du deine kleinen Erfolge übergehst und sie nicht wertschätzt, beraubst du dich einer essenziellen Energiequelle zum Dranbleiben. Denn die kleinen Erfolge sind die Dominosteine, die einer nach dem anderen umkippen und dann am Ende den großen Effekt ausmachen.

Schritt 4 – und das ist ein Hauptpunkt deines Troubleshootings: Finde dein eigenes Tempo. Bewerte die Situation gegebenenfalls neu. Ich erinnere mich noch gut an das Coaching mit einer Klientin. Schon im ersten Gespräch sagte sie: »Mark, ich möchte mein komplettes Leben nicht von heute auf morgen umkrempeln. Lass uns die Dinge entspannt angehen und eine Sache nach der anderen ändern.« Ich mag den Ansatz. Denn du bestimmst das Tempo. Oft bist du einfach schneller, wenn du es langsam angehst. Dabei darfst du deine aktuelle Situation im Blick behalten. Vergleiche mit anderen Menschen können inspirierend sein, sie können aber auch demotivieren. Denn oft sehen wir bei anderen Menschen – vor allem auf sozialen Medien – nur das schöne Endergebnis und die glänzende Oberfläche. Sobald du feststellst, dass du dich an äußeren Maßstäben oder den Maßstäben anderer misst, denk daran: Der einzige Mensch, mit dem du dich vergleichen solltest, ist der Mensch, der du gestern warst.

Falls du dich überfordert fühlst, darfst du dein aktuelles Pensum auf den Prüfstand stellen: »Warum sind Fortschritte für mich aktuell so schwer zu erreichen? Was kann ich mir vornehmen, sodass ich es mit einer Mindestchance von 80 Prozent in meinem jetzigen Leben umgesetzt bekomme?«

Dieser simple 4-Schritte-Prozess macht es dir leichter, deinen Weg zu gehen. Zum Beispiel indem du erkennst, dass du leichter dranbleibst – und langfristig mehr erreichst, wenn du deine eigenen Erwartungen einem Realitätscheck unterziehst. Und dich an den kleinen Erfolgen erfreust.

Einer unserer Klienten arbeitet teils im Außendienst und ist häufig auf Reisen. Daheim trainiert er in seinem Home-Gym mit Kurzhanteln. Unterwegs bleibt er mit einem Schlingentrainer dran, der in praktisch jedem Handgepäck Platz findet. Da er weiß, dass er in den Reisewochen nach langen Arbeitstagen mit Geschäftspartnern oft auswärts isst, passt er seine Erwartungen auf ein für ihn realistisches Maß an: Er trainiert nach dem Motto »Lieber kurz als gar nicht«. Anstelle sich damit zu frustrieren, dass die Fortschritte in dieser Zeit ausbleiben, passt er sein Ziel an: Du willst deine Form halten. Mehr erwartet er von sich nicht. Er überfordert sich also nicht, behält seine Trainingsroutine aber in verkürzter Form bei und trifft beim Essen im Rahmen der Möglichkeiten gute Entscheidungen. So bleibt er an seinen gesunden Gewohnheiten dran und behält den Spaß am Training.

Wenn du dich auf deinem Weg zu sehr stresst, dich selbst unter Druck setzt, dann machst du dir die langfristige Veränderung unnötig schwer. Wenn du in eine Situation kommst, in der du vielleicht feststellst, du hast jetzt wochenlang von dem, was du dir eigentlich vorgenommen hast, nur die Hälfte gemacht hast: Dann ist das trotzdem gut. Denn du hast ja nicht nichts gemacht. Du hast null Prozent vermieden. Daran darfst du dich halten. Dich freuen. Dir weniger vornehmen, dein Tempo anpassen und so ein schlechtes Gewissen und ein Motivationsloch vermeiden. Du willst dir das Dranbleiben möglichst leicht machen.

Du willst dir das Dranbleiben möglichst leicht machen.

Die Idee des Troubleshootings ist, das Ruder in der Hand zu halten, dich aber nicht zu überfordern. Damit entgehst du der Gefahr, zu viel zu wollen, dich an unrealistischen Zielen zu orientieren. Deine Lebensqualität bleibt so in deinem Fokus und dir fällt es leichter, genau in der Situation, in der du steckst, das Richtige zu tun. Einer meiner Leitsätze lautet: »JETZT ist immer der perfekte Augenblick, um loszulegen!« – und das heißt auch: »JETZT ist immer der perfekte Augenblick, um genau so loszulegen, wie es DIR GUTTUT!«

Als ich vor zwei Jahren eine Verletzungsserie manifestierte, tat ich das, was mir guttat. Ich habe ernst genommen, dass mir mein Körper signalisierte, dass es einige

Baustellen gibt, um die ich mich kümmern darf. Anstelle mit mir zu hadern, akzeptierte ich die Situation. Ich verzichtete auf Übungen, die die Heilung behindern, und ergänzte mein Training um Übungen, die zur Heilung und Stärkung meiner Sehnen und Gelenke beitrugen. Dazu suchte ich mir Hilfe durch Therapeuten und Ärzte, die viel Erfahrung im Umgang mit Sportlern haben.

Und ich rief mir in Erinnerung, dass ich aus jeder Verletzungssituation in der Vergangenheit wertvolle Lehren für die Zukunft ziehen konnte. »Du übernimmst 100 Prozent Verantwortung für deine Gesundheit«, machte ich mir bewusst. Ich habe meine Trainingsfrequenz beibehalten, die Inhalte und Ziele jedoch so angepasst, dass ich gesund werden und mich möglichst bald wieder voll belasten konnte. Das bedeutete auch, meine läuferischen Ziele bis auf Weiteres zurückzustellen. Trainingsabstinenz halte ich jedoch in den meisten Fällen für kontraproduktiv. Die Idee ist auch hier: Du nutzt das Feedback und justierst nach. Legst den Fokus auf Ziele, die du unter den gegebenen Bedingungen erreichen kannst – und nutzt die Trainingszeit dafür. Auf diese Weise wurde ich wieder gesund und fit, ja sogar fitter als zuvor. Auch, weil ich ein für mich passendes Tempo fand. Durch die Lern-Umleitung, die ich gehen durfte, lernte ich neues über mich und meinen Körper – und die Tatsache, dass ich aus eigener Kraft wieder fit wurde, gibt mir Selbstvertrauen.

Dein Tempo – das bestimmst du am besten. Wenn du auf dich und deinen Körper hörst, betreibst du systematisches Troubleshooting. Dadurch fällt es dir leichter, Umleitungen für die Straßensperrungen auf dem Weg zu deinem Ziel zu finden.

Systematisches Troubleshooting macht es dir leichter, geeignete Alternativrouten zu deinem Ziel zu finden.

Anstelle unnötig viel Energie in »Straßensperrungen« und »Sackgassen« zu stecken, die du nicht wegzaubern kannst, legst du den Fokus darauf, voranzukommen – auch dann, wenn du dazu zuerst ein paar Schritte zurückgehen musst. Ein viel beschäftigter Manager buchte bei mir eines Tages ein Coaching für sechs Monate. Eine Woche später stornierte er wieder: »Keine Zeit.« Viele Menschen verschwenden Jahre und Jahrzehnte, weil sie auf perfekte Rahmenbedingungen warten. Gerade dann, wenn die Rahmenbedingungen nicht perfekt sind, ist es ein idealer Moment, um loszulegen. Vielleicht lag auch der Fokus dieses Managers bei den Hindernissen – und bei einem Selbstbild, das kleine Fortschritte nicht erlaubt.

Wie machst du dir das Dranbleiben noch leichter?

In jeder Erfolgsstory gibt es einen Moment, der wie ein Misserfolg aussieht. Meist sind es sogar viele Momente. Stagnierende Fortschritte, Hindernisse, Umwege und (zwischenzeitliche) Rückschritte sind ein Teil des Weges, den du akzeptieren darfst. Ich mag den Gedanken, dass du auf die kleineren Erfolge stolz bist, sie wertschätzt und feierst. Das bringt dich voran.

Oder wie mir eine Klientin strahlend erzählte: »Es sind kleine Dinge, die ich ändere, aber mit großer Wirkung. Es ist beeindruckend, wie man sich mit richtigen Gedanken und Einstellungen motivieren kann. Ebenso finde ich es gut, mit den richtigen, liebevollen Gedanken in den Spiegel zu schauen.«

Eine Kleinigkeit, die ich für mich damals geändert habe, als ich noch als Luftfahrt-Ingenieur tätig war, möchte ich dir noch mitgeben: Mein Alltag war geprägt von unberechenbaren beruflichen Entwicklungen. Es konnte immer etwas passieren, was für mich bedeutete: dort bleiben, meinen Job machen. Danach noch zum Training zu gehen, fiel mir nicht immer leicht. Also sagte ich mir: Ich trainiere morgens vor der Arbeit! Aber das frühe Aufstehen war für mich – nun ja: herausfordernd. Was ich dann änderte? Ich merkte, dass ich das morgendliche Training dreimal so häufig auf die Reihe bekam, wenn ich so viel wie möglich schon am Vorabend erledigte. Also legte ich meine Sportsachen neben dem Bett bereit. Die Sporttasche war gepackt. Mein Frühstück vorbereitet und die Kaffeemaschine aufmunitioniert. Ich musste morgens also nur noch die Kaffeemaschine anschalten und in meine Klamotten schlüpfen. Die Idee ist, dass du Rahmenbedingungen schaffst, die dir das Dranbleiben leicht machen. Obwohl ich nie ein Frühaufsteher war, habe ich es auf diese Weise geschafft, frühmorgens dreimal häufiger zum Training zu gehen.

Viele Menschen glauben, Veränderung sei anstrengend. Sie müsse sich anfühlen wie ein Gegen-den-Strom-Schwimmen. Dieser Glaubenssatz hält sich hartnäckig. Dabei ist er nicht nur falsch, sondern auch kontraproduktiv.

Auf einen starken, eisernen Willen zu setzen, wie es immer noch gerne als Erfolgsmodell propagiert wird, ist keine gute Strategie. Das sagt die Wissenschaft, wie wir inzwischen wissen. Das erleben wir wieder und wieder im Coaching mit unseren Klienten. Willensstärke ist unzuverlässig, sie ist nicht der Faktor, der dich dazu bringt, dranzubleiben, sondern stabile Gewohnheiten und die Freude am Dranbleiben.

Fitness und Ernährung basieren nicht auf Willenskraft,
sondern auf Gewohnheiten.

Was war dein letzter kleiner Erfolg? Eine gesunde und leckere Mahlzeit, die du dir zubereitet hast? Die Joggingrunde ohne Pause geschafft? Im Restaurant ein kalorienfreies Getränk statt Alkohol bestellt? Oder Ofenkartoffel mit Sour Cream statt Pommes mit Mayo? Den Schweinehund besiegt und zum Sport gegangen – trotz widriger Umstände? Lass uns deinen Erfolg feiern!

Wenn du dir permanent in den Hintern treten musst, um voranzukommen, liegen vermutlich noch einige Dinge im Argen. Mehr Druck und Drill – und damit oft einhergehend Überforderung – bringen dich dann nicht weiter.

Du darfst alles, was dein Ziel angeht, gerne ein wenig leichter nehmen. Dir bewusst machen, dass es keine Fehler gibt, nur Feedback. Und Feedback mit System bringt dich voran – auch, wenn du zeitweise ein paar Schritte zurückgehst.

Erfolg ist keine gerade Linie. Und die besten Erfolge sind oft die, die wir leicht übersehen. Die kleinen Erfolge, ob sportlich und gesundheitlich. Erfolge, die dein Leben insgesamt lebenswerter machen.

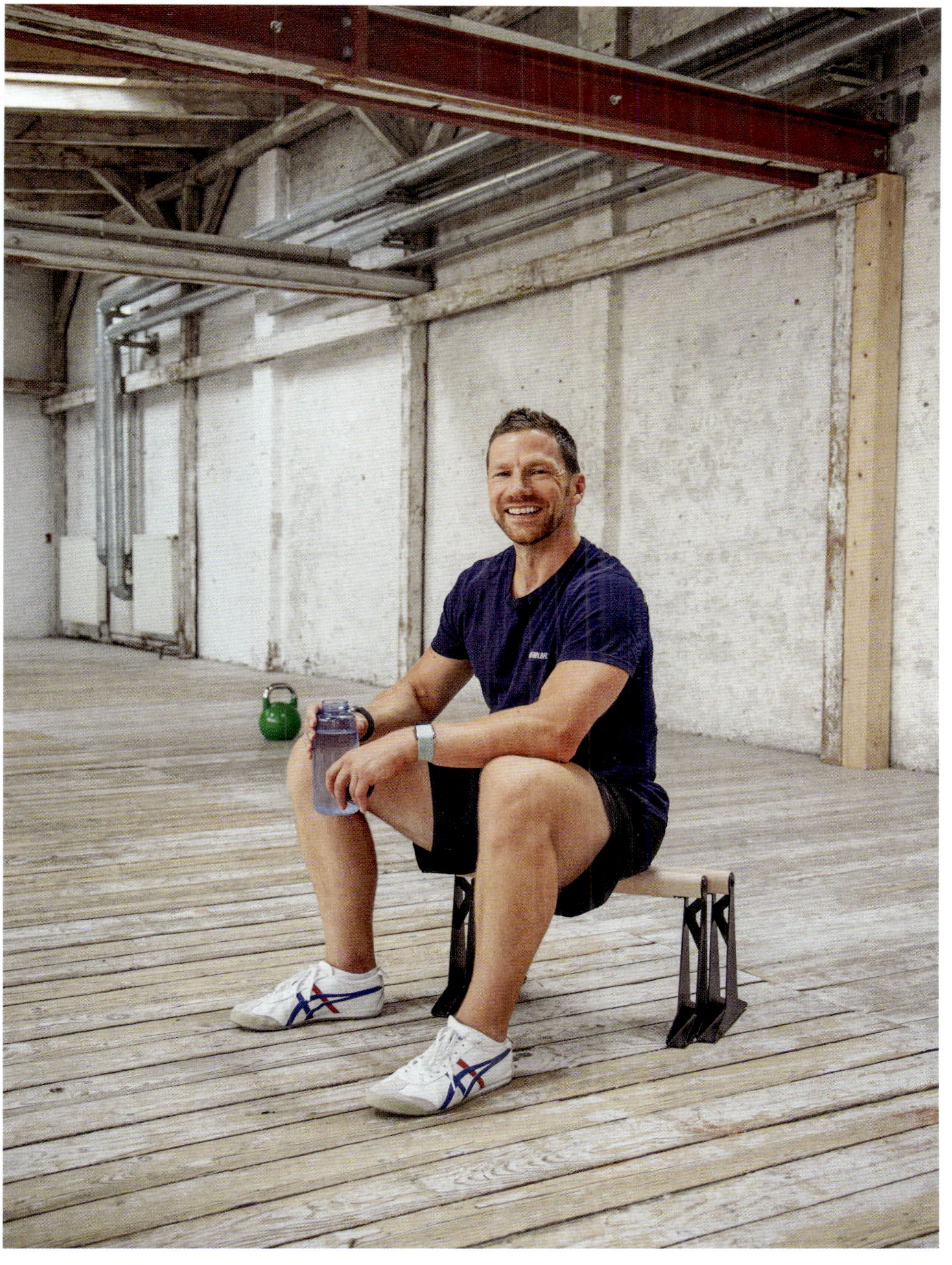

7. KAPITEL

5 GEWINNT!

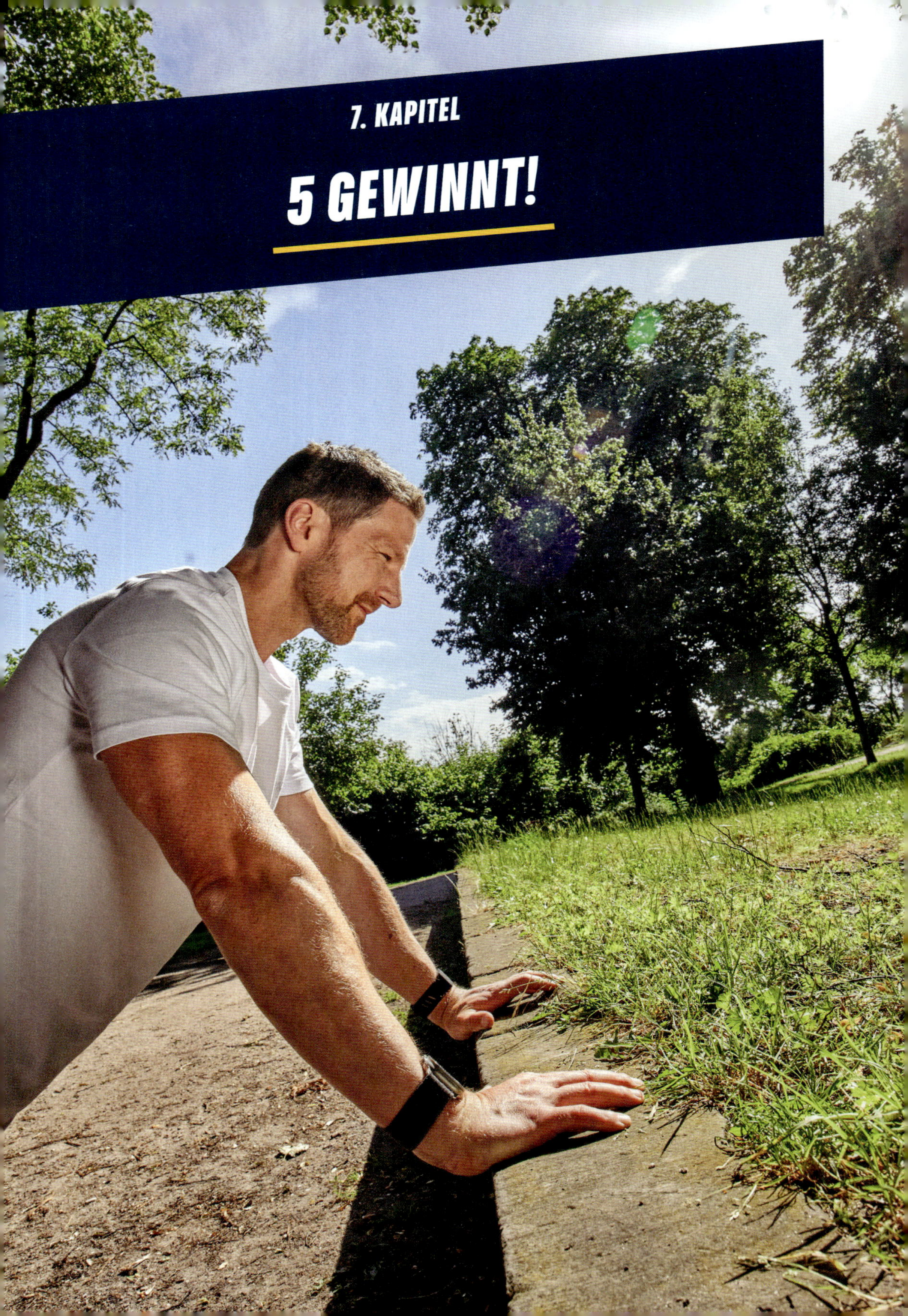

»Fest und stark ist nur der Baum, der unablässig Windstößen ausgesetzt war, denn so festigen und verstärken sich seine Wurzeln.«
Lucius Annaeus Seneca

»Heute weiß ich, es geht! Vor allem geht es auch ohne schlechte Laune und Frust.«

»Zum ersten Mal habe ich ohne Krampf abgenommen.«

»Ich habe die Liebe zum Sport und der gesunden Ernährung entdeckt – und 20 Kilo abgenommen.«

»Das Schönste ist, den Stolz des eigenen Sohnes auf seine Mutter mitzuerleben.«

»Mit 52 bin ich wieder so schlank wie mit Mitte 20.«

»Ich kann mein Sexleben wieder richtig genießen.«

In einem meiner ersten Blog-Artikel, das Beitragsbild zeigt mich neben Wladimir Klitschko, den ich damals persönlich treffen durfte, erzähle ich, warum ich tue, was ich tue: »Es gibt eine große Lücke zwischen den Wissenschaften – Sport, Ernährung, Psychologie – und dem, was Menschen TUN, die ihren Körper verändern wollen. Ich will diese Lücke schließen.«

Was mich dabei antreibt, sind Feedbacks von Menschen, die meine Tipps und Prinzipien angewandt haben. So ein Feedback macht mich stolz, dankbar für das Vertrauen der Menschen, und motiviert mich bis in die Haarspitzen, als Coach und Autor dranzubleiben.

Solche Feedbacks sowie Erfahrungen, die Klienten, Leser und Podcast-Hörer mit mir teilen, zeigen mir, dass die vier Elemente der M.A.R.K.-Formel (mentales Training, ausgewogene Ernährung, richtiges Krafttraining, Kardiotraining) dabei helfen, die gewünschte Veränderung unseres Körpers leichter hinzubekommen.

Ich erlebe anhand dieser Reaktionen immer wieder, dass die Trainingserfolge Leben verändern können. Vor allem dann, wenn als fünftes Element noch die Dranbleiber-Haltung dazukommt, die es dir leichter macht, auf Erfolgskurs zu bleiben.

Wer in der Lage ist, seinen Körper in den Griff zu bekommen, der wird auch in anderen Lebensbereichen erfolgreich sein.

Ich glaube, wer in der Lage ist, seinen Körper in den Griff zu bekommen, der wird auch in anderen Lebensbereichen erfolgreich sein – ob in Karriere, Partnerschaft oder bei der Verwirklichung der eigenen Träume und Ziele. Er kann sogar fähig werden, wirklich krasse Hürden zu überwinden …

»Erfolg ist eine Gewohnheit!«

»Dieser Satz, den du im Podcast gesagt hast, hat sich in meinem Kopf fest verankert: ›Erfolg ist eine Gewohnheit.‹ Und ich bin unheimlich stolz, dass ich nach meinem Krebs mein Leben auf dieser Gewohnheit neu aufbauen konnte.«

Die Geschichte, die er mir erzählte, war heftig. Als ich ihn kennenlernte, ging er auf die 50 zu. Eine Führungskraft mit einer Menge Verantwortung im Betrieb. Ein Familienvater mit drei Kindern.

Einige Jahre zuvor erhielt er die niederschmetternde Diagnose: Krebs. Umgehend wird er operiert. Leider ist die OP nicht der Schlussstrich, denn der Krebs hat bereits unbemerkt gestreut. Er unterzieht sich einer mehrmonatigen Chemotherapie. Der Krebs ist weg. Auf jeden Fall erst einmal. Aber die Chemo schafft ihn körperlich so sehr, dass er kaum mehr ein paar Hundert Meter am Stück Fahrrad fahren kann. Dennoch kehrt er bald zurück in die Firma und arbeitet wieder. »Es muss ja weitergehen …«, sagt er mir.

Was allerdings weitergeht, sind die typischen Nachwirkungen einer Chemo. Er fühlt sich kraft- und energielos. Die Ärzte diagnostizieren das Fatigue-Syndrom bei ihm. Das geht Monate so. Müde und abgeschlagen, wie er sich fühlt, fallen ihm Sport und selbst die kleinsten Bewegungen schwer. Etwas, was ihn unheimlich frustriert, zumal er vor der Krebserkrankung sportlich aktiv war. Mit dem Fahrrad war er früher regelmäßig auf langen Touren unterwegs. Er trainierte mit Hanteln, boxte sogar. »Alles vorbei!«, so fühlt sich das an.

Trost findet er im Essen. Auf die Waage geht er nicht. Die Zeit schreitet voran und ebenso seine Gewichtszunahme, die er versucht zu ignorieren.

Bis zu dem Tag, als er auf der Arbeit fotografiert wird – und er sich auf diesem Foto nicht wiedererkennt: »Das bin doch nicht ich?!«, sagt er. Er ist geschockt.

Am selben Tag steigt er auf die Waage und misst seinen Bauchumfang. Ergebnis: Er wiegt 127 Kilogramm mit etwa 120 Zentimeter Bauchumfang. Seinen Körperfettanteil bestimmt er nicht. »Vielleicht passt meine Wampe einfach nicht richtig in die Zange. Die Demütigung erspar ich mir!«, erzählt er und lächelt tapfer.

Als er seine Frau darauf anspricht, bestätigt sie ihm vorsichtig: »Ja, du hast in letzter Zeit ›ein wenig‹ zugelegt.«

An diesem Punkt sagt er sich: Es reicht! Jetzt änderst du was!
Er liest Bücher über Fitness und Ernährung, er folgt diversen bekannten Social-Media-Kanälen. Dann richtet er sich ein kleines Home-Gym ein: mit Hantelbank,

Kurzhanteln, einer Langhantelstange, Kettlebells und gut 120 Kilo an Gewichtsscheiben. Super. Er beginnt zu trainieren, seine Ernährung umzustellen und viel Gemüse und Protein zu essen. 22 Kilo nimmt er in zwölf Monaten ab. Die Fatigue überwindet er. Doch dann stagnieren seine Erfolge. Er nimmt wieder zu. Das frustriert ihn ungemein. Was ist da los?

Dann hört er meinen Podcast. Er findet bei mir seine Trainingsideen bestätigt, seine Umstellung der Ernährung. Da ist er auf Kurs. Was ihm allerdings nun erst bewusst wird: Wie wichtig das mentale Element für ihn ist. Die richtige mentale Einstellung und Motivation. Wie wirksam es ist, sich seine Glaubenssätze und Gewohnheiten anzusehen. Ihm wurde klar, dass er, wenn er einen echten, dauerhaften Erfolg will, einige lieb gewonnene, aber nicht hilfreiche Gewohnheiten loslassen darf.

Ihm wurde klar, wie wichtig das mentale Element für ihn ist.

»Du sagtest im Podcast: ›Mach dir bewusst, wo du stehst, wo du hinwillst. Visualisiere dein Ziel, fokussiere deine Gedanken darauf. Sei nicht perfekt.‹ Was mir in der Situation weiterhalf, war gerade dieses ›Es ist okay, nicht perfekt zu sein‹! Der Gedanke, dass ich es nicht übertreiben sollte. Dass es mir leichtfallen darf. Vor allem aber auch: dass ich schon tolle Fortschritte machen kann, wenn ich mir die besonderen Bösewichter unter meinen Gewohnheiten vornehme.«

Das Pareto-Prinzip, das ich dir zu Beginn meines Buches vorgestellt habe, empfand er für sich als Gamechanger. Wenn 20 Prozent der nicht hilfreichen Gewohnheiten 80 Prozent dessen verhindern, was möglich wäre: »Was sind dann meine 20 Prozent, die ich angehen sollte?«

Mein Klient traf eine Entscheidung. Seitdem lässt er das »Feierabendbier« weg. Auch die Knabbereien am Abend, mit denen er sich zu belohnen dachte. Er etabliert für sich ein Feedbacksystem, indem er täglich seine Ernährung trackt. Er wiegt sich einmal wöchentlich, erfasst den Bauchumfang und Körperfettanteil mittels 3-Punkt-Messung. Zudem macht er alle drei Monate ein Foto, um seinen Fortschritt zu visualisieren.

Fortschritte, die er jetzt wieder macht. Wobei ein ganz wesentlicher Fortschritt für ihn folgender ist – und darin erkenne ich das, was ich unter einer Dranbleiber-Haltung verstehe:

»Ich habe eine neue Wertschätzung für meinen Körper entdeckt. Ich habe wieder Freude an der Bewegung, an meinem Körper. Vor allem aber spüre ich wieder Lebensfreude, herrlich, mit meiner Familie, meinen Kindern etwas zu unternehmen. Ich bleibe einfach dran, genieße jeden Tag mit meiner Familie, feiere jedes tolle Essen und bin dankbar dafür, dass ich wieder Sport treiben kann.«

Warum du dein Leben feiern solltest

Vor zwei Jahren erhielt ich selbst eine Krebsdiagnose. Schwarzer Hautkrebs, eine der aggressivsten Krebsformen, die es gibt. Seitdem sensibilisiere ich die Menschen in meinem Umfeld, zur Krebsvorsorge zu gehen.

Der Krebs hat etwas geschafft, was die Verletzungen, die ich im Laufe der Jahre hatte, nicht geschafft haben: Seitdem denke ich nicht mehr, ich sei unbesiegbar.

Mittlerweile ist der Hautkrebs weg. Glück gehabt. Ich habe die Chance, mein Leben noch fokussierter zu leben: Mit mehr Fokus auf Freiheit, Freude, Leichtigkeit. Ich habe noch die Chance, 100 Jahre alt zu werden. Fühle ich mich auch nicht mehr unbesiegbar, so spüre ich doch mehr Dankbarkeit für mein Leben als je zuvor.

»Ich bleibe einfach dran, genieße jeden Tag mit meiner Familie, feiere jedes tolle Essen und bin dankbar dafür, dass ich wieder Sport treiben kann.« So, wie es mein Podcast-Hörer formulierte, ist es auch bei mir.

Ein positiver Glaubenssatz, auf den ich mich nun noch stärker fokussiere, ist: In jedem Rückschlag steckt etwas Positives. Du kannst aus jeder Situation etwas lernen, was dich voranbringt.

Aus meiner Erfahrung habe ich gelernt, die Dinge, die mir wichtig sind, mit noch mehr Gelassenheit anzugehen. Der Leichtigkeit in meinem Leben noch mehr Gewicht zu geben. Noch mehr darauf zu achten, dass ich nicht in dieses typische »No pain, no gain!«-Muster verfalle – und den damit verbundenen blödsinnigen Glaubenssatz, Fortschritte müsse man sich durch Schmerzen erkaufen.

Ich möchte das Leben feiern – und das geht einfach dann am besten, wenn ich mental und körperlich gesund bin. Wenn ich die Energie spüre, die mich durchströmt, wenn ich meine Ziele angehe und auf der Spur bin.

Erinnerst du dich an die Erkenntnis, dass unser Gehirn eine Mustererkennungsmaschine ist? In allem, was du wahrnimmst, was du erlebst, versucht dein Gehirn, Gesetzmäßigkeiten zu erkennen. Diese Gesetzmäßigkeiten beeinflussen dein Denken und damit auch dein Handeln. Deswegen war es für mich enorm wichtig, mich bewusst mit diesem Krebs zu beschäftigen. Mir klarzumachen, wie ich mich damit fühle, was das für mich bedeutet.

Ich habe meine Achtsamkeit trainiert, um einerseits eventuelle Muster zu erkennen, die mir das Leben schwerer machen, als ich es denn möchte. Um andererseits Muster klarer zu sehen, die ich als hilfreiche Gewohnheiten in meinem Leben stärker etablieren möchte.

Welche Gewohnheiten stärken dich?

Dieser Blick zurück hat mir bewusster gemacht, wie wichtig es ist, sich Gedanken über die eigenen Prioritäten im Leben zu machen. Was willst du wirklich? Was ist dir wichtig? Wozu sagst du »Ja!«, wozu »Nein!«?

Am Ende geht es doch darum, dass du dein Leben achtsamer, mit mehr Qualität, mehr Fitness und Gesundheit leben kannst. Gerade da ist noch ein weiterer Gesichtspunkt ungemein hilfreich: der Blick durch ein Zielsuchgerät.

Der Blick durchs Zielsuchgerät

Wir können durch unsere Achtsamkeit versuchen, unser Denken und damit unser Leben mehr in den Griff zu bekommen. Wir können uns trainieren, bewusster zu leben. Denn mit diesem »bewussten Leben« ist das so eine Sache: Die meiste Zeit ist unser Gehirn im Modus »Autopilot«.

Unser Unterbewusstsein ist am Steuer. Es lenkt uns und unser Verhalten. Mehr, als den meisten Menschen klar ist.

Der bewusste Verstand ist nicht mehr als die Spitze eines riesengroßen Eisbergs. Selbst wenn du vor einer Handlung ganz bewusst darüber nachdenkst, liegt der Auslöser für diese Überlegungen im Unterbewussten. Die Neuronen im Gehirn können innerhalb von Millisekunden feuern und auf Stimuli reagieren, die das Bewusstsein nicht erfassen kann.

»Was soll ich da mit meiner Achtsamkeit ausrichten?«, fragst du dich vielleicht.

Jetzt kommt das »Zielsuchgerät« ins Spiel: Du kannst diese Macht des Unterbewusstseins für deine Ziele nutzen.

Nutze deinen Autopiloten für deine Ziele.

In seinem 1960 veröffentlichten Bestseller *Psycho-Cybernetics* beschreibt Maxwell Maltz, dass das Unterbewusstsein in der Lage ist, hochkomplexe Bewegungsmuster bei hohem Leistungsdruck völlig fehlerfrei zu steuern.[42]

Das Phänomen, dem er da auf der Spur kam, beschreiben zum Beispiel Spitzensportler als Zustand des Flow. Wenn sie in den Flow kommen, haben sie das Gefühl, vollautomatisch, wie eine Maschine zu funktionieren – was sich sehr positiv auf ihre Leistung auswirkt. Erfolgreiche Tennisspieler platzieren den Ball im richtigen Moment in der richtigen Ecke, ohne einen Moment darüber nachzudenken. Boxer schwören, ihre Fäuste agierten wie ohne ihr Zutun, wie eigenständige Lebewesen.

Ablenkungen treten in den Hintergrund, als würdest du durch ein Zoomobjektiv blicken. Die Sinne sind geschärft und fokussiert. Der Athlet fühlt sich stark und schon während des Wettkampfs erfolgreich.

Es scheint fast so, als handelten die Sportler in diesen Momenten, ohne einen bewussten Gedanken zu fassen. Als habe etwas anderes von ihnen Besitz ergriffen.

Dieses »andere« willst du für deine Ziele einspannen, wenn du leichter fit und gesund werden möchtest.

Psycho-Cybernetics wurde unzählige Millionen Male verkauft und hat auch heute kaum an Aktualität eingebüßt, denn die meisten Ideen, die Maltz vermittelt, gelten heute genauso wie damals.

Maxwell Maltz entdeckte zwei erstaunliche Zusammenhänge: Das Unterbewusstsein arbeitet wie ein Zielsuchgerät, das niemals abgeschaltet werden kann. Und: Es arbeitet wie ein Computer, den wir (um)programmieren können. Wenn du beides kombinierst, so Maltz, nutzt du deinen Geist wie ein Führungssystem. Es übernimmt ein von dir definiertes Ziel und bringt dich automatisch dorthin. (Heute hätte er es vermutlich mit einem GPS-System verglichen.) Inzwischen bestätigen auch neuere wissenschaftliche Studien, dass Ziele unser Verhalten unterbewusst beeinflussen und steuern.[43, 44, 45, 46]

Die Quintessenz daraus ist: Du kannst dein Unterbewusstsein mit neuen Zielen programmieren und Muster installieren, die deinen Lebensweg so verändern, wie du es dir wünschst – egal, wie alt du bist.

Wie du dein Unterbewusstsein für dich arbeiten lässt

Wie du das machst?

- **Nimm das ernst, was du möchtest.** Die Diagnose »Krebs« ließ mich diesen Satz unterstreichen. Der Fokus liegt auf dir selbst, deinem Wohl, deinem Leben, vor allem auf deinen Wünschen und Zielen.

- **Definiere deine Ziele.** Wenn dir deine Ziele klar sind, erkennt das Zielsuchgerät, ob du auf Spur bist oder deine Route verlassen hast. Dann führt es dich wieder auf Kurs.

- **Halte dir deine Ziele wieder und wieder vor Augen, visualisiere sie, schreibe sie auf.** Was dann passiert? Du signalisierst deinem Gehirn und Unterbewusstsein: »Hey, das ist wichtig!« Du richtest dein Unterbewusstsein auf deine Ziele aus. Dein Gehirn beginnt, dich zu unterstützen und dich auf Dinge aufmerksam zu machen, die dir dabei helfen, deine Ziele zu erreichen.

- **Nutze die Macht der Wiederholung.** Denke nur an deine erste Fahrstunde. Vielleicht hast du auch gedacht: »Wie kompliziert ist das alles«, Lenken, Verkehrszeichen, nicht zu schnell, nicht zu langsam, Schulterblick, links, rechts, andere Autos, Fußgänger. Und dann das Kuppeln … »Erst kuppeln, dann schalten. Vorsicht, Kupplung behutsam, langsam kommen lassen. Nein, das war zu schnell: Abgesoffen.« Also ich war erst völlig überfordert, weil es nahezu unmöglich war, all diese Dinge bewusst und in der richtigen Reihenfolge durchzuführen. Aber je öfter du etwas wiederholst, umso leichter geht es dir von der Hand beziehungsweise beim Kuppeln: vom Fuß.

Wenn dir ein Ziel wichtig ist, beginnt dein Gehirn, deine Erinnerungen unterbewusst nach allem zu durchforsten, was dafür bedeutsam sein kann. Dein Gehirn gibt den Dingen, an die du regelmäßig denkst und die dich emotional berühren, die Bedeutung »Achtung, wichtig!«. Dein Unterbewusstsein liefert dir auf diese Weise Handlungsoptionen und triggert Verhaltensweisen, die dich dem näher bringen, woran du häufig denkst. Je mehr du dich mit etwas beschäftigst, desto höher steigt es auf der Prioritätenliste deines Unterbewusstseins. Dadurch verändert sich zunächst dein Bewusstsein und dann ändern sich deine Verhaltensweisen.

Diesen Mechanismus stärkst du durch die Wiederholung. Forscher einer 2010 im *European Journal of Social Psychology* veröffentlichten Studie haben genau das untersucht.[47] Dafür rekrutierten sie 96 Freiwillige. Jeder Proband musste sich für eine Tätigkeit aus den Bereichen Essen, Trinken oder Aktivitäten entscheiden. Zum Beispiel ein Stück Obst essen, ein Glas Wasser trinken oder 50 Sit-ups machen. Dieses neue Verhalten sollten die Studienteilnehmenden dann täglich im gleichen Kontext durchführen – zum Beispiel nach dem Frühstück. Sie berichteten den Wissenschaftlern jeden Tag, ob sie das Verhalten durchgeführt haben und wie »automatisch« es sich für sie anfühlte. Dabei machten die Forscher eine faszinierende Beobachtung: Mit jedem Tag verselbstständigte sich das neue Verhalten ein wenig mehr.

Meine Empfehlung für dich: Nutze dein Unterbewusstsein auf allen Ebenen, die ich dir in meinem Buch vorgestellt habe.

Die M.A.R.K.-Formel habe ich vor rund zehn Jahren entwickelt. Seitdem habe ich an ihr gefeilt, sie ergänzt. Zum Beispiel, weil ich Dinge erlebt habe, die meinen Blick auf Ziele verändert haben. Auch weil die Herausforderungen, mit denen wir konfrontiert werden, sich verändert haben, zum Beispiel der stark gewachsene Zeitdruck, den viele Menschen spüren. Natürlich hat sich mein Blick auch verändert, weil ich älter geworden bin. Und Vater.

5 gewinnt … Heute ist mir wesentlich bewusster, wie kraftvoll alle Ebenen ineinandergreifen. Wenn wir sie ernst nehmen. Wenn wir auf allen Ebenen unsere Ziele definieren. Wenn du diese Ziele nicht aus den Augen verlierst. Wenn du die Macht der Wiederholung für dich nutzt.

Warum »5 gewinnt«?

Jedes Einzelne der fünf Elemente, die du in diesem Buch kennengelernt hast, ist für sich genommen wertvoll. Vor allem wenn du daran denkst, dass du das Tempo selbst bestimmst.

- Kümmere dich um deine mentale Fitness und du erlebst positive Effekte.
- Genieße dein Essen und nimm dabei gesund ab.
- Schwitze beim Krafttraining und stärke dich.
- Bau deine Ausdauer beim Kardiotraining aus und spüre deinen kraftvolleren Herzschlag.
- Wertschätze deine Erfolge, gerade die kleinen, meistere Hindernisse, indem du liebevoll mit dir umgehst, und bleib dran.

Das Schöne an den Elementen der M.A.R.K.-Formel und den Dranbleiber-Prinzipien ist: Du kannst dort in die Reise zu deinen Zielen einsteigen, wo du gerade bist.

Und wenn du alle Elemente kennst und anwendest, bist du in der Lage, dein volles Potenzial auszuschöpfen.

5 gewinnt, weil sich die einzelnen Elemente
gegenseitig verstärken.

Bist du mental stärker, weniger gegängelt von kontraproduktiven Glaubenssätzen, klarer in deinen Prioritäten, dann wird es für dich auch leichter sein, zu trainieren, dich ausgewogen zu ernähren, dranzubleiben. Du erlebst deine Tage mit mehr Energie, vielleicht auch, weil du besser schläfst. Weil dir das Wechselspiel von Bewusstsein und Unbewusstsein klarer ist. In der Rückschau erkennst du mehr und mehr die Muster, die dich zu dem Menschen machen, der du heute bist. Du gehst deine Ziele mit Bewusstheit an und etablierst hilfreiche Gewohnheiten.

Richtiges Kraft- und Kardiotraining gehören zu den effektivsten Wegen, um Selbstwirksamkeit zu erfahren – weil du auf die positive Wirkung nicht lange warten musst. Du fühlst dich besser, stärker, selbstbewusster. Auch weil das Training dabei hilft, Stress abzubauen. Dies alles wirkt sich auf deine psychische Verfassung aus, macht dich mental stärker und kann dich weiter motivieren, zum Beispiel noch ausgewogener zu essen oder mehr auf die Baustoffe zu achten, aus denen dein Körper zusammengesetzt ist. Die Energie, die du durch ausgewogene Ernährung erhältst, befeuert wiederum dein Training, und so läuft das Ganze bald wie von selbst …

Du machst insgesamt Erfahrungen, die dein Leben verändern – zumal dann, wenn du dir bei allem eine gewisse Leichtigkeit bewahrst. Die zum Beispiel bedeutet, auch die kleinen Erfolge wertzuschätzen. Oder Hindernisse nicht zu dramatisieren. Eine solche Haltung lässt dich dranbleiben, was dann dazu führt, dass du mental und körperlich noch stärker wirst, noch mehr Erfolge feiern kannst.

Ich erlebe es bei mir, aber auch bei vielen Klienten: 5 gewinnt – weil der Glaube an dich selbst, daran, dass du alles schaffen kannst, größer wird. Und das gilt nicht mehr nur für alles, was mit deinen Fitnesszielen zu tun hat. Dein Training wird automatisch eine positive Auswirkung auf alle Lebensbereiche haben: auf deinen Job, auf die Beziehung, auf den Freundeskreis.

Alles ist mit allem verbunden – und wir haben es in der Hand, diese Verbindungen für uns besser zu gestalten.

Ich kenne kaum jemanden, der auf die 40 zugeht oder diese überschritten hat, der nicht das eine oder andere Zipperlein hat. Schmerzen sind wie ein Klotz am Bein. Sie kosten dich viel Energie. Wenn ich nur an meine Probleme mit der Achillesferse denke … Die ersten Schritte nach dem Aufstehen waren mit ungeheuren Schmerzen verbunden. Ich musste mich konzentrieren, um das zu ertragen. Aber ich konnte mich auch darauf konzentrieren, dies zu verändern. Was tut mir in der Situation gut? Wie kann ich das verbessern? Nichtstun kam für mich nicht infrage, also experimentierte ich mit verschiedenen Therapiemöglichkeiten und suchte den Austausch mit guten Ärzten, Osteopathen und anderen Trainern (Hörer meines Podcasts dürften die meisten von ihnen bereits kennen) – bis ich eine Lösung fand. Ich bin fest davon überzeugt, dass die Spielräume für Verbesserungen deiner Fitness und Gesundheit und damit auch deiner Lebensqualität viel größer sind, als oft gedacht wird.

Dein Denken beeinflusst dein Handeln, dein Handeln beeinflusst deinen Körper und dein Körper beeinflusst dein Denken. Fühlst du Stress, dann entsteht auch mentaler Druck, Muskeln verspannen und viele Menschen ernähren sich unausgewogen, wenn sie gestresst sind. Muskelverspannungen und ungesunde Ernährung können wiederum noch mehr Stress verursachen …

Schon jede kleine positive Veränderung wirkt.

Wir können in diese Mechanismen eingreifen – und das Schöne ist: Du hast es in der Hand, an welcher Stelle du einhakst. Du hast es auch in der Hand, wie stark du eingreifst. Schon jede kleine positive Veränderung wirkt. Weil alle Elemente deiner Gesundheit und Fitness ineinandergreifen.

Wie du das Feuer des Verlangens zum Dranbleiben nutzt

Napoleon Hill war ein US-amerikanischer Schriftsteller. Sein Buch *Denke nach und werde reich* verkaufte sich seit seinem Erscheinen im Jahr 1937 bis heute angeblich mehr als 70 Millionen Mal. Seine Gedanken scheinen also einiges an Gewicht zu haben.

Hill sagt: »„Ein schwaches Verlangen bringt kleine Ergebnisse, so wie auch ein kleines Feuer nur wenig Wärme gibt.«

Ich bin ein Fan von großem Verlangen, von großen Ambitionen.

Und ich bin auch ein Fan der Kraft kleinerer Zwischenziele und der Wertschätzung kleiner Erfolge. Weil du leichter dranbleibst, wenn du deine großen Ziele auf kleine Zwischenziele herunterbrichst: Wo möchtest du heute in einem Vierteljahr stehen, wo heute in einem Monat, wo heute in einer Woche, wo in 24 Stunden? Zwischenziele erleichtern dir das Loslegen. Weil du die kleinen Erfolge siehst und wertschätzt. Die kleinen Erfolge sind es, die dich zum Dranbleiben motivieren.

Das erlebe ich immer wieder. Das spiegeln Leser, Podcast-Hörer und Klienten meinem Team und mir immer wieder zurück. Hier sind ein paar O-Töne, die vielleicht auch bei dir das Feuer des Anfangens und Dranbleibens entfachen. An alle, die mir Rückmeldung zu ihrer Entwicklung gaben: Ich danke euch, dass ihr mich und meine Leser an euren Erfolgen teilhaben lasst!

Peter erzählte mir:

»Was meinen Körper angeht, hatte ich bis vor Kurzem noch keine klaren Ziele. Noch vor einem Jahr habe ich gut 20 Kilo mehr auf die Waage gebracht.

Dann stellte ich aber alles auf den Kopf: neue Ernährung, eine neue Stadt und ein neues Verhältnis zu mir und meiner Arbeit! […]

Mein ganzer Körper hat sich verändert. Die Menschen nehmen mich jetzt ganz anders wahr. Ich sehe vieles in meinem Leben positiver und bekomme fantastische Komplimente. Nicht nur mein Körper hat sich verändert. Ich fühle mich, als wäre ich ein ganz neuer Mensch geworden. Beruflich und auch privat läuft es wie geschmiert.

Es ist echt so: Ich grinse den ganzen Tag, die Menschen merken das und lächeln zurück!«

Susan schrieb mir:

»Nach jahrelangem Auf und Ab war der Leidensdruck bei mir so hoch, dass sich endlich etwas ändern musste. […]

Ich bin ein komplett neuer Mensch geworden. Ich habe gelernt, Ausrutscher zu akzeptieren, anstelle – so wie früher – im Selbstmitleid zu versinken.

Wie ich es diesmal geschafft habe? Einen wirklich großen Effekt hatte es, den Satz, ›Jetzt ist es eh egal!‹ komplett für mich zu streichen. […]

Ausdauersport wie Laufen, Mountainbiken und Schwimmen sind für mich heute schon Routine. Ich habe auch schon je zweimal an einem Volkstriathlon und Tough Mudder teilgenommen. Das war ziemlich aufregend!

Dieses Jahr möchte ich mich mehr aufs Krafttraining konzentrieren, um meinen Körper mehr zu definieren. Eine Hantelbank besitze ich schon, jetzt will ich sie auch nutzen. Mein coolstes Trainingstool ist allerdings ein ausrangierter Traktorreifen, den mir mein Sohn zum Geburtstag geschenkt hat.«

Michel erzählte mir:

»Ich bin Unternehmer und führe eine eigene Firma. […] Ich habe zwar schon immer Sport gemacht – mal mehr, mal weniger – und auch auf meine Ernährung geachtet.

Die Pfunde kamen eher schleichend und – das mag rückblickend sonderbar klingen – sie kamen fast unbemerkt. Etwas mehr Stress, etwas weniger Sport, ein Urlaub mit vielen Genüssen … so kam eins zum anderen.

[Dann eines Tages …] Es war an einem schönen Sommerabend. Als ich an einem Auto vorbeiging, sah ich plötzlich aus dem Augenwinkel das Spiegelbild meines Bauchs, wie er sich unter meinem Poloshirt hervorwölbte.

Auch wenn ich im Nachhinein vermute, dass das Bild etwas zu meinen Ungunsten verzerrt war – das gab den Ausschlag […].

Zuallererst habe ich mir ein Vorbild gesucht und meinen Traumkörper visualisiert. Dieses Bild von Daniel Craig aus Casino Royale *die Strandszene, in der er in Badehose aus dem Meer steigt, hängt nun seit gut zwei Jahren an meinem Vision Board. […]*

Ich setzte mir Ziele, stellte mir ein Sportprogramm zusammen und begann zu tracken, was ich aß.

Ich bin [heute] 14 Kilo leichter und fühle mich fit wie nie. Ich kann es schwer in Worte fassen. Es ist diese neue Lebensenergie, die ich spüre – sei es beim CrossFit, Radfahren, Joggen oder was auch immer ich gerade tue.

Ich fühle mich um Welten besser.«

Hannahs Geschichte ist:

»Ich wog 100 Kilo bei 1,68 Meter Größe. Schon mein ganzes Leben hatte ich mit meinem Gewicht zu kämpfen. Wie übrigens auch einige andere in meiner Familie. Meine Eltern zum Beispiel. Lange habe ich das einfach so hingenommen. ›Ich bin halt so, bin halt moppelig‹, so habe ich gedacht. Dann hatte ich Phasen, in denen ich Diäten ausprobiert habe. Die haben kurzzeitig auch was gebracht, aber dann kam der Jo-Jo-Effekt.

Beruflich bin ich stolz auf meine Karriere im Management, leite heute ein tolles Team. Wobei ich aus beruflichen Gründen einige Male umziehen musste. In den letzten zwei Jahren habe ich dann auch noch ordentlich Pfunde draufbekommen, was schon auch an meinem Arbeitsumfeld lag. Die 100 Kilo knackte ich, als ich dann den Job gewechselt hatte. Arbeitsort mitten in der Altstadt. Mit den netten neuen Kollegen mittags häufig zum Italiener Pizza und Lasagne essen …

Und mit einer sehr netten Kollegin flog ich dann auch in den Urlaub. Ibiza. Strand. Ich mit meinen nun 100 Kilo im Badeanzug fühlte mich wie eine dicke Qualle am Strand. Sie im gleichen Alter, also 34, aber schlank, im Bikini.

Das war der erste Schlüsselmoment für mich. Schließlich saß meine Kollegin doch auch mittags mit mir beim Italiener – dennoch war sie schlank, fitter, nicht so schnell außer Atem wie ich. ›Ich muss etwas ändern!‹ Und wieder zu Hause, begann ich mit dem Krafttraining.

Allerdings schaffte ich es zunächst nicht, dranzubleiben. Ich fiel einfach viel zu schnell in meine alten Gewohnheiten zurück. Bei dir, Mark, im Shop habe ich mir dann einen Dranbleiber-Kapuzenpulli bestellt, in der größten Größe, weil ich dachte: Der hilft mir, regelmäßiger zu trainieren. Tat er auch: Denn er war zu eng.

Das war mein zweiter Schlüsselmoment. Ich sagte mir: ›Meinen 35. Geburtstag feiere ich groß und mit weniger Kilo und fitter!‹

Ein Dreivierteljahr vor meinem Geburtstag habe ich die Einladungen rausgeschickt an alle. Ich habe deine Podcasts regelmäßig gehört. Ich habe angefangen, meine Ernährung und mein Training mit einer kostenlosen App zu tracken. Ich habe so Klarheit erhalten, wie viele Kalorien ich verbrauche und zu mir nehme. Statt Cola, was immer mein Getränk erster Wahl war, stand nun Wasser mit Geschmack auf meiner Liste. Statt im Supermarkt zu Fertiggerichten zu greifen, landeten nun frische Sachen in meinem Einkaufswagen. Beim Italiener bestellte ich mir nun Salat, nicht Lasagne. Ich habe mit Visualisierungen gearbeitet und mir ausgemalt, wie ich mich am Strand wohlfühle. Ich habe mir vorgestellt, ich komme zu einer Firmenfeier in einem engen Kleid und fühle mich toll, bekomme tolles Feedback … Ich dachte daran, wie es ist, einmal Kinder zu haben und ihnen dann ein Vorbild zu sein.

Und dann kam mein 35. Geburtstag – und ich konnte ein enges Kleid tragen. Nicht mehr XXL.

Ich habe seit meinem Urlaub auf Ibiza über 20 Kilo abgenommen. Ich fühle mich komplett anders. Einfach wohler. Auch weil ich nie das Gefühl hatte, auf etwas verzichten zu müssen. Ich tracke weiter. Ich trainiere weiter. Das gehört mittlerweile einfach zu meinem Alltag, zu mir dazu.«

Bernd teilte mit mir folgende tolle Geschichte:

»Berufsbedingt lebte ich mit meiner Familie für drei Jahre in Japan, wo ich viel und lange arbeitete. Beruflich kam ich voran und erlebte viel Aufregendes.

Aber meinem Körper bescherte ich durch das gute Essen und die mangelnde Bewegung etwa zehn Kilogramm mehr auf der Waage. Dabei war ich bis dahin mein Leben lang schlank gewesen.

Nach unserer Rückkehr in die Heimat standen einige berufliche Veränderungen an, was mich begeisterte, viel Spaß und auch Erfolg brachte. Nur den Sport ließ ich weitere Jahre schleifen.

Der Preis, den ich dafür zahlte: Bluthochdruck, dem ich mit Tabletten begegnete. Und ein stetig wachsender Männerbauch, der mich mehr und mehr störte und meine Beweglichkeit einschränkte.

Aber nachdem ich deinen Podcast entdeckte, veränderte ich meine Ernährung und baute Krafttraining ein.

Was soll ich sagen, der Erfolg ließ nicht auf sich warten. Nach gut einem Jahr Vorbereitung lief ich meinen ersten Marathon!

Meine Wunschzeit von fünf Stunden konnte ich sogar um 20 Minuten unterbieten. Außerdem bin ich jetzt zwölf Kilo leichter und bin wieder so schlank wie vor 25 Jahren. Das fühlt sich sehr gut an!

[Und jetzt?] Jetzt möchte ich wissen, wie ich mit Sixpack aussehe. Früher dachte ich, bei mir ginge das nicht.

Aber jetzt glaube ich an mich. Mit der richtigen Ernährung und einem gescheiten Trainingsplan für Kraft und Kardio wird das auch was!

Mit meinen 52 Lenzchen kann ich nur jedem raten: Dranbleiben lohnt sich!«

Fitness ist Freiheit

Wenn ich fit bin, bin ich frei – die Dinge zu tun, die das Leben für mich lebenswert machen. Dieser Gedanke ist für mich ein starker Antrieb, um dranzubleiben.

Welche Ziele sind es bei dir, bei denen es sich für dich lohnen wird, dranzubleiben?

»Wenn ich fit bin, bin ich frei!«

Was es auch ist, ich bin mir sicher, dass es dir mit meiner M.A.R.K.-Formel leichter fällt, alte Muster zu durchbrechen, mit deinem Zielsuchgerät neue Etappen auf deinem Weg anzuvisieren. Sie sind ein erprobter Weg, um dir trotz begrenzter Zeit zu mehr Fitness, Gesundheit, Energie, Lust und Spaß am Leben zu verhelfen.

Willst du die ganze Power, die für dich in dieser Formel steckt, auf die Straße bringen? Dann betrachte die Elemente der M.A.R.K.-Formel nicht getrennt voneinander.

Die unterschiedlichen Aspekte der Formel sind wie ein eingespieltes, schlagkräftiges Team. Jedes Teammitglied für sich bringt schon Leistung, aber erst wenn das ganze Team zusammen ist, dann ist das volle Potenzial am Start. Eine Power, die mich, wenn ich sie erlebe, immer wieder begeistert.

SCHLUSSWORT

Lieber drangeblieben als perfekt

»Besser machen ist leichter als gut machen.«
Emanuel Wertheimer

Während meiner Schulzeit gehörte ich stets zu denen, die beim 3000-Meter-Lauf mit hochrotem Kopf zuletzt ins Ziel kamen. Talent zum Langstreckenlauf besaß ich noch nie. »Wie kann es sein, dass Menschen freiwillig mehr als 100 Meter laufen?«, dachte ich. Die Vorstellung, 15 Jahre später mit einem Gefühl von Leichtigkeit die Ziellinie des Hamburg Marathons unter den schnellsten zehn Prozent zu überqueren, gab es damals in meiner Realität nicht.

Dabei sind Talent und Potenzial zwei unterschiedliche Paar Schuhe. Talent ist selten. Aber jeder Mensch hat das Potenzial zu einer phänomenalen Fitness und großartiger Gesundheit. Und das ist das Besondere am menschlichen Potenzial.

Es verschwindet nie.
Es wartet immer.
Es ist immer verfügbar.
Und es steht immer bereit, um von dir eingelöst zu werden.

Wenn du bereit bist, dein Potenzial einzulösen – und vielleicht stellst du jetzt fest, dass du bereit für einen fitten und gesunden Lebensstil bist –, dann möchte ich einen Gedanken noch mal hervorheben: Leg den Fokus aufs Dranbleiben.

Die wenigsten Menschen beschäftigen sich mit der Frage, wie sie auch unter erschwerten Bedingungen dranbleiben und stabile, gesunde Gewohnheiten aufbauen und beibehalten. Wir wissen, dass der Weg zu einem fitten Lebensstil aus kleinen Schritten hin zu einer ausgewogenen Ernährung und zu richtigem Training besteht. Aber wie brechen wir die beliebig komplexen Themenbereiche in kleine Mikroschritte herunter, die sich mit unserem Leben vereinbaren lassen? Das ist die Lücke, an der die meisten Menschen scheitern.

Aber du bist nicht die meisten Menschen. Du hast eine Menge über die mentalen Grundsätze des Dranbleibens erfahren: dein Warum, deine Ziele und Prioritäten. Du hast gelesen, wie du gesunde Routinen aufbauen, deine Ernährung schrittweise und in dem dir eigenen Tempo umstellen und fitter werden kannst. Du hast eine Reihe von Hilfestellungen an der Hand, wie du leichter »Ja« zu dir selbst sagen kannst, sodass du auch in herausfordernden Zeiten dranbleibst. Sinnbildlich ist deine Sporttasche nun randvoll gepackt mit Hilfestellungen und Tipps.

Und nun?
Ich hoffe, dass du dich gut gerüstet fühlst, um direkt loszulegen. Ich kann es auch gut nachvollziehen, falls dich jetzt die Neugier gepackt hat und du noch weiter zu dem einen oder anderen Detail, der einen oder anderen Studie, dem einen oder anderen Lebensmittel oder der einen oder anderen Übung recherchieren möchtest.

Komm ins Tun.

Die Weiten des Internets sind endlos und du kannst dich theoretisch bis an dein Lebensende gut damit beschäftigen, die beste Hantel, das tollste Fitnessstudio oder den spaßigsten Onlinekurs zu suchen.

Aber das brauchst du nicht. Du kannst dir selbst vertrauen. Du hast alles, was du brauchst, um mit dem zu starten, was du dir vorgenommen hast.

Lass dich von dem Drang, überkomplexe Pläne zu schmieden, nicht von deinem Ziel ablenken. Anstelle immer weiter zu recherchieren, komm direkt ins Tun.

Hast du den ersten Schritt gemacht, werden dir die nächsten leichter fallen.

Der erste Schritt ist immer der schwierigste, sagt man. Ich glaube, da ist etwas dran. Und die gute Nachricht ist: Wenn du an dieser Stelle angekommen bist, liegt der erste Schritt bereits hinter dir. Also gehst du den zweiten Schritt, komm ins Handeln. Wie wäre es, wenn du heute damit anfängst? Mit einer klitzekleinen Veränderung, die dir leichtfällt. Setze direkt heute eine Sache um, egal, ob du dich mehr bewegst, weil du die Treppe statt den Aufzug nimmst, oder ab heute frisches, leckeres Obst statt dem gezuckerten Fruchtjoghurt im Becher zum Nachtisch isst. Suche dir eine Kleinigkeit aus meinem Buch heraus, die du heute schon angehst.

Das ist die Magie der Gewohnheit: Der zweite Schritt fällt dir leichter als der erste. Der dritte Schritt fällt dir leichter als der zweite. Der übernächste Schritt fällt dir leichter als der nächste. Auch, weil du von Tag zu Tag, Woche zu Woche und Monat zu Monat spüren wirst, wie gut dir die Veränderung tut.

Dranbleiben ist eine Gewohnheit.

Bei allem, was danach kommt, wünsche ich dir, dass du einen liebevollen Umgang mit dir selbst findest – und auch mal fünfe gerade sein lassen kannst. Du machst das, was jeden Tag möglich ist, auch wenn es nur wenig ist. Du schmiedest einen Plan – und wenn er nicht aufgeht, dann suchst du dir eine Alternative. Wenn du dir zum Beispiel fest vorgenommen hast, am Abend ins Fitnessstudio zu gehen, und ein Business-Call kommt dazwischen, dann planst du eben um. Was ist stattdessen möglich: den Call mit einem Spaziergang verbinden? Training zu Hause?

Dabei sind die »schlechten« Tage, an denen du das Unperfekte tust, meist die wichtigsten. Es ist leicht zu trainieren, wenn die Rahmenbedingungen perfekt sind. Und es ist entscheidend, auch dann eine Kleinigkeit zu tun, wenn dir nicht danach ist – auch und vor allem dann, wenn es weniger ist als erhofft.

Zehn Minuten Krafttraining sind vielleicht nicht so effektiv wie 30 oder 60 Minuten. Aber sie sind hundertmal effektiver als null Minuten. Und sie zementieren das Fundament deiner Gesundheit und Fitness: Sie stärken deine Gewohnheiten und sie stärken deine Identität.

Sobald du beginnst, den Fokus auf deine Gewohnheiten zu legen – selbst wenn du nur ein Prozent von dem tust, was du geplant hattest –, dann behältst du das Momentum bei und bleibst dran. Perfektion ist nicht mehr dein Anspruch, sondern die Kontinuität, mit der du deine Ziele verfolgst.

Es geht eben nicht immer darum, was während des Trainings passiert oder wie gesund du isst. Es geht darum, der Typ Mensch zu sein, der ein Training nicht ausfallen lässt. Der beim Essen bewusst entscheidet. Du bist ein Dranbleiber.

Sei gut zu dir.

Bei all dem, was du verändern möchtest, gilt: Du darfst gut zu dir sein! Du darfst dir Ausnahmen erlauben. Ein Ziel verfehlen. Einen Umweg nehmen. Es dir gut gehen lassen. Du darfst Freude und Leichtigkeit fühlen. Du darfst deiner Gesundheit eine hohe Priorität einräumen – oder dich bewusst dagegen entscheiden. Du darfst dir verzeihen. Du darfst dir gut zureden.

Apropos Reden: Wie sprichst du eigentlich mit dir selbst? Wir alle führen ständig in unserem Kopf Selbstgespräche. Spannend finde ich, einmal genau hinzuhören, wie wir in solchen Momenten mit uns selbst reden. Liebevoll? Ermutigend? Kritisch?

Deine Stimme im inneren Dialog kannst du für so viel Positives nutzen.

Ich denke, wir gehen mit uns selbst so hart ins Gericht wie sonst kein anderer. Das ist doch schade, denn deine Stimme im inneren Dialog kannst du für so viel Positives nutzen: Du kannst dir Mut machen. Dich loben. Dich motivieren. Dich positive Gefühle spüren lassen.

Wie wir mit uns selbst sprechen, wirkt sich auf unser Handeln aus. Das Schöne ist: Du bist der Regisseur. Das heißt, du allein bestimmst, wie du mit dir selbst umgehst. Du kannst deine innere Stimme steuern und dich damit selbst unterstützen. Um dranzubleiben. Um deine Ziele zu erreichen. Um ein gesünderes, fitteres, glücklicheres Leben zu führen.

Ich hoffe, mein Buch hat dir für deinen Weg zu diesem besseren Leben einige wertvolle Impulse geliefert. Ich wünsche dir nun viel Freude dabei, dich auf deinen neuen Weg zu machen. Ihn Schritt für Schritt zu gehen. Wenn du mir unterwegs mal berichten möchtest, wie es dir geht und was du schon erlebt hast, würde mich das riesig freuen.

Ich wünsche dir alles Gute. Glaub an dich, du kannst das!

Dein Mark

IHR SEID ABSOLUTE GIGANTEN. DANKE!

Zuerst möchte ich allen langjährigen Lesern und Zuhörern, Klienten und Dranbleibern danken, deren Fragen und Feedback dieses Buch erst möglich gemacht haben.

Dieses Buch wäre nicht erschienen ohne meine Frau, Inga Oswald. Inga, du bist die Liebe meines Lebens. Vielen Dank, dass du mich überzeugt hast, dieses Buch zu realisieren, das Manuskript mit deiner Erfahrung und deinem Wissen als Psychologin begleitet und bereichert und mir im Eifer des Gefechts den Rücken freigehalten hast. Ich kann mir in diesem Universum keine bessere Partnerin in Crime vorstellen als dich.

Meinem Vater, Rainer Schmidt, danke ich für die unzähligen Stunden als Sparringspartner, Ratgeber und Lektor: Ich kann dir nicht genug danken für deine Weisheit, Unterstützung und bedingungslose Freundschaft.

Nora, meine wunderbare Tochter, du warst fast von Beginn an dabei: Im Bauch deiner Mutter, als das Konzept dieses Buches Formen annahm, dann, angekommen in dieser Welt, begleitetest du mich in der heißen Phase bis zur Manuskriptabgabe. Deine Frohnatur, die Neugier und Beharrlichkeit, mit der du jeden Tag Neues lernst und dich auch von Misserfolgen nicht aufhalten lässt, inspiriert mich und ist ein unerschöpflicher Quell positiver Energie. Danke, dass es dich gibt.

An Ralf Boscher, Alina Kramer und Laura Kerling, die mir in der »heißen Phase« mit Rat und Tat zur Seite standen, um das Manuskript pünktlich und vollständig einzureichen: Vielen Dank für eure Ideen zur rechten Zeit und eure Rückendeckung.

An Philipp Christ, Sabine Kestler und den Rest des Teams von Random House für die Organisation, Zuverlässigkeit, Flexibilität und auch für die künstlerische Freiheit, die ihr mir gelassen habt. Ihr seid die Rockstars im Verlagswesen.

An Marco Grundt und Jenny Zavrakis für einmalige Fotos und die Erkenntnis, dass zwei harte Tage am Set auch dann Spaß machen können, wenn man ungern vor der Kamera steht.

Dieses Buch wäre nicht entstanden ohne die großartige Unterstützung meiner Familie, Freunde, Mentoren, Wegbegleiter und Partner. Tausend Dank an Jessika Saggau, Bernd Oswald, Vladimir Batinic, Marco Krahl, Heike Schwenn, Robert Tofan, Sebastian Eckert, Fabian Gieske, Dr. Ralph Kürschner, Niels Schulz-Ruhtenberg, Gerd Martin Fischer von Mollard, Wiebke Lüth, Andres Vesga, Ido Portal und alle anderen, die mir direkt oder indirekt Rückenwind gaben. Es tut gut, euch an meiner Seite zu haben.

Ich widme dieses Buch meinen Eltern, Renate und Rainer Schmidt, die mich leiteten, inspirierten, liebten, trösteten, unterstützten und ermunterten, meinen eigenen Weg zu gehen. Ich liebe euch und verdanke euch alles!

EXTRA-TOOLS UND ONLINE-RESSOURCEN

Auf dranbleiben.tools, der Dranbleiben!-Website zum Buch, findest du weitere Hilfestellungen, die es nicht mehr ins Buch geschafft haben, außerdem alle kostenlosen Tools, Arbeitsblätter und Downloads, die ich exklusiv für die Leserinnen und Leser dieses Buchs erstellt habe. Unter anderem findest du dort:

- alle Trainingspläne aus dem Buch zum praktischen Download fürs Workout,
- weitere Trainingspläne für noch mehr Optionen zum Dranbleiben,
- umfassende Tutorials für die wichtigsten Kraftübungen aus dem Buch,
- eine Vielzahl weiterer Übungen, die dich inspirieren und dir Freiraum geben,
- eine Liste mit Hunderten leckerer Lebensmittel, die dir gesunde Eiweiße, Fette und Kohlenhydrate liefern,
- Kalorienrechner zum Abnehmen und Stärker-Werden,
- Rechner zur Bestimmung deines Körperfettanteils,
- meinen Ratgeber zu Supplementen,
- die beste Ausrüstung für deine Fitnessküche,
- und vieles mehr ...

Gehe auf www.dranbleiben.tools und sichere dir alle kostenlosen Extras, Tools und Ressourcen.

Abonniere den kostenlosen Dranbleiber-Newsletter für maximale Fitness auf entspannte Weise, jeden Sonntag in deine Inbox: www.dranbleiber.com.

Auf der Plattform MarathonFitness.de findest du Artikel, Podcasts und weitere Ressourcen, die dir helfen, ganz easy gesund und fit zu bleiben: www.marathonfitness.de.

QUELLEN

1: Marzuca-Nassr, G. N., Alegría-Molina, A., SanMartín-Calísto, Y., Artigas-Arias, M., Huard, N., Sapunar, J., Salazar, L. A., Verdijk, L. B., van Loon, L. J. C. »Muscle Mass and Strength Gains Following Resistance Exercise Training in Older Adults 65-75 Years and Older Adults Above 85 Years«. International Journal of Sport Nutrition and Exercise Metaboblism, 24. Oktober 2023: S. 1–9. doi: 10.1123/ijsnem. 2023-0087.

2: Iyengar, S. S., und M R Lepper. »When choice is demotivating: can one desire too much of a good thing?«. Journal of Personality and Social Psychology 79, 6 (2000): S. 995–1006.

3: Johann Caspar Rüegg, Gehirn, Psyche und Körper. Neurobiologie von Psychosomatik und Psychotherapie, Schattauer, 5. Auflage Stuttgart/New York 2011

4: Locke, Edwin, Latham, Gary. (1991). »A Theory of Goal Setting & Task Performance«. The Academy of Management Review. 16. 10.2307/258875.

5: Storch, Maja, Krause, Frank, Weber, Julia. Selbstmanagement – ressourcenorientiert: Theoretische Grundlagen und Trainingsmanual für die Arbeit mit dem Zürcher Ressourcen Modell (ZRM)Hogrefe 2022

6: Dweck, C. »What having a ›growth mindset‹ actually means«. Harvard Business Review 13 (2016), S. 213–226.

7: Paunesku, David et al. »Mind-set interventions are a scalable treatment for academic underachievement«. Psychological Science 26, 6 (2015): S. 784–793.

8: Al Khatib, Haya, K., Hall, , Wendy, L., Creedon, Alice, Ooi, Emily, Masri, Tala, McGowan, Laura, Harding, Scott V., Darzi, Julia, Pot, Gerda K. »Sleep extension is a feasible lifestyle intervention in free-living adults who are habitually short sleepers: a potential strategy for decreasing intake of free sugars? A randomized controlled pilot study«. The American Journal of Clinical Nutrition 107 (1), 1. Januar 2018, S. 43–53.

9: Tajiri, E., Yoshimura, E., Hatamoto, Y., Shiratsuchi, H., Tanaka, S., Shimoda, S. »Acute Sleep Curtailment Increases Sweet Taste Preference, Appetite and Food Intake in Healthy Young Adults: A Randomized Crossover Trial«. Behavioral Sciences (Basel). 2020 Feb 1;10(2):47. doi: 10.3390/bs10020047. PMID: 32024073; PMCID: PMC7071396.

10: Spaeth, A. M., Goel, N., Dinges, D. F. (3. September 2020). »Caloric and Macronutrient Intake and Meal Timing Responses to Repeated Sleep Restriction Exposures Separated by Varying Intervening Recovery Nights in Healthy Adults«. Nutrients 12 (9): S. 2694. doi: 10.3390/nu12092694. PMID: 32899289; PMCID: PMC7550992.

11: Paruthi, S. et al. (2016) »Recommended amount of sleep for pediatric populations: A consensus statement of the American Academy of Sleep Medicine«. Journal of Clinical Sleep Medicine; doi.org/10.5664/jcsm.5866.

12: Watson, N. F. et al. (2015) »Recommended amount of sleep for a healthy adult: A joint consensus statement of the American Academy of Sleep Medicine and Sleep Research Society«.; doi.org/10.5664/jcsm.4758.

13: Windred, Daniel P., Burns, Angus C., Lane, Jacqueline M., Saxena, Richa, Rutter, Martin K., Cain, Sean W., Phillips, Andrew J. K. (2023) »Sleep regularity is a stronger predictor of mortality risk than sleep duration: A prospective cohort study«, Sleep; zsad253, https://doi.org/10.1093/sleep/zsad253.

14: Paul McKenna: Freedom from Emotional Eating, Bantam Press, 2019.

15: Ha, O. R., Lim, S. L. (7. Sezember 2023). »The role of emotion in eating behavior and decisions«. Frontiers in Psychology; 14: S. 1265074. doi: 10.3389/fpsyg.2023.1265074. PMID: 38130967; PMCID: PMC10733500.

16: Biesalski, H. K.; Vitamine und Gesundheit; zkm 2019; 4: S. 32–37.

17: von Grebmer, K., Saltzman, A. et al. »2014 Global Hunger Index: The Challenge of Hidden Hunger«. Bonn, Washington, DC, and Dublin: Welthungerhilfe, International Food Policy Research Institute, and Concern Worldwide 2014.

18: Kosaka S., Umezaki M. (2017). »A systematic review of the prevalence and predictors of the double burden of malnutrition within households«. British Journal of Nutrition 117 (8): S. 1118–1127.

19: Sousa, Gabriella et al. (2012). »Dietary whey protein lessens several risk factors for metabolic diseases: a review«. Lipids in Health and Disease 11: S. 67.

20: Gosby, A. K., Conigrave, A. D., Raubenheimer, D., Simpson, S. J. (2014). »Protein leverage and energy intake‹. Obesity Reviews 15 (3): S. 183–191. doi: 10.1111/obr.12131. Epub 2013 Oct 28. PMID: 24588967.

21: Ganguly, Riya, Pierce, Grant N. (2012). »Trans fat involvement in cardiovascular disease«. Molecular Nutrition & Food Research 56 (7): S. 1090–1096. doi:10.1002/mnfr.201100700.

22: Watts, G. F. et al. (1995). »Relationships between nutrient intake and progression/regression of coronary atherosclerosis as assessed by serial quantitative angiography«. The Canadian Journal of Cardiology 11 (Supplement G): S. 110G-114G.

23: Clifton, Peter M. et al. (2004). »Trans fatty acids in adipose tissue and the food supply are associated with myocardial infarction«. The Journal of Nutrition 134 (4) : S. 874–879. doi:10.1093/jn/134.4.874.

24: Appleton, K. M. et al. (2018). »Sweet taste exposure and the subsequent acceptance and preference for sweet taste in the diet: systematic review of the published literature«. The American Journal of Clinical Nutrition 107 (3): S. 405–419. doi:10.1093/ajcn/nqx031.

25: Rogers, Peter J., Appleton, Katherine M. (2005). »The effects of low-calorie sweeteners on energy intake and body weight: a systematic review and meta-analyses of sustained intervention studies«. International Journal of Obesity 45 (3) (2021): S. 464–478. doi:10.1038/s41366-020-00704-2.

26: Harrold, Joanne A. et al. (2023). »Effects of non-nutritive sweetened beverages versus water after a 12-week weight-loss program: A randomized controlled trial«. Obesity (Silver Spring, Md.) 31 (8): S. 1996–2008. doi:10.1002/oby.23796.

27: Weiterführender Artikel: Sind Zero-Getränke gut zum Abnehmen – oder machen sie dick? https://marfit.de/zero.

28: Oyebode, Oyinlola et al. (2014). »Fruit and vegetable consumption and all-cause, cancer and CVD mortality: analysis of Health Survey for England data«. Journal of epidemiology and community health 68 (9): S. 856–862. doi:10.1136/jech-2013-203500.

29: E. Madison Jenkins, Leah N. Nairn, Lauren E. Skelly, Jonathan P. Little, Gibala, Martin J. (2019). »Do stair climbing exercise ›snacks‹ improve cardiorespiratory fitness?«. Applied Physiology, Nutrition, and Metabolism 44 (6): S. 681–684. https://doi.org/10.1139/apnm-2018-0675.

30: Jason Steffener, Christian Habeck, Deirdre O'Shea, Qolamreza Razlighi, Louis Bherer, Yaakov Stern (2016) »Differences between chronological and brain age are related to education and self-reported physical activity«, Neurobiology of Aging 40: S. 138–144, https://doi.org/10.1016/j.neurobiolaging.2016.01.014.

31: Laird, E., Rasmussen, C. L, Kenny, R. A., Herring, M. P. (2023). »Physical Activity Dose and Depression in a Cohort of Older Adults in The Irish Longitudinal Study on Ageing«. JAMA Network Open 6 (7): e2322489. doi:10.1001/jamanetworkopen.2023.22489

32: Gollwitzer, Peter M. »Goal achievement: The role of intentions«. European Review of Social Psychology 4.1 (1993): S. 141–185.

33: Gollwitzer, P. M., & Brandstaetter, V. (1997). »Implementation intentions and effective goal pursuit«. Journal of Personality and Social Psychology, 73, S. 186–199.

34: Jackson, Cath, et al. (2005). »Beyond intention: Do specific plans increase health behaviours in patients in primary care? A study of fruit and vegetable consumption«. Social Science & Medicine 60 (10): S. 2383–2391.

35: Hauser, M., Cushman, F., Young, L. et al. (2007) »A dissociation between moral judgments and justifications«. Mind & Language 22: S. 1–21.

36: Haggard, P. (2019) »The neuro cognitive bases of human volition«. Annual Review of Psychology 70: S. 9–28.

37: St. George, S. M., Van Horn, M. L., Lawman, H. G., Wilson, D. K. (2016). »Reliability of 24-Hour Dietary Recalls as a Measure of Diet in African-American Youth«. Journal of the Academy of Nutrition and Dietetics 116 (10): S. 1551–1559. doi: 10.1016/j.jand.2016.05.011. Epub 2016 Jul 6. PMID: 27394936; PMCID: PMC5039054.

38: Walker, J. L., Ardouin, S., Burrows, T. (2018). »The validity of dietary assessment methods to accurately measure energy intake in children and adolescents who are overweight or obese: a systematic review«. European Journal of Clinical Nutrition 72 (2): S. 185–197. doi: 10.1038/s41430-017-0029-2. Epub 2017 Dec 20. PMID: 29259338; PMCID: PMC5842879.

39: Champagne, Catherine M. et al. (2002). »Energy intake and energy expenditure: a controlled study comparing dietitians and non-dietitians«. Journal of the American Dietetic Association 102 (10): S. 1428–1432. doi:10.1016/s0002-8223(02)90316-0.

40: Goldstein, Stephanie P. et al. (2019). »Associations between self-monitoring and weight change in behavioral weight loss interventions.« Health Psychology: Official Journal of the Division of Health Psychology, American Psychological Association 38 (12): S. 1128–1136. doi:10.1037/hea0000800.

41: Hartmann-Boyce, J., Johns, D. J., Jebb, S. A., Aveyard, P. (2014). »Behavioural Weight Management Review Group. Effect of behavioural techniques and delivery mode on effectiveness of weight management: systematic review, meta-analysis and meta-regression«. Obesity Reviews 15 (7): S. 598–609. doi: 10.1111/obr.12165. Epub 2014 Mar 18. PMID: 24636238; PMCID: PMC4237119.

42: Maxwell Maltz: Erfolg kommt nicht von ungefähr: Psychokybernetik. Econ Verlag München (1990).

43: Aarts, H., Gollwitzer, P. M., Hassin, R. R. (2004). »Goal contagion: perceiving is for pursuing«. Journal of Personality and Socical Psychology 87 (1): S. 23–37. doi: 10.1037/0022-3514.87.1.23. PMID: 15250790.

44: Bargh, J. A., Gollwitzer, P. M., Lee-Chai, A., Barndollar, K., Trötschel, R. (2001). »The automated will: nonconscious activation and pursuit of behavioral goals«. Journal of Personality and Socical Psychology 81 (6): S. 1014–1027. PMID: 11761304; PMCID: PMC3005626.

45: Chartrand, T. L., Bargh, J. A. (1996). »Automatic activation of impression formation and memorization goals: Nonconscious goal priming reproduces effects of explicit task instructions«. Journal of Personality and Social Psychology, 71 (3), S. 464–478. https://doi.org/10.1037/0022-3514.71.3.464.

46: Ferguson, M. J., Porter, S. C. (2009). »Goals and (implicit) attitudes: A social-cognitive perspective«. In: G. Moskowitz, H. Grant (Hrsg.), The psychology of goals, S. 447479). New York, NY: Guilford Press.

47: Lally, P., van Jaarsveld, C. H. M., Potts, H. W. W., Wardle, J. (2010). »How are habits formed: Modelling habit formation in the real world«. European Journal of Social Psychology, 40, S. 998–1009.

REGISTER

IMPRESSUM

Hinweis: Die Ratschläge/Informationen in diesem Buch sind von Autor*innen und Verlag sorgfältig erwogen und geprüft, dennoch kann eine Garantie nicht übernommen werden. Eine Haftung der Autor*innen beziehungsweise des Verlags und seiner Beauftragten für Personen-, Sach- und Vermögensschäden ist ausgeschlossen.

Projektleitung: Philipp Christ
Textredaktion und Korrektorat: Susanne Schneider

Bildnachweis: Sämtliches Bildmaterial © Marco Grund; außer:
S. 82: © Adobe Stock (Lucky) und S. 87: Adobe Stock (sola_sola);
S. 150 © Mark Maslow

Umschlaggestaltung, Innenlayout & Satz: OH, JA!, München
Herstellung: Luisa Klose

Reproduktion: Mohn Media Mohndruck GmbH
Druck und Bindung: Pixartprinting, Lavis
Printed in Italy

FSC www.fsc.org MIX Papier | Fördert gute Waldnutzung FSC® C147178

Penguin Random House Verlagsgruppe FSC ® 001967
ISBN 978-3-517-10322-8
www.suedwest-verlag.de